RISCO CLÍNICO
COMPLEXIDADE E PERFORMANCE

JOSÉ FRAGATA

RISCO CLÍNICO
COMPLEXIDADE E PERFORMANCE

com a colaboração de:
Seabra Santos, Sofia Ferreira, Pedro Pita Barros,
Mercedes Bilhau, Isabel Fragata, Margarida França

RISCO CLÍNICO
COMPLEXIDADE E PERFORMANCE

AUTOR
JOSÉ FRAGATA

EDITOR
EDIÇÕES ALMEDINA, SA
Rua da Estrela, n.º 6
3000-161 Coimbra
Telef.: 239 851 904
Fax: 239 851 901
www.almedina.net
editora@almedina.net

PRÉ-IMPRESSÃO · IMPRESSÃO · ACABAMENTO
G.C. – GRÁFICA DE COIMBRA, LDA.
Palheira – Assafarge
3001-453 Coimbra
producao@graficadecoimbra.pt

Maio, 2006

DEPÓSITO LEGAL
242854/06

Os dados e as opiniões inseridos na presente publicação
são da exclusiva responsabilidade do(s) seu(s) autor(es).

Toda a reprodução desta obra, por fotocópia ou outro qualquer processo,
sem prévia autorização escrita do Editor,
é ilícita e passível de procedimento judicial contra o infractor.

ÍNDICE GERAL

ÍNDICE 5

PREFÁCIO – *Samer Nashef* 7

Capítulo 1. INTRODUÇÃO – *J. Fragata* 9

Capítulo 2. CONCEITO DE QUALIDADE EM SAÚDE – *J. Fragata* 23

Capítulo 3. RISCO CLÍNICO – *J. Fragata* 39

Capítulo 4. PERFORMANCE EM SAÚDE – O CASO DA CIRURGIA – *J. Fragata* .. 79

Capítulo 5. DETERMINANTES DA PERFORMANCE – *J. Fragata* 115

Capítulo 6. OS "QS" DA PERFORMANCE – QUALIDADE OU QUANTIDADE?
– *J. Fragata* 165

Capítulo 7. O ERRO COMO ANTÍTESE DA PERFORMANCE – *J. Fragata* 179

Capítulo 8. CULTURA DE SEGURANÇA – O EXEMPLO DA AERONÁUTICA
– *Seabra Santos* 217

Capítulo 9. INCENTIVOS E RETRIBUIÇÃO COM BASE NA PERFORMANCE
– *Sofia Pereira* 243

6 | RISCO CLÍNICO – COMPLEXIDADE E PERFORMANCE

Capítulo 10. ANÁLISE DE EFICIÊNCIA EM CIRURGIA – *Pita Barros* 259

Capítulo 11. GESTÃO DO BLOCO OPERATÓRIO – *Mercedes Bilbau,*
 Isabel Fragata 277

Capítulo 12. GESTÃO DA PERFORMANCE NUM DEPARTAMENTO CIRÚRGICO
 – CIRURGIA CARDÍACA
 – *J. Fragata* 297

Capítulo 13. PUBLICITAÇÃO DE RESULTADOS CIRÚRGICOS – "ACCOUNTABILITY"
 – *J. Fragata* 319

Capítulo 14. A ACREDITAÇÃO EM SAÚDE – *Margarida França* 333

PREFÁCIO
"RISK MANAGEMENT"

The field of quality monitoring is now an advanced area of study and management in most industrial and economic activity, yet is relatively new and underdeveloped in health care. This is strange: we demand and expect quality control when we seek consumer products (such as motor cars) and services (such as airline flights). Yet, when it comes to health care, few of us know what is a good provider, who is a good surgeon and what is a good hospital. This paradox has persisted partly because of the reluctance of health care workers in general, and doctors in particular, to subject themselves to peer scrutiny, and partly because of the perception that medical treatment is a nebulous "art" rather than a science and cannot be accurately measured, monitored or managed.

This situation is changing rapidly. Medical care seeks to achieve health and survival outcomes. These outcomes can be measured. What is an acceptable level of performance can now be determined with a good degree of accuracy. Whether providers of health care achieve the acceptable level can now be investigated. A simple example of this is the case of cardiac surgery. If medical treatment fails and the patient dies, the blame often falls on the disease, not on the treatment or on the practitioner. Surgery is different because of the strong temporal, if not causal, link between the intervention and the outcome. As cardiac surgery developed, surgeons justified their aggressive intervention by showing that they could achieve cure or palliation for the majority with an "acceptable" risk of death for the minority. It was inevitable that a link would become established between operative mortality and the measurement of surgical performance. When mortality for a specific procedure is higher for one surgeon (or hospital) than another, this can be due to one of three reasons, or a combination of the three:

1. The difference is due to chance
2. The difference is due to variation in predicted risk
3. The difference reflects better and safer service

Statistical methods allow us to assess the first possible cause. Risk models allow us to assess the second. Once such assessment is done, we know whether the third is true.

However, such structures and systems are not unique to cardiac surgery. All health care interventions, from cardiac surgery to psychiatry, seek to achieve an outcome. If we can measure the rate of success, apply statistical analysis to that rate and find a way of assessing the case mix of the patients treated, we can scientifically measure the quality of health care.

There are many people and organisations with a keen interest in the cost of health care. Clinicians should develop an even keener interest in the quality of health care. This book, by focusing on quality monitoring, epidemiological methods for assessing outcomes and the science of risk modelling, is an important contribution to this field and a valuable step in the right direction.

SAMER A M NASHEF

Consultant Cardiac Surgeon
Papworth Hospital
Cambridge

CAPÍTULO 1

INTRODUÇÃO

INTRODUÇÃO

JOSÉ FRAGATA [1]

A Qualidade nos serviços de saúde é de definição difícil, no entanto, está hoje na ordem do dia. No passado os médicos avaliavam eles próprios a qualidade dos cuidados que prestavam, no assumir pleno de uma relação tradicionalmente hipocrática, médico-doente, vivida à cabeceira dos enfermos ou em salas privadas de consulta. Faziam-no no exercício do seu mandato profissional, por todos assumido como benfazejo, e sobre a qualidade do qual não recaíam quaisquer dúvidas, sobretudo pela parte dos doentes, que viam na competência implícita aos actos médicos uma bondade paternalista de que nunca ousavam duvidar.

Os tempos mudaram, a medicina é hoje exercida num palco diversificado de interesses em conflito, numa mudança tecnológica permanente e sob um escrutínio público sem precedentes. O nível de exigência de uma população de doentes, feitos agora consumidores de serviços de saúde, é cada vez maior, tal como o é a expectativa de um bom resultado terapêutico. As eventuais falhas ou mesmo os erros, sejam da organização ou dos técnicos de saúde, são invariavelmente apontadas como causa para um resultado aquém do esperado e, naturalmente, eivadas de culpa.

Para este conjunto de circunstâncias contribuiu uma soma de factores que se iniciam com o desenvolvimento de uma forte consciência do direito individual, pelo final da Segunda Guerra Mundial, especialmente na Europa ocidental e nos Estados Unidos da América do Norte. Consciência que atribuía, enfim, um valor inestimável à vida humana e conferia aos cidadãos novos direitos de acesso a cuidados de saúde, no seio de estados de forte direito social.

Por outro lado, os avanços tecnológicos da Medicina no pós-guerra vieram indiscutivelmente melhorar o nível dos cuidados de saúde, prolongando não só a vida, como melhorando a sua qualidade. O nível de exigência foi crescendo, na consciência individual, mas não menos, tam-

---

[1] Hospital de Santa Marta. Correspondência para: Hospital de Santa Marta, Serviço de Cirurgia Cardiotorácica, Rua de Santa Marta, 1169-024 Lisboa, josefragata@iol.pt

bém na sociedade. É que os meios de comunicação social passaram a veicular estas novas conquistas da Medicina, com verdade, é certo, mas não raro com desmedido sensacionalismo, criando assim expectativas, vendendo sonhos, por vezes de realização impossível. Ainda os *media* contribuíram e contribuem para a divulgação, nem sempre objectiva e ajustada, dos maus resultados da Medicina, criando alguma frustração nas expectativas e muita desconfiança no sistema. A indústria, parte fundamental do "negócio da saúde" pressiona incessantemente a introdução de novas tecnologias, invariavelmente caras e, pelo menos no início, sem benefício comprovado. Esta pressão faz-se sentir sobre os prestadores, pessoal de saúde, administradores e pagadores mas, não menos, por expectativas criadas sobre os doentes e a opinião pública, na pele de consumidores de um serviço novo, que se apregoa como mais vantajoso.

A exigência, legítima, de cada cidadão à saúde, mais do que à simples ausência da doença, é um direito hoje consagrado mas nem sempre fácil de assegurar. Alguns factores contribuíram na última década para tal. O elevado custo dos cuidados de saúde (resultado do peso tecnológico, do escasso critério de aplicação das técnicas, ou mesmo da má gestão e planeamento dos serviços), o aumento da longevidade média humana, que passou dos 40 anos no século XVI para os 80 anos no século XX, bem como o facto de serem os idosos quem mais meios e cuidados de saúde consomem nos últimos anos de vida, fazem com que o direito de cada um à saúde tenha, em nome do princípio ético da justiça distributiva, de ser sacrificado ao bem comum. A saúde, direito de cada um, passa assim a ser uma preocupação social para quem, governos e organizações, tem de administrar recursos que não são inesgotáveis, para não dizermos mesmo que não chegam para todos.

Face a este cenário, que é real, de incapacidade do estado em garantir cuidados de saúde a todos os cidadãos, mas que consagra, como o nosso, o direito universal e tendencialmente gratuíto de todos à saúde, o acesso será forçosamente limitado, por um qualquer mecanismo "gate keeping" de lista de espera, de taxas moderadoras ou de um outro meio dissuasor do acesso. Priorizar e racionalizar (não racionar) parece ser uma solução mais digna e quiçá mais eficaz para permitir fazer chegar a um maior número de cidadãos o melhor nível de cuidados de saúde. O melhor para o maior número possível. Este objectivo, presente nas doutrinas da ética utilitarista, parece o que melhor se adapta, no meu entender, à prestação de cuidados de saúde em sociedades com forte consciência social.

Devemos ter todos consciência de que os gastos com a saúde aumentam incessantemente na dependência dos factores acima enunciados; no espaço europeu os gastos com a saúde correspondem em média a 8 a 10% do PIB de cada país, valor que nos EUA ultrapassa os 13%! Curiosamente, em ambos os lados do Atlântico, a aplicação de cuidados de saúde não é sempre adequada e certamente nem sempre será inteiramente segura.

Tem aqui entrada a boa gestão nos serviços de saúde, não só a nível micro da prestação nos hospitais ou na comunidade, como a nível macro – racionalização de recursos, opção por metodologias eficazes (resultados de eficácia a longo prazo, baseados em evidências e não a aplicação de meios com resultados incertos a médio – longo prazo). O risco, que se não deseja, por mais tentador que se apresente, é o de reduzir o nível de prestação para alargar a abrangência, ou seja reduzir a Qualidade para não agravar os gastos.

Teremos primeiro que definir Qualidade, no entanto, a definição de Qualidade em saúde é difícil (Blumenthal, 1996) mas afigura-se crucial para o estabelecimento de *standards*, nomeadamente os *standards* mínimos que se não podem ultrapassar, sob o risco de se tornarem inaceitáveis para os cidadãos. Todos gostariam de receber cuidados ao mais alto nível mas tal não é possível, é preciso dizê-lo sem preconceitos. Não é possível a nível individual (por definição, não será possível que o melhor cirurgião em cada área opere todos os doentes que existem), nem será ainda possível a nível colectivo, por escassez de recursos. A definição de níveis de Qualidade é aqui crucial, para já, para salvaguardar os limites inferiores que devem estar sempre disponíveis para todos (chamada "bottom line") e, naturalmente, também para o estabelecimento dos níveis superiores, a que só alguns, com melhores posses, poderão vir a aceder.

A acreditação dos hospitais, tão em voga no início deste novo século, mais não visa do que estabelecer critérios ou normas mínimas de Qualidade que acreditem essa instituição junto de doentes, associações, agências ou governos. Um outro nível, quiçá mais avançado, tem a ver com a atribuição de níveis de qualidade, por estrelas ou cores, como nos hotéis, para que os doentes (clientes) possam escolher o nível de prestação em função da capacidade de acesso (tantas vezes ditadas pelo diferenciado poder económico). Para todos estes objectivos a definição objectiva da Qualidade é imprescindível.

Evolução do conceito de "Qualidade"

Um pouco da história da avaliação dos cuidados de saúde com base em dados clínicos objectivos talvez ajude na definição da Qualidade (Chassin, 1996). No final do século XIX, Florence Nightingale constatava que os doentes, sofrendo das mesmas doenças, morriam mais nos hospitais do que na comunidade, e mais ainda nos hospitais de Londres do que nos da periferia. Mas é Ernest Codman, um médico de Boston, que no início do século XX chamou a atenção para o facto da *"eficiência de um hospital dever ser julgada pelos resultados humanos no tratamento dos doentes e que estes deviam ser seguidos, por tempo suficiente, na comunidade para saber se o tratamento fora eficaz, e no caso de não o ter sido, porque motivo"* (Hanlon, 1997). O próprio Codman notou que ao avaliar um hospital pelo grau de limpeza, pelo número de doentes, pelos custos, ou pelo trabalho de médicos ou enfermeiros, esses índices nada diziam sobre o resultado final do tratamento (agora chamado "outcome"). Na sequência das observações de Codman o Colégio Americano de Cirurgiões introduziu em 1918 um programa de standardização de hospitais, programa que foi entregue a um funcionário sem qualificação médica – John Bowman. O objectivo era, à época, o de auditar 2 700 hospitais americanos, envolvendo o diagnóstico, o tratamento e o resultado para cada doente. O resultado foi que não mais do que 89 hospitais, em 692 hospitais, com pelo menos 100 camas, tinham um nível aceitável. Como sucede tão frequentemente a solução mais fácil foi a de ignorar resultados tão desfavoráveis e, em conformidade, foi decidido simbolicamente queimar os relatórios de avaliação hospitalar que Bowman elaborara, na lareira do Hotel Astória em Nova Iorque, no Outono de 1919 (Devlin, 1990).

Em 1951, sob os auspícios de diversas sociedades médicas americanas e canadianas, nasceria a Joint Comission on Accreditation of Hospital Organizations (JCAHO), cujo papel foi o de dar acreditação aos hospitais que, *voluntariamente*, a requeressem e sempre numa base confidencial. Esta faceta, de serviço facultativo e voluntário, viria a subverter-se quando a contratação de serviços, por parte do estado, passou a estar dependente da acreditação pela JCAHO, assim trasnsformada em organização pró-governamental.

Em 1966, Anedis Donabedian, recentemente desaparecido, estabeleceu as bases estruturadas da avaliação da qualidade em saúde, considerando três vertentes: A **Estrutura** (equipamentos e recursos), o **Processo** (os exames clínicos, a terapêutica, os actos médicos) e o **Resultado** ou "outcome" (mudança no estado de saúde devida ao tratamento). Esta abordagem pioneira marca a primeira tentativa séria de definição de qualidade em Saúde (Donabedian, 1966).

Em 1979 nasce nos Estados Unidos uma nova organização de acreditação hospitalar, totalmente privada e sem fins lucrativos – a National Committee for Quality Assurance (NCQA). O objectivo desta nova organização era, fundamentalmente, o de contrariar a tendência verificada nos planos contratados de saúde, que insistiam em poupar dinheiro sacrificando a qualidade. A organização NCQA desenvolveu um sistema de informações (HEDIS) que permitiu classificar, em termos de qualidade relativa, os prestadores de cuidados de saúde, incluindo não só os resultados do tratamento hospitalar, como o resultado a distância e as medidas para impedir o reaparecimento da doença (prevenção secundária). Do escalonamento dos hospitais ao publicar das taxas de mortalidade por médico em cada hospital, trabalhando para o estado (Medicare), foi um passo curto. Foi também o fim do projecto, já que os resultados, obtidos numa base puramente administrativa e desligada de dados clínicos, nomeadamente do risco clínico, se mostraram totalmente despropositados. Na verdade, dos 60 indicadores presentes na HEDIS, quarenta respeitavam à gestão e só nove à qualidade dos cuidados prestados (Blumenthal, 1996)!

Entretanto, no Reino Unido, Maxwell definia em 1984, dimensões mais alargadas para a Qualidade na Saúde (Maxwell, 1984):

- *Acessibilidade* – facilidade de acesso dos doentes ao serviço em tempo útil
- *Adequação* – ajustamento dos serviços existentes às necessidades da população
- *Eficiência* – uso de recursos existentes sem desperdício
- *Equidade* – serviços prestados com igualdade de prestação e oportunidades para grupos diferentes de doentes (idade, sexo, religião...)
- *Aceitação social* – serviços adequados ao doente, família, pagadores... (por exemplo: privacidade, informação adequada, etc...)
- *Eficácia* – serviço que atinja os objectivos terapêuticos de longa duração

Para muitos dever-se-ia adicionar ainda uma outra dimensão, a da *Segurança* (prestação de cuidados sem ocorrência de eventos adversos ou iatrogenias).

Como se depreende, o conceito de Qualidade passa a ser multifacetado incluindo não só o trabalho clínico e o seu resultado final (outcome), como a acessibilidade, a interface social, o uso de recursos e até mesmo a segurança. A Qualidade passa assim a ser um elemento fundamental nesta relação tripartida que envolve também custos e acesso aos cuidados de saúde. Voltaremos a este tema.

Os acontecimentos no Estado de Nova Iorque foram determinantes, talvez não pelos melhores motivos, para a cultura de Qualidade hoje existente nesta parte do mundo. Desde 1989 que eram compiladas pelo governo do estado de Nova Iorque as estatísticas de mortalidade, por hospital e por cirurgião, referentes a cirurgia coronária, mas com a novidade de as fazer indexar ao risco clínico (área onde as análises da NCQA – HEDIS tinham falhado), para as tornar mais exactas. Vítor Parsonnet introduzira pouco tempo antes um método que permitia, face a um dado perfil pré-operatório prever a mortalidade cirúrgica, e esse método serviria inicialmente de base à STS para realizar a sua avaliação de risco. Como bem se entende, o risco clínico não é igual para todos os doentes, mesmo num determinado grupo de doentes (cirurgia coronária) e, logo, a mortalidade esperada deverá ser relacionada com o risco pré-operatório. Em 1991, as entidades oficiais para a saúde no Estado de Nova Iorque entenderam fazer publicar os resultados para cirurgia coronária, da mortalidade ajustada ao risco, por hospital e por cirurgião, dentro do estado. Os efeitos deste "Cardiac Surgery Reporting System – CSRS" tiveram enorme alcance. Em termos metodológicos a atribuição de risco, o registo da mortalidade e a existência de diferentes técnicas para cirurgia coronária colocam reservas ao rigor desta apreciação. Com efeito, a mortalidade decaiu ao longo dos anos e após a publicitação dos resultados, talvez mais pela atitude defensiva dos cirurgiões, que passaram a evitar os doentes com maior risco. Por outro lado, o risco talvez tenha passado a ser hipervalorizado, numa atitude compreensivelmente defensiva. No entanto é possível que tenha passado a haver um maior cuidado e que a melhoria verificada na mortalidade possa mesmo ser genuína. Mais importante, o impacte socio-profissional desta medida foi enorme (Green, 1995 e Schneider, 1996).

Presentemente, o Departamento Americano da Saúde publica avaliações periódicas de Qualidade, nomeadamente sobre lares para idosos, cujo impacte parece influenciar mais a escolha de serviços por parte de organizações contractualizadoras do que por parte dos doentes, quando chega o momento de escolher um serviço concreto. No entanto, este movimento que faz interessar os doentes, enquanto consumidores e mediante a publicitação de indicadores de qualidade, está para ficar, nos Estados Unidos como no Reino Unido, como veremos adiante.

A Agência Americana para Investigação em Cuidados de Saúde e Qualidade – AHRQ acaba de publicar o primeiro relatório nacional de Qualidade na Saúde. Neste relatório estão bem patentes as preocupações com a Qualidade na Saúde, incorporando as melhores práticas, baseadas naturalmente em evidências seguras e temperadas com a divulgação responsável de resultados (accountability) e o contributo dos doentes – consumidores.

Até aqui aludimos ao controle de qualidade imposto por organizações profissionais médicas e por administrações ou governos, mas o papel da opinião pública tem sido fundamental. Tomemos alguns exemplos extremos: o da publicação no Wall Street Journal em 1997 dos novos desenvolvimentos da cirurgia cardíaca e o dos escândalos médicos por maus resultados no Reino Unido, nomeadamente os casos Dr Shipman e o caso da cirurgia cardíaca pediátrica em Bristol e, mais recentemente, a divulgação dos resultados do IOM americano – "to err is human", onde se referia que entre 44 000 e 98 000 americanos morriam em cada ano por erros nos hospitais americanos (IOM Repport).

A vinte e dois de Abril de 1997 o Wall Street Journal publicava na primeira página um artigo sobre os novos desenvolvimentos da cirurgia cardíaca, "um negócio de 30 biliões de dólares por ano", envolvendo nomeadamente a introdução de procedimentos menos invasivos (cirurgia cardíaca com o coração a bater e incisões pequenas). Focava-se o direito dos doentes exigirem procedimentos com menor invasibilidade, bem como a ténue fronteira entre as inovações pioneiras e a mera experimentação apressada. O aspecto crucial desta publicação foi a de trazer para a praça pública temas e opções de indicação terapêutica que se discutiam, até então, em salas de conferências médicas. À pressão das firmas comerciais, querendo colocar no mercado novos dispositivos biomédicos de recente inovação tecnológica, junta-se agora a pressão da opinião pública e, secundariamente, dos pagadores e empregadores, para quem procedimentos de menor custo e reduzido impacto biológico (menor invasibilidade) permitirão, por partes dos doentes, um regresso ao trabalho mais precoce e uma mais rápida reinserção na sociedade. Se estes aspectos são de desejo totalmente legítimo, torna-se fundamental que a informação dada a doentes e terceiros seja objectiva e fundamentada em conhecimento e dados estatísticos de plena evidência. A regra é, no entanto, a escolha da inovação, pela novidade, sem prova de benefício e assente antes numa excessiva e prematura publicitação.

No Reino Unido, na cidade de Bristol, dois cirurgiões cardíacos pediátricos operavam, desde 1985, com taxas de mortalidade operatória e de complicações muito superiores às da média prevista pelo estado da arte, tendo-se concluído no Inquérito Público Oficial sobre a Cirurgia Cardíaca Pediátrica em Bristol que mais de 30 crianças com menos de um ano de idade morreram e outras ficaram deficientes injustificadamente, por mau standard cirúrgico (Kennedy Inquiry, 2001). Também o caso do clínico geral Dr. Shipman, que "apressava" a morte em idosos numa prática comunitária em Inglaterra, chamou a atenção para uma performance deficiente no Serviço de Saúde Inglês e contribuiu para as mudanças introduzidas por parte das autoridades mudanças que orientam hoje a construção da Governação Clínica (Clinical Governance), ponto alto da organização da Saúde no Reino Unido no presente. Sem pretender entrar em detalhes excessivos, abordaremos os pilares fundamentais deste mecanismo de implementação de Qualidade pela Clinical Governance, tal como tem vindo a ser introduzida no Reino Unido:

No documento governamental, o novo NHS (The New National Health Service) introduzido em 1997, na sequência do inquérito de Bristol, estabelecia-se a necessidade de uma moldura de performance que permitisse comparar indicadores de qualidade entre diferentes prestadores de cuidados. Inicialmente focaram-se os cuidados primários, em torno de indicadores como as taxas de internamento hospitalar por asma, epilepsia e diabetes (doenças que deveriam ser controladas na comunidade pré-hospitalar), mas estes indicadores de performance mostraram-se incompletos, por não incluírem informação sobre os resultados do tratamento, (Giuffrida, 1999), além de serem, neles próprios, limitativos.

Assim, foi criada em 1999 no Reino Unido a NICE – (National Institute for Clinical Excellence), que fixa os standards terapêuticos recomendados, numa base de evidência clínica e na melhor relação de custo-benefício, sob a forma de orientações ou "guidelines" terapêuticas. Também em 1999 foi criada a CHAI – (Commission for Health Audit and Inspection), sendo esta uma comissão de auditoria externa, que deve rever as auditorias regulares das instituições hospitalares primárias e secundárias a intervalos de cinco anos e ainda investigar casos ou eventos adversos no sistema de saúde (orgão semelhante à nossa Inspecção Geral da Saúde). Sempre que se encontrem falhas de performance médica individual o procedimento disciplinar será da competência da NCAA – National Clinical Assessment Authority e, naturalmente, também da entidade empregadora.

Mais uma vez a cirurgia cardíaca esteve em foco no que respeita à definição de standards e exigência de qualidade. Também no Reino Unido, e talvez mais devido ao caso de Bristol, têm vindo a ser registadas as taxas de mortalidade operatória (até aos 30 dias) em todas as unidades de cirurgia de adultos (Keogh, 1998) e de crianças (Aylin, 2001). Este registo tem sido feito em colaboração com a Sociedade Britânica de Cirurgia Cardiotorácica e foi apresentado pela primeira vez em meados de 2004 (Keogh, 2004 e Bird, 2004). A partir de 2005, os resultados são publicados com periodicidade anual, por centro cirúrgico, e de três em três anos por cirurgião individual (à semelhança do que se passa no estado de Nova Iorque). As reacções a estas pretensões não se fizeram esperar e foram claramente explicitadas num editorial do British Medical Journal (Bird, 2004). As críticas prendem-se com a fragilidade estatística da análise da performance cirúrgica individual bem como para os custos, que esta análise acarreta para o NHS inglês. Apesar de todos os protestos, e com bases de objectividade discutível, a primeira publicação de resultados individuais seria feita no jornal The Guardian, em 16 de Março de 2005 e deverá ter carácter regular.

Actualmente a Comission for Healthcare Improvement (CHI) preocupa-se com a classificação dos hospitais. O sistema de avaliação de performance pretendido deve obedecer aos seguintes critérios, segundo a sua chefe executiva mais recente, Anna Walker (Walker, 2004).

- Sistema de avaliação de performance acessível ao público
- Sistema de avaliação que introduza uma dinâmica de melhoria nos serviços
- Sistema de avaliação relevante e justo para com os técnicos (pessoal médico)
- Sistema de avaliação que avalie correctamente as organizações

Todos parecem concordar com um sistema baseado nestes pressupostos, mas se a classificação dos hospitais e a avaliação da performance servirem para introduzir penalizações ou recompensas aos profissionais, a aceitação poderá ser bem mais difícil e a exigência de critérios terá de ser elevada. Presentemente a comissão trabalha num conjunto de métodos de avaliação transversal que possam, com objectividade, conduzir à classificação relativa dos hospitais ("star rating"), que se pretende ver introduzida no Reino Unido já a partir de 2006. Mais uma vez se critica a metodologia, nomeadamente estatística, que torna a análise de performance individual perigosa, por pouco segura. Temem-se ainda o mau uso, por parte do governo e por parte das agências de contractualização de cuidados, bem como o mau tratamento mediático e o efeito perverso que possa vir a ter sobre os profissionais, e que consistirá na natural atitude defensiva de evitar os casos com maior risco (Gould, 2003).

Percebe-se assim a importância que reveste a definição clara da performance, os métodos sérios para a sua avaliação e os mecanismos que a condicionam. A cirurgia cardíaca serve de modelo a estas reflexões, que nos parecem muito actuais, e que devem ser lideradas, na iniciativa e na análise, pelos próprios médicos e restante pessoal de saúde envolvido na prestação de cuidados.

Este livro trata do desempenho obtido em Saúde, face ao risco, à dificuldade técnica e à capacidade existente, ou seja, trata da "performance em Saúde". Visa analisar os mecanismos que condicionam a performance, pretende facilitar a avaliação da mesma, nas suas diversas facetas, desde o processo aos resultados, passando pelo encontro das expectativas, e pretende ainda contribuir para a análise séria dos desvios da performance.

Sendo a boa performance uma poderosa componente da Qualidade em Saúde, esperamos que este texto possa ajudar todas as partes interessadas, e somos muitos, a promover a qualidade dos cuidados que prestamos. A Saúde é porventura a única área de actividade em que a Qualidade sai mais barata. Na indústria de manufactura, a melhoria de Qualidade implica quase sempre maiores custos; na Saúde, a Qualidade traduz-se sempre em menos morbilidade (complicações) e gera assim menores gastos. Vale a pena!

BIBLIOGRAFIA

Aylin P, Alves B, Best N, et al. *Comparison of UK paediatric cardiac surgical performance routinely collected data 1984-96: was Bristol an outlier?* Lancet 2001;358:181-187

Bird SM. *Performance monitoring should take costs to heart.* BMJ 2004;329:856

Blumenthal D, Epstein AM. *The role of physicians in the future of quality management.* N Engl J Med 1996;335:1328-1331

Chassin MR. *Improving the quality of care.* N Engl J Med 1996;335:1060-1063

Devlin HB. *Audit and the quality of clinical care.* Ann R Coll Surg 1990;72 (Suppl):3-14

Donabedian A. *Evaluating the quality of medical care.* Milbank Memorial Fund Quarterly 1966;4:166-206

Giuffrida A, Gravelle H, Roland M. *Measuring quality of care with routine data: avoiding confusion between performance indicators and health outcomes.* BMJ 1999;329:94-98

Gould M. NHS star rating system is misleading, statisticians say. BMJ 2003;327:1008

Green J, Wintfeld N. *Report cards on cardiac surgeons – assessing New York State's approach.* N Engl J Med 1995;332:1229-1232

Hanlon CR. *Quality assessment and tracking results of cardiac surgery.* Ann Thorac Surg 1997;64:1569-1573

Kennedy Inquiry. BMJ 2001;323:181-182

Keogh B, Dussek J, Watson D, et al. *Public confidence and cardiac surgical outcome.* BMJ 1998;316:1759-60

Keogh B, Spiegelhalter D, Bailey A, et al. *The legacy of Bristol: public disclosure of individual surgeons result.* BMJ 2004;329:450-454

Maxwell RJ. *Quality Assessment In Health.* BMJ 1984;288:1470-1472

Schneider E, Epstein AM. *Influence of Cardiac Surgery Performance Reports on Referral Practices and Access to Care.* N Eng J Med 1996;335:251-256

Walker A. Commentary: *Performance assessment is here to stay.* BMJ 2004;329:109

CAPÍTULO 2

CONCEITO DE QUALIDADE EM SAÚDE

CONCEITO DE QUALIDADE EM SAÚDE

JOSÉ FRAGATA

> *"Quality of care is the degree to which health services for individuals increase the likelihood of desired health outcomes and are consistent with current professional knowledge"*
>
> IOM 2000

Definição e Dimensões da Qualidade

A definição de qualidade é difícil. Torna-se simples reconhecer um bem de qualidade, por exemplo, um automóvel, mas não é fácil materializar uma ideia única de qualidade em Saúde. Cuidados prestados com um nível de acordo com o estado da arte, no momento preciso e no doente certo, são certamente cuidados de qualidade, mas há que considerar aspectos como a satisfação de todas as partes envolvidas, especialmente o doente, bem como o acesso igual a esses cuidados, ou equidade, entre outros.

As preocupações com a qualidade não se esgotam nas iniciativas dos Estados Unidos e do Reino Unido, ainda que a estes dois países se deva muito desta cultura. A Organização Mundial de Saúde (OMS) publicou em 1989 as dimensões que preconiza para a "Qualidade" nos Cuidados de Saúde, qualidade que gostaria de ver implementada em todos os estados membros em 1990 e que englobaria:

- Performance técnica (qualidade nos actos médicos)
- Recursos (eficiência económica)
- Gestão de risco (evicção de danos ou eventos adversos relacionados com o tratamento)
- Satisfação dos doentes

Este conjunto de parâmetros de qualidade é curto mas abrangente e envolve o desempenho, a eficiência, a segurança e a satisfação dos utentes. Talvez devesse incluir, ainda, para ser completa, o resultado ou "outcome" a longo prazo, trate-se da sobrevida, dos resultados funcionais ou da qualidade de vida.

Donabedian (Donabedian, 1988) definia em 1966 as vertentes da "estrutura" (recursos), do "processo" (acto técnico) e do "resultado" (outcome definitivo), como pilares da qualidade e Maxwell (Maxwell, 1984), em 1984, colocava a tónica no acesso, na distribuição, na igualdade e nas preocupações sociais que se prendem, naturalmente, com a qualidade.

Já tinhamos aludido ao facto da definição de qualidade ser difícil, até porque a qualidade é encarada por diferentes ângulos. Do ponto de vista do doente ou de qualquer consumidor, um serviço de qualidade é aquele que vai ao encontro das suas expectativas. Num conjunto de entrevistas a cerca de 450 000 doentes (Nicholls, 2002) apurou-se que os aspectos referidos como mais importantes, em termos de qualidade e do ponto de vista do doente, eram os seguintes:

- Respeito pelos valores individuais, preferências e necessidades expressas
- Acesso aos cuidados
- Suporte emocional
- Informação, comunicação e educação
- Coordenação de cuidados
- Conforto físico
- Envolvimento de familiares e de amigos
- Continuidade e transições

Dependendo da diferenciação das populações, do tipo de sistema de saúde vigente e de outros factores, alguns doentes preocupar-se-ão ainda com aspectos como a eficácia do tratamento (sofrimento induzido e duração do tratamento, ocorrência de complicações ou efeitos colaterais, duração do resultado sem necessidade de re-intervenções, qualidade de vida resultante e, eventualmente, custos). Todos estes aspectos, que se podem resumir na frase clássica de que "o doente preocupa-se mais com a atenção com que foi recebido do que com o tão importante valor da sua "glicémia", prendem-se com a fórmula bem mais simples de saber se os cuidados prestados foram ao encontro das expectativas, ou de forma aparentemente simples, no saber do grau de satisfação do doente, no momento em que sai do hospital (resultado da estrutura e do processo) e se mantém a mesma satisfação algum tempo depois (respeitando o resultado em si mesmo ou "outcome").

Mas a qualidade pode ainda ser definida segundo a óptica dos profissionais. O que é para mim, cirurgião cardíaco, uma intervenção cirúrgica com qualidade? Para os técnicos de saúde a qualidade apresenta várias vertentes:

- O resultado imediato do acto médico e o resultado a distância ("outcome"). Este, em geral, uma preocupação diferida
- O procedimento técnico em si, desde o diagnóstico, à indicação e à execução técnica, o tempo que foi necessário para o realizar e a presença ou ausência de complicações.
- Satisfação pessoal – pela realização técnica e humana conseguidas, pela reputação pessoal, pelo nível de remuneração obtida, etc.
- Aspectos colaterais decorrentes como o Ensino e Investigação, Publicações, etc...

Para os gestores hospitalares a Qualidade prende-se mais com aspectos que Donabedian atribuira classicamente à estrutura – eficiência

- Tempos de internamento, taxas de cancelamento, transferências para outros hospitais, etc...
- Ratios de pessoal, tempos mortos no bloco operatório, etc...
- Custos de produção do acto médico. Custo - benefício
- Satisfação dos utentes, dos clientes e organizações a montante
- Imagem e reputação institucional

Recentemente, e à luz dos princípios da Governação Clínica, o administrador geral terá especialmente a seu cargo a preocupação global da Qualidade e essa, envolve naturalmente o produto final de produção, ou seja, o acto médico.

Para os Governos e Organizações a Qualidade achar-se-á a um nível macro na política de Saúde. A preocupação de Qualidade basear-se-á na necessidade de justiça distributiva que permita fazer chegar ao maior número de cidadãos o melhor nível de cuidados possível. Importa aqui levantar as necessidades de Saúde Pública, que se deverão priorizar: obter cuidados com impacte a longo prazo (eficazes) e prever a doença. Importa, como Maxwell tão bem notou, atender ainda, ao acesso, à equidade e à economia de recursos dentro da comunidade.

Para a comunidade, para a opinião pública, um serviço de saúde com Qualidade é aquele que é de fácil acesso, tem uma boa cota de humanização é "accountable" (transparente e responsável na opinião pública) e

28 | RISCO CLÍNICO – COMPLEXIDADE E PERFORMANCE

tem boa reputação. Os erros e acidentes e a sua publicitação excessiva afectam a reputação e minam a confiança da sociedade no seu sistema de saúde. Um envolvimento correcto dos cidadãos no sistema, uma publicitação acertada de resultados e uma total e responsável transparência propiciam a uma imagem de Qualidade do sistema.

Como se viu, a Qualidade é multifacetada e poderemos de forma simplista defini-la como – fazer a "coisa certa", da forma certa, no momento certo e para o doente certo, mas esta definição será igualmente redutora. Poderemos, alternativamente, definir qualidade pela negativa, fornecendo alguns indicadores de má qualidade. Estes, de novo, dão uma ideia mas não definem a "não qualidade"

- A pretensão de que as cortinas da enfermaria são à prova de som
- Excesso de tempos de espera, pelos doentes, nos serviços
- Incapacidade do pessoal em se sentar ao lado dos doentes para más notícias
- Limites de tempo nas conversas entre médicos e doentes
- Cancelamentos, em cima da hora, para operações
- Ver doentes nas consultas, quando o processo clínico não se acha disponível.

Duma forma pragmática parecerá correcto definir a Qualidade no campo dos princípios, segundo os critério enunciados por Donabedian, pela OMS e por Maxwell e que poderemos concentrar da seguinte forma:

Critérios de Qualidade em Saúde

> - *Performance profissional (desempenho técnico – "processo")*
> - *Eficiência (uso de recursos – "estrutura", benefício-custo)*
> - *Gestão de Risco (segurança)*
> - *Satisfação do doente (humanização, informação, adequação individual)*
> - *Envolvimento dos doentes e sociedade (informação, "feed-backs", reputação, "accountability"). As perspectivas dos doentes, os consumidores reais, parece dever sobrepor-se à dos gestores e dos técnicos prestadores do serviço, pelo menos nas opções e escolhas.*
> - *Acesso e Equidade no acesso*
> - *Eficácia (resultados a longo prazo – "outcomes")*

Estes índices de Qualidade funcionam em diferentes patamares, e interessam fases distintas e níveis de actuação diferentes no complexo sistema de Saúde. É no entanto útil distingui-los em cada fase, para que se possam criar critérios objectivos que permitam, no final, comparar práticas e sistemas. O processo de "rating" hospitalar é um exemplo de uma ponderação global de qualidade, enquanto que o reportar da mortalidade por hospital ou cirurgião será um método parcelar. Ambos os métodos têm sido questionados, sendo bem certo que se avançou até agora mais na avaliação individual do que no rating institucional. Um dos problemas prende-se com o facto de não devermos confundir performance com "outcomes". Quando, por exemplo tomamos o número de mortes por diabetes, isso é um "outcome", mas a performance no tratamento da diabetes prende-se com factores dependentes da técnica e da organização, influenciam, em parte o resultado, mas não fazem parte dele (Brook, 1996; Giuffrida, 1999).

Acabaremos, ao nível de cada especialidade ou de cada doença, por definir critérios de qualidade, por comparação inevitável com standards estabelecidos, definindo limites de confiança máximos e mínimos que possam delimitar a aceitabilidade e premiar ou distinguir os melhores.

Este livro pretende abordar a Performance como instrumento da Qualidade. A qualidade tem diversas componentes, como indicado acima, mas também tem determinantes facilitadoras, como por exemplo a motivação profissional, o altruísmo, a iniciativa e a auto-interrogação. Sendo a performance uma componente fundamental da Qualidade, a motivação individual e a cultura de qualidade são fundamentais para essa dimensão.

A pressão incide hoje sobre a melhoria da performance, sendo crucial antes de mais, definir performance e, especialmente, separar performance de produtividade (Dixon, 2000). É o que faremos nos próximos parágrafos.

A boa performance implica sempre a melhoria da qualidade, enquanto a produtividade, que é da maior importância, nem sempre está associada à promoção da qualidade. Por exemplo, uma equipa poderá trabalhar tão intensamente para atingir metas que não consiga ter tempo para redirigir doentes para onde sejam melhor tratados, para reflectir, para mudar, para adaptar e para melhorar. A Qualidade subentende uma boa performance e, idealmente também, uma boa produtividade. A performance tem diversas componentes, entre elas a boa gestão de tempos, das listas de espera, das finanças, etc..., mas também, e não menos, os alvos clínicos centrados no doente e dependentes dos indivíduos e das equipas. Essa é a verdadeira dimensão da Qualidade, como a vê a Governação Clínica. Esta dimensão de "melhoria" é imprescindível à dinâmica da qualidade, mas as metas para a melhoria deverão ser estabelecidas tendo em vista a perspectiva do doente, não a dos políticos, a dos gestores ou a dos técnicos. É fundamental o empenho e a motivação dos técnicos individuais e das equipas de Saúde em torno do projecto de Qualidade, os quais devem, por tal, ser incentivados e recompensados. Este aspecto, que associa pagamentos diferenciados a quem detenha melhores performances, começou recentemente a ser ensaiado nos EUA (Epstein, 2004), em torno da medicina geral, no entanto, não parecerá simples de generalizar. Primeiro pela dificuldade de avaliação subjectiva do desempenho de cada médico, segundo porque terá de se encontrar um balanço económico, por parte de quem paga, no sentido de associar a melhor performance a menores custos e depois porque esta medida terá de ser em larga escala, depois ainda porque a Saúde é um esforço de equipa e seria talvez, mais indicado e sustentável, a longo prazo, incentivar equipas e não exclusivamente indivíduos. Em resumo, o princípio já existe, veremos se a prática permite que se pague melhor a quem tem performance mais alta, como parece intuitivamente justo.

Mas como se pode medir efectivamente a Qualidade? O Governo Inglês estabeleceu seis áreas que deveriam ser comparadas transversalmente no NHS (National Health Service), em termos de Qualidade. Surgiu assim um índice de custos referenciados para 500 procedimentos cirúrgicos diferentes nos hospitais do NHS, bem como um índice de preço por unidade. Este seria útil para os doentes e pagadores, podendo ter também um efeito perverso sobre os doentes, quando se associasse um preço menor a uma qualidade inferior.... Poderia ainda ter um efeito perverso na gestão de doentes, afastando os de maior custo (maior risco e co-morbilidades) e preferindo os mais simples, com distorção efectiva do *case-mix*. Parece assim incorrecto basear a Qualidade no preço, assente ainda num qualquer índice de eficiência, sem considerar indicadores directos de performance como o custo, a qualidade, a equidade, etc. A avaliação geral da Qualidade por um único índice não parece fácil, pelo que deveremos antes atender aos diferentes indicadores, em separado: resultado (imediato e tardio), custos e uso de recursos, segurança satisfação de doentes e equidade. O Institute of Medicine americano

(IOM) define Qualidade em saúde como a promoção pelos Serviços de cuidados de saúde com resultados ("outcomes") desejados, cuidados que sejam consentâneos com o estado da arte médica no momento (Khon, 2000)... É no entanto discutível que os "outcomes" em saúde sejam indicadores correctos de qualidade, dado que se sabe, variarem com o perfil dos doentes (risco), com a performance mas, não menos, com o acaso...

Uma possibilidade para quantificar a Qualidade seria criar um índice ou "score card" que fosse traduzido num número. Esse valor seria obtido a partir de uma média ponderada de valores atribuídos às diferentes componentes da Qualidade, ou seja ao peso relativo do resultado clínico, do processo de tratar, da eficiência do tratamento, do grau de satisfação do doente, impacte de reputação, etc... Cada um destes factores teria uma ponderação específica e contribuiria com uma percentagem para o valor final de Qualidade. De outro modo, falaremos de valores parciais e é só isso de que dispomos no momento.

Como Promover a Qualidade

Os desvios da Qualidade podem ser por "pouco uso", por "uso excessivo" ou por "desuso" (mau uso) dos meios existentes, condicionando estes tipos de utilização, resultados também diferentes. Tomemos o exemplo da Ressonância Magnética (RM), cuja utilização é dispendiosa. Se a um doente for pedida, num exame de rotina, uma RM em vez de uma simples TAC de tórax, esse uso será excessivo; já o estudo da complexa estrutura ligamentar do joelho será melhor realizada por RM, e a sua não requisição para esse fim traduzirá uma sub-utilização. O pedido de uma RM para o estudo de um enfarte agudo do miocárdio é um mau uso do método. Todas estas situações configuram portanto má Qualidade.

Se se considerarem os cuidados de saúde como um processo de produção em que a matéria prima são os doentes, os passos de fabrico são os procedimentos técnicos e os produtos acabados, os resultados ou "outcomes", poderemos aplicar a esta linha de produção os princípios da indústria, em geral, para promoção da Qualidade.

O ressurgimento da economia japonesa, após a guerra, deve-se a um processo denominado de "Total Quality Management – TQM", que nos anos 80 os economistas Deming (1986) e Juran (1988) popularizariam. Este método representa uma verdadeira cultura ou atitude de qualidade por parte de uma organização, cultura que consiste em produzir indo ao encontro das necessidades directas dos consumidores e que implica, ainda, uma melhoria continuada da qualidade. A TQM assenta numa cultura de vontades, de cada um e de todos na equipa, promovendo qualidade e reduzindo o desperdício a todos os níveis na hierarquia de produção. As ideias principais da TQM podem sintetizar-se assim:

- O sucesso assenta no facto de cada departamento ou nível de trabalho se preocupar em corresponder às necessidades dos clientes (internos ou externos) – ou seja, em cada profissional no hospital se preocupar com os objectivos e anseios do doente a ser tratado.
- A Qualidade é o efeito ou produto de etapas de produção, de sequência complexa mas que se percebem – o resultado final do tratamento depende de um conjunto de participações: laboratório, bloco operatório, recobro, serviço social, entre outros, numa dinâmica complexa, mas que todos entendem
- A maior parte dos seres humanos envolvidos no trabalho tem motivação para se empenharem e fazerem bem – todo o pessoal sente o objectivo final e "veste a camisola".
- Existem métodos estatísticos simples que permitem, nas diferentes fases, monitorizar a "produção" e encontrar os desvios – é possível saber os tempos, os resultados de mortalidade e morbilidade e associá-los a cada fase, para uma actuação atempada.

Um aspecto fundamental na TQM está no facto da ênfase se encontrar no processo de trabalho e não nos trabalhadores, sendo o objectivo a introdução de mudanças, em cada fase, tendentes à melhoria permanente. A TQM assenta em oito elementos chave: ética, integridade, confiança, treino, trabalho de equipa, liderança, reconhecimento e comunicação.

Falando ainda de filosofia oriental, uma forma de filosofia útil na produção é a que se designa por "Kaisen". Esta filosofia parte do princípio que a melhoria continuada assenta nos recursos humanos, como mais valia fundamental e assenta em processos de mudança gradual e não radicais ou abruptos Finalmente, estabelece que as alterações produzidas pela mudança devem ter tradução real, quantitativa e serem estatisticamente provadas. É no fundo a analogia da tartaruga, por oposição à da lebre.

No processo de introdução de mudanças para a promoção da Qualidade é crucial recordar o princípio de Pareto – "num processo complexo poucos factores contribuem para a maior parte dos resultados". Um exemplo é o facto de, num grupo de doentes coronários operados com custo médio de "x", cerca de 15% deles gastarem 85% dos recursos totais. Este grupo representa os doentes com mais comorbilidades, de maior idade, em suma com maior risco. Se quisermos melhorar os custos gerais deveremos actuar neste grupo, que consome mais de 80% dos recursos, por exemplo, aumentando a exigência na selecção pré-operatória, entregando esses doentes ao cirurgião e anestesista mais experientes, optando por cirurgia "off-pump", etc...

O princípio de Pareto é importante, como o são a análise de regressão que associa uma variável a outra, estabelecendo causalidade (por exemplo, maior tempo na UCI nos doentes com creatinina mais alta), ou a análise multivariada de Cox.

Importa monitorizar continuamente a qualidade, baseada na performance individual, por exemplo cirúrgica. Voltaremos em detalhe a este tema, mas essa análise pode ser feita por cartas de controlo, como usou Shahian (Shahian, 1996) para seguir a variação de resultados na cirurgia coronária, método que marca os resultados em função do tempo, inserindo os intervalos históricos máximo e mínimo. Um outro método é a análise da soma cumulativa (CUSUM), usada por Novick (Novick, 2001) para identificar os efeitos da mudança técnica para cirurgia coronária "off-pump". Este metodo foi ainda usado, com vantagem, por deLeval, para identificar uma sucessão de falhas na operação de *switch* para a transposição das grandes artérias em recém nascidos (de Leval, 1994).

Finalmente, após a detecção de eventuais desvios de performance & qualidade é fundamental agir. Aqui entra um processo de "re-engenharia", por exemplo o "Business Process Re-engineering – BPR", introduzida nos anos 90. Segundo este método e de forma bem diferente da TQM, as mudanças não se fazem por passos pequenos, mas são antes radicais e implicam o repensar de toda a sequência. Na BPR os princípios base são:

- Organização centrada em processos chave e não em funções especializadas
- Uso de generalistas multifacetados, operando em equipas autónomas, em vez de especialistas ultra diferenciados numa dada área.
- Mudanças radicais e reformulações completas
- A mudança é pensada a partir do topo

34 | RISCO CLÍNICO – COMPLEXIDADE E PERFORMANCE

Esta posição é a que serve a inovação em Medicina que deverá ser radical e disruptiva, como sugere Christensen (Christensen, 2003). Como exemplo de mudanças mediadas pela TQM e pela BPR, tomemos os seguintes exemplos:

Num serviço de cirurgia cardíaca verificou-se que os doentes sangravam excessivamente e que a taxa de transfusão era de 90%. O director pretendeu reduzir essa taxa para 20% e indagou as causas para o problema. Vários factores potenciais foram encontrados: os doentres não interrompiam os antiagregantes plaquetários, a abertura e fecho dos doentes era feita pelo staff junior, não se usava aprotinina e não se fazia controlo do tempo de coagulação após ministrar o antídoto da heparina – protamina.

Pelo TQM, introduzir-se-ia uma ou duas modificações na fase que se achasse mais relevante, essa alteração seria permanente e verificada mais tarde. Por exemplo, exigir que os doentes passassem a interromper os anti-agregantes de plaquetas 15 dias antes da operação. Pelo BPR o director, ele mesmo, poderia decidir que, de agora em diante toda a cirurgia coronária se fizesse sem circulação extra-corporal, para minimizar os efeitos desta sobre a coagulação e assim reduzir as taxas de hemorragia. Esta seria uma alteração – inovação disruptiva.

Em resumo, poderemos tomar diversas iniciativas para melhorarmos a qualidade:

- Certificação de médicos e hospitais (garante-se o nível mínimo de standard)
- Educação médica e do restante pessoal, feita de forma continuada
- Auditoria de serviços para avaliação por "peer review" (peritagem)
- Receio da litigação por má prática (pouco eficaz, só um pequeno número de casos – 1 a 2% têm consequências reais)
- Uso de "Guidelines" ou orientações para tratamentos, especialmente se baseadas na evidência (são em geral seguidas por não mais de metade dos médicos, mas podem dar uma excelente ajuda)
- Avaliação directa da Performance por resultados – Tabelas, curvas de análise sucessiva, etc.. (útil se usarmos resultados ajustados ao risco clínico, mas devemos ter cuidado para não fazer mau uso destes métodos gráficos, que convém suportar estatisticamente
- Pagamento segundo a performance (poderá resultar mas a aplicação é problemática).

Depois de toda esta discussão será importante reflectir sobre o que leva um doente a escolher um hospital. Penso que a publicação de resultados num qualquer jornal ou a atribuição de estrelas a um hospital desempenham um papel reduzido nessa escolha, como demonstra a experiência americana. No entanto não podemos ignorar o peso dessa informações mais para as agência que contractualizam e para quem compra ou paga cuidados. Talvez seja uma forma de progresso, apesar de impor uma mudança de atitudes. Apetece-nos aqui citar Mark Twain quando dizia *"I am all for progress. It is change I cannot cope with."*

Conclusões

Se é verdade que a qualidade nos cuidados prestados foi sempre uma preocupação do pessoal de saúde, a recente divulgação pública dessa qualidade, ou da sua falta, e o escalonamento institucional ou mesmo pessoal de resultados, com base nela, veio alterar o cenário da prestação médica. É hoje natural, ainda que susceptível de provocar algum incómodo, ver publicado num jornal ou numa revista (para já só nos Estados Unidos e na Grã-Bretanha) o escalonamento de hospitais, com base na sua suposta qualidade, ou mesmo a mortalidade, por cirurgião, por exemplo para a cirurgia coronária. Esta divulgação de indicadores de qualidade aproveita aos pagadores de planos de saúde (sub-sistemas e seguradoras ou administrações governamentais), a quem permitem fazer as opções de melhor benefício-custo. Aproveita também aos doentes, que assim podem fazer escolhas de mercado, se bem que a experiência não confirme que o conhecimento de resultados tenha tido um papel significativo na escolha por parte dos doentes; no entanto essa publicitação permite maior transparência no sistema, permitindo, porventura, reforçar ainda a confiança entre os doentes e o sistema de Saúde. Para os médicos e enfermeiros a divulgação de índices de qualidade poderá ser incómoda, mas pode também representar uma oportunidade para a melhoria. Do ponto de vista dos doentes, são os profissionais de saúde quem mais contribui para a qualidade da Saúde e, pessoalmente, estou convencido que a avaliação da performance e a divulgação dos níveis de qualidade só fará sentido se servirem como veículo de melhoria e de desenvolvimento. Cabe-nos a nós promovê-los.

Tomemos, por exemplo, o impacte que teve a tão controversa divulgação da mortalidade, ajustada ao risco, da cirurgia coronária, referente a cada cirurgião, nos estados da Pensilvânia e de Nova Iorque. Entre 1989 e 1992, a mortalidade caiu significativamente, quer pelo efeito favorável da melhoria da qualidade real, quer pelo efeito perverso da recusa, por parte dos cirurgiões, em aceitarem os doentes de risco mais elevado. Os doentes, esses, parecem não ter migrado ou alterado as suas escolhas com base nos resultados publicitados, o que confere características únicas ao processo de escolha dos médicos pelos doentes, que não cai assim, linearmente, nas leis gerais do mercado.

Mas qual deverá ser a nossa atitude perante todos estes novos desenvolvimentos? Uma combinação de esperança e de cepticismo, no dizer de Blumenthal (Blumenthal, 1996), uma atitude não muito diferente da que devemos adoptar perante a rápida sucessão de novos desenvolvimentos da tecnologia médica, muito mais rápidos no aparecimento e desaparecimento do que o tempo que leva a perceber dos seus reais benefícios ou malefícios. Os médicos estudaram ciências biomédicas durante anos, e é disso que sabem: como diagnosticar e como tratar os seus doentes. Toda esta linguagem da sociologia, da estatística, da epidemiologia, da gestão da saúde e ... da Qualidade é nova e carece de estudo e de adaptação, não pode é ser ignorada. Certo é o facto de que a metodologia a ser usada na avaliação de novos procedimentos ou atitudes deverá ser a metodologia científica assente na prova e não na moda, por isso, devemos ter esperança mas também um prudente cepticismo.

Neste processo complexo da Qualidade na Saúde existem três pólos de interesse com potencial conflito de interesses – as organizações pagadoras, os doentes e os profissionais prestadores. As organizações promovem a mudança, estimulam "guide-lines", favorecem a medicina baseada na evidência, etc.., na busca das melhores relações de custo-benefício ou com o intuito de redução de perdas e aumento dos lucros. É uma perspectiva de mercado, como qualquer outra, adaptada à Saúde. Não negamos que possa ser um veículo de promoção da Qualidade, mas teremos que admitir que nos profissionais está a competência técnica, o conhecimento e, muito em especial o relacionamento com os doentes, baseado numa ética muito própria, que tem na confiança o seu pilar fundamental. Existe entre médicos e doentes uma notável confluência de interesses, quiçá assente no pressuposto hipocrático que nos leva a colocar o bem dos doentes acima de tudo o mais. E este não é um princípio vão, apesar de, não raramente, médicos e doentes poderem estar em rotas de conflito e litigância.

Enquanto profissionais de saúde, devemos entender estes esforços para produzir indicadores de qualidade, mediados maioritariamente pelas organizações de saúde, como uma medida para a melhoria. Por vezes os dados que são colhidos, os indicadores que se produzem, não serão perfeitos e podem mesmo ser enganadores. Cumpre-nos ajudar a encontrar os índices que traduzam, com objectividade a nossa performance e, "in extremis", aceitar que pior será não ter indicadores nenhuns, e pior ainda será estarmos fora do processo. Enquanto profissionais, a qualidade interessa-nos enquanto permitir a salvaguarda do interesse que nos vincula e obriga – o dos doentes.

A atitude inteligente é a que contempla aceitar, sim, a mudança mas moldando-a para propósitos positivos – o interesse dos nossos doentes.

BIBLIOGRAFIA

Blumenthal D. *Quality of care – What is it?* N Engl J Med 1996;335:891-894

Brook R, McGlynn E, Cleary PD. *Part 2: Measuring quality of care.* N Eng J Med 1996;335:966-970

Christensen CM, Raynor ME. *The innovator's Solution – Creating and sustaining successful growth.* Harvard Business Scholl Press, 2003

de Leval MR, François K, Bull C, et al. *Analysis of a cluster of surgical failures: Application to a series of neonatal arterial switch operations.* J Thorac Cardiovasc Surg 1994;107:914-924

Deming WE. *Out of the crisis.* Cambridge, MA, Massachusetts Institute of Technology Center for Advanced Engineering Study, 1986

Dixon J. *Modernising the NHD – Performance and productivity.* BMJ 2000;320:1462-1464

Donabedian A. *The quality of care: how can it be assessed?* JAMA 1988;260:1743-8

Epstein A M, Lee T H and Hamel M B. *Paying Physicians for High- Quality Care.* N Eng J Med 2004;350:406-410

Giuffrida A, Gravelle H, Roland M. *Measuring quality of care with routine data: avoiding confusion between performance indicators and health outcomes.* BMJ 1999;319:94-98

Juran JM, Gryna FM. *Juran's quality control handbook.* New York, McGraw-Hill, 1988

Khon LT, Corrigan JM, Donaldson MS. *To Err is Human.* Washington: Nacional Academy Press; 2000

Maxwell RJ. *Quality Assessment In Health.* BMJ 1984;288:1470-1472

Nicholls S, Cullen R, O'Neill S, Hilligan A. *Clinical Governance: its origins and its foundations.* Clinical Performance and Quality Health Care 2002;8(3):172-8

Novick RJ, Fox SA, Stitt LW, et al. *Cumulative sum failure analysis of a policy change from on-pump to off-pump coronary artery bypass grafting.* Ann Thorac Surg 2001; 72:S1016-1021

Shahian DM, Williamson WA, Svensson LG, et al. *Applications of statistical quality control to cardiac surgery.* Ann Thorac Surg 1996;62:1351-1358

CAPÍTULO 3

RISCO CLÍNICO

RISCO CLÍNICO

JOSÉ FRAGATA

Introdução

Por risco entende-se a probabilidade de ocorrência de um qualquer evento adverso. Por *evento adverso* entende-se qualquer ocorrência negativa ocorrida para além da nossa vontade e como *consequência do tratamento*, mas não da doença que lhe deu origem, causando algum tipo de dano, desde uma simples perturbação do fluxo de trabalho clínico a um dano permanente ou mesmo a morte.

Naturalmente a possibilidade de ocorrência de um incidente[1] ou acidente resulta da complexidade da doença e ou do tratamento inerente à situação, resulta da actuação dos intervenientes (operadores e organização) e provavelmente também do acaso. Existem assim situações onde o risco é maior, como por exemplo conduzir a alta velocidade em piso molhado propiciará mais à ocorrência de acidentes, do que a condução lenta em piso seco e operar doentes idosos, com diversas co-morbilidades associadas, comportará certamente um risco maior, mesmo para intervenções simples, do que operar adultos jovens, de resto saudáveis. Não parece assim correcto e é mesmo desadequado falar de resultados sem os indexar ao risco, a definição de performance trata disso mesmo. Um atleta de salto em altura tem a sua performance condicionada à dificuldade (ou seja a altura da fasquia), do mesmo modo, uma equipa cirúrgica terá uma performance superior se conseguir operar com sucesso casos da maior gravidade.

A estratificação de risco em Medicina consiste na ordenação dos doentes de acordo com a gravidade da sua doença principal e das suas doenças associadas. O objectivo é o de prever um resultado ou *outcome*

---

[1] Num *acidente* o resultado final ficará comprometido, enquanto num *incidente* haverá demoras, alterações ou recurso a alternativas, mas sem que se comprometa o resultado final do tratamento planeado.

na sequência de uma dada intervenção para tratamento da doença existente. As estratificações de risco, hoje em uso, assumem como únicos determinantes de resultado o risco *intrínseco* à doença actual (natureza e estado clínico), o risco dito *incremental* que é devido às co-morbilidades associadas e, em menor percentagem, à natureza do procedimento médico ou cirúrgico. Ficam normalmente de fora aspectos fundamentais como a dificuldade técnica devida, por exemplo, à variação anatómica, à performance do operador ou do hospital, bem como, factores complexos de interacção incerta e mesmo o *acaso*.

Todas as análises de risco se fazem em relação com um certo "endpoint" ou resultado, seja este a mortalidade, a morbilidade, o número de dias de internamento, os custos gerados, etc... Na sua grande maioria as análises de risco respeitam, para uniformização, a grupos diagnósticos clínicos específicos sem qualquer estratificação prévia de risco, o que as torna ainda mais limitadas...

Nos anos 80, nos EUA, a opinião pública foi chocada pelo facto divulgado de que os resultados da cirurgia cardíaca eram piores no sector público (Veterans Affair Provider) do que no sector privado da Saúde americana. Em boa verdade, os doentes referidos para o sector público eram mais doentes e complexos do que os referidos para o sector privado, pelo que as diferenças existentes se deviam mais a esse facto do que a uma pior performance. O Congresso americano fez, entretanto, passar legislação obrigando a que os resultados clínicos passassem a ser ajustados ao risco de cada doente, e esta medida abriria caminho à criação de bases de dados e á análise de risco hoje em utilização (Khuri, 2002).

A utilização da estratificação de risco é hoje fundamental para podermos medir e logo comparar, indicadores de performance e de qualidade. Sem índices de risco correctos não saberemos o que valem os resultados de cada médico, de cada hospital, de cada sistema de Saúde e nunca os poderemos comparar. A consideração de valores de mortalidade *per se,* se não forem indexados ao risco, condicionará uma margem de erro de apreciação que atinge, com facilidade, os 60% (Khuri, 1998). Em contraste, a correcta utilização da relação entre resultados observados e esperados (O/E), é simples e intuitiva permitirá referenciar os resultados verificados aos esperados, sendo assim, igualmente, uma forma de estratificação de risco, por comparação relativa. Uma alternativa a esta estratificação do risco em "case mix" seria a randomização de casos, de modo a amortecer as diferenças pela alternância baseada no acaso, mas tal não se mostra, contudo, prático para a comparação entre hospitais.

Veremos agora como se estabeleceram os sistemas de avaliação de risco (Shahian, 2004): antes de mais, é fundamental organizar bases de dados sobre grandes números de doentes e procedimentos, estas bases de dados terão de ser suportadas por uma sólida base informática e deverão registar indicadores claros, de definição objectiva, bem como definir, *a priori*, os resultados ou *outcomes* em análise. Só assim poderemos registar na base de dados a informação útil que possa vir a ser utilizada com êxito no futuro. A qualidade das bases de dados é pois fundamental para suportar correctamente a estratificação do risco clínico nelas alicerçado.

A partir das bases de dados estabelecem-se associações entre elementos de risco (variáveis *independentes* ou *preditoras*), por exemplo a idade ou a gravidade do estado clínico, e um determinado resultado (variável *dependente*), como por exemplo a mortalidade ou a morbilidade. Estas análises baseiam-se em diferentes métodos estatísticos que englobam a análise de regressão, linear e logística, as curvas de sobrevida e a análise de Bayes (método Bayesiano). Um tipo de análise mais complexa, a que aludiremos mais adiante, foi recentemente tornado simples para uso clínico por Eugene Blackstone e por ele apelidado de "Breakthrough Statistics" (Blackstone, 2001).

No início, as bases de dados foram sendo organizadas usando modelos Bayesianos, modelos que se caracterizam por serem robustos mesmo face à ausência de alguns dados; os modelos Bayesianos, que foram inicialmente usados para construir bases de dados como a da STS (Society for Thoracic Surgeons, nos EUA), assumem inicialmente probabilidades, as quais ainda que com alguma subjectividade, se vão tornando mais fortes quando confirmadas pela incorporação progressiva de dados, á medida que a base se expande com novos casos. Dado que as colheitas de dados se tornaram, entretanto, mais fáceis e organizadas, foi possível, a partir de meados de 1995 introduzir a mais adequada regressão logística, como metodologia a utilizar para a estratificação do risco (Edwards, 1997). Este método é hoje o mais divulgado e aquele que, em termos comparativos, reúne maiores consensos.

Sem pretender entrar a fundo na análise estatística, que se afasta dos objectivos deste livro, parece-me contudo útil elaborar um pouco sobre os métodos de onde derivam os sistemas hoje mais usados na estratificação do risco.

As análises de regressão determinam, retrospectivamente, como uma variável de resultado depende ou se associa a um conjunto de variáveis preditoras (factores de risco), tornando possível fazer previsões de risco para um dado doente e ainda comparar o resultado obtido com o resultado previsto. Tomemos, por exemplo, um cirurgião cuja mortalidade verificada para um dado procedimento foi durante um dado período de 5%, quando a mortalidade prevista pela estratificação de risco era de 2,5% para aquele mesmo grupo de doentes. Diremos que o índice de mortalidade "observado/ esperado" (O/E) foi, para este cirurgião e em seu desfavor, de 2, ou seja a mortalidade deste cirurgião para este grupo de doentes com um determinado coeficiente de risco, foi o dobro da prevista. Esta análise de regressão linear é fácil e aplica-se quando a variável dependente ou resultado é contínua (uma sucessão numérica, como o número dias de internamento, um custo em euros, etc...). No caso de variáveis descontínuas, como "doente sobrevivente" versus "doente falecido", ou doente "melhorado" versus doente "curado", o teste a utilizar não poderá ser linear. Nesses casos a regressão logística será o teste que se aplica com maior frequência e de modo mais adequado para resultados dicotómicos (melhorado ou não, vivo ou morto, etc...). Se no caso da regressão linear, o valor da variância estatística "R^2" tem significado na aferição da performance do modelo, já na regressão logística o mesmo valor "R^2" é questionável, pelo que se usará, preferencialmente, a área sob a curva de correlação e a sua corda ou valor "c", representando esta o significado da correlação obtida. Quanto mais perto de "um" os valores de "R" e de "c" se encontrarem, mais poderosa a correlação (vide figura abaixo).

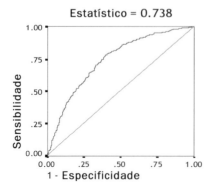

Na figura ao lado, adaptada de Ferraris, 2002 foram correlacionadas as necessidades transfusionais – tomadas como variável dicotómica "sim"/"não", com o uso de aspirina em doentes coronários. A área entre a diagonal sob a curva de relação e a curva é o valor estatístico "c", tanto mais relevante quanto mais próximo de "um" se encontrar

Previsão da Mortalidade e da Morbilidade – Scores de Risco

Na tentativa de prever a mortalidade dos doentes referidos para cirurgia alguns grupos utilizaram, inicialmente, um modelo simples que se baseava na adição de pontos de risco, a partir de uma tabela de pontuação ponderada para cada factor de risco. Por detrás destas tabelas existiu sempre o poder de uma análise de regressão, mas que se manteve inicialmente, e para simplificação introdutória, oculta. Entre estes encontram-se o modelo de risco, pioneiro para a cirurgia cardíaca, introduzido por Victor Parsonnet em 1989 (Parsonnet, 1989) e, mais recentemente, o euroSCORE introduzido por Samer Nashef em 1999 (Nashef, 1999) – vide tabela adiante. Estes scores de risco singraram com facilidade no uso clínico diário por utilizarem uma pontuação aditiva simples, chegando a uma soma de pontos – associada a um determinado risco, em vez de utilizarem cálculos bem mais complexos por computador.

No caso concreto do euroScore o cálculo logístico da mortalidade prevista foi sempre feito segundo a complexa equação: $e^{(\_0 + \hat{A}bi\, Xi)} / 1 + e^{(\_0 + \hat{A}bi\, Xi)}$, contudo partir-se-ia de um sistema aditivo simples, que facilitou a divulgação do índice de risco para uso generalizado, à cabeceira dos doentes – o euroScore *standard*. Para o cálculo computorizado, assente na equação apresentada e permitindo prever a mortalidade de forma exacta ao longo de toda a escala de risco usa-se o euroScore logístico.

Dado que os modelos de regressão logística apresentam limitações de ordem matemática, por imporem informação linear, levantou-se a possibilidade de utilizar modelos baseados em alogritmos e redes neuronais artificiais, por permitirem processar informação complexa, que será tudo menos linear. Na prática, o seu uso não revelaria, contudo, vantagens sobre os tradicionais modelos Bayesiano ou os que utilizaram a regressão logística (Lippman, 1997), até pela enorme soma de dados necessários para o desenvolvimento das redes neuronais.

As bases de dados para estratificação de risco médico e para controle de resultados clínicos foram introduzidas no final dos anos 80, mas foi sobretudo em torno da cirurgia coronária que a maior investigação se desenvolveria. A razão para tal tem a ver com o facto desta ser uma cirurgia comummente praticada, com enorme impacto social e também mediático e ainda com custos elevados. Estes, são motivos suficientes para que os cirurgiões, por um lado, desejando controlar os seus resulta-

46 | RISCO CLÍNICO – COMPLEXIDADE E PERFORMANCE

dos, e as entidades pagadoras por outro, querendo controlar os custos, as tivessem, desde cedo, implementado.

A base de dados mais robusta dos EUA, lançada em 1989 e envolvendo agora cerca de dois milhões e meio de doentes!, é a da STS – Sociedade de Cirurgiões Torácicos (Clark, 1996; Ferguson, 2000; Harrel, 1996), mas surgiram muitas outras, quer nos EUA, quer na Europa. Destas, a mais conhecida é aquela em que se baseia o Euroscore, que assenta em cerca de 20.000 doentes (Nashef, 1999) e que é hoje largamente usada, não só na Europa como em todo o mundo.

Nestas bases de dados os elementos colhidos são predominantemente clínicos, mas noutras são de natureza dominantemente processual ou administrativa e, nestes casos, têm pouca capacidade discriminativa clínica.

Idealmente as bases de dados deverão coligir elementos demográficos e clínicos, como a idade, o género, as doenças associadas, a urgência clínica, etc.... O número de elementos colhidos é igualmente importante; colher muitos dados não aumenta necessariamente o poder da base, até porque se sabe que, por exemplo na base da STS, das vinte e oito variáveis colhidas, cerca de 80% da variância provem de oito variáveis mais importantes, por exemplo, o sexo, a idade, a intervenção cirúrgica, a re-operação, o nível de creatinina, o estar ou não em diálise, o estado pré - operatório de shock, a doença pulmonar crónica e a fracção de ejecção ventricular (Shahian, 2004)[2].

As bases de dados devem assim conter um número mínimo de variáveis demográficas, clínicas e também relacionadas com o procedimento, que as tornem simultaneamente simples mas suficientemente poderosas. A simplicidade é fundamental para um uso generalizado e refere-se, certamente, a um número limitado de variáveis, mas ainda à clareza das variáveis colhidas (nomeadamente critérios de diagnóstico, definições precisas, etc...). Finalmente as variáveis escolhidas deverão ser as que melhor se relacionem com os resultados finais ou "outcomes" previstos.

O número apropriado de co-variáveis para fazer parte de uma base de dados é incerto, mas alguns têm recomendado uma relação de 10:1,

---

[2] Este é, aliás, o princípio de Pareto que estabelece que numa dada população, a maior parte da variação provem de um pequeno grupo de casos. O controle deste grupo modelará, na alteração o resultado estatístico final

entre as variáveis e os "end-points"(Nashef, 2002), o que impõe limitações de espaço e, sobretudo uma muito necessária selecção inicial. Para esta poderá ser utilizada uma simples análise univariável, mas o uso de métodos de selecção, por rede neuronal, tem sido preferencialmente proposto (Blackstone, 2001).

Para darmos um exemplo da importância da clareza das definições tomemos, por exemplo, a definição de mortalidade[3]. Aparentemente não existiria variável de definição mais clara, mas na realidade existem, segundo a classificação por tempos e locais, várias "mortalidades", a saber: a mortalidade intra-operatória, a mortalidade intra-hospitalar, a mortalidade de qualquer causa a 30 dias, etc. Todas estas definições de mortalidade fornecerão, por certo, números diferentes, conforme se consideram umas ou outras. Por exemplo, se o período para considerar uma morte relacionada com uma dada operação se fechar ao 30° dia pós operatório perderemos para registo os doentes que, tendo alta desse hospital, vierem a falecer 3 meses depois num qualquer hospital periférico, para onde haviam, entretanto, sido transferidos. No caso dos diagnósticos ou das co-morbilidades devem ser precisadas, por exemplo, as definições correctas e precisas de doença broncopulmonar obstrutiva, de insuficiência renal, de enfarte do miocárdio, etc.... É portanto fundamental utilizar definições precisas, não só de mortalidade, como de morbilidade, como veremos adiante. No que respeita à mortalidade, em relação com as cirurgias, vai ganhando solidez a definição de sobrevida aos 3 meses e mesmo aos 6 meses pós-operatórios, para ultrapassar as dificuldades de definição em torno da clássica linha dos 30 dias pós cirurgia.

Finalmente, tem sido estabelecida uma relação entre a população a partir da qual a base de dados é criada e a aplicação ulterior a essa mesma população, para a qual a base de dados se acharia supostamente "calibrada". No entanto, o score de risco europeu de cirurgia cardíaca – euroSCORE – estabelecido e testado numa base de dados de cirurgia cardíaca europeia, foi recentemente aplicado e considerado

---

[3] Mortalidade segundo a STS – "morte ocorrida durante o internamento principal (qualquer altura) podendo ser intra ou pós-operatória". A mortalidade a 30 dias considera-se a morte pós-operatória até ao 30° dia, (dentro ou fora do hospital), ou para além deste período senão chegou a haver alta hospitalar.

válido para uso na população americana, facto que legitimou, recentemente, o seu uso trans-atlântico mais alargado (Grover, 1995).

Uma base de dados robusta deverá possuir, para se considerar válida, três características fundamentais: *previsibilidade, fiabilidade* e *capacidade discriminativa* (Steyerberg, 2000).

- A *previsibilidade* reside na qualidade da base de dados poder ser utilizada para avaliar dados de outras populações a estudar, mas que não sejam a população original que lhe deu origem (por exemplo a aplicação, com sucesso, do euroSCORE à população americana, de onde derivou a base de dados da STS).

- A *fiabilidade* ou calibração avalia-se pela concordância ou discordância entre os resultados esperados e os observados. Por exemplo o score de Parsonnet caracteriza-se por prever um risco de mortalidade 2 a 4 vezes superior ao actualmente verificado, logo necessita de uma correcção de calibração para que o possamos utilizar localmente (diz-se que o Parsonnet é perdoador!). Por vezes estes scores não possuirão uma calibração uniforme, assim sabe-se que, por exemplo, o Parsonnet sobre estima os baixos riscos e que o euroSCORE aditivo sub estimava o alto risco (nenhum doente registaria, no euroScore aditivo, uma probabilidade de morrer superior a 11% , nem mesmo os mais graves, facto que todos sabemos não corresponder à verdade!) (Steyerberg, 2000). A fiabilidade do score de Parsonnet era, previsivelmente, má (sobre avaliador) em toda a amplitude de riscos, enquanto o euroScore truncava o risco na barreira dos 11%, logo era pouco fiável para prever o risco nos grupos de maior gravidade (a mortalidade máxima prevista é de 11%).

- A *capacidade discriminativa* mede a relação sensibilidade/ especificidade da base para prever um dado resultado. Por exemplo, qual a sensibilidade para descriminar, num par de doentes, qual o doente que vai morrer e qual o que sobrevive. A base de dados prevê, em geral, que cinco em cada cem doentes, com um dado perfil de risco, podem vir a morrer, mas falta-lhe, em regra a especificidade para prever quais são os cinco doentes que irão, de facto, morrer. Este é um aspecto crucial para o aconselhamento dos doentes e ao qual a estratificação de risco não responde no momento (Pintor, 2003).

Um outro aspecto fundamental na previsão do risco clínico é o facto de algumas ocorrências negativas se deverem à *"variação por causa comum"* e outras se deverem a *"variação por causa especial"* (Rogers, 2004). A variação dita de "causa comum" é intrínseca, ocasional e flutuante, na dependência do sistema e da organização, neste caso, do hospital e corresponde ao que James Reason, nos seus estudos sobre o Erro, (Reason, 2000 e Fragata, 2004) apelidou de "blunt end". As variações por "causa especial" devem-se à actuação externa, individual, concretamente, ao cirurgião – o "sharp end" de James Reason. No âmbito da variação de causa comum um acidente ocorrerá sem ninguém perceber bem porquê, dir-se-á *"(...) é daquelas complicações que têm mesmo de suceder – é a estatística!"*, não havendo nada nem ninguém a quem possa ser imputada causalidade directa ou atribuída, mesmo, uma culpa definida. Somos, antes, tentados a atribuir a sua casualidade ao ... "acaso". O acaso como causa é um dos aspectos mais fascinantes da complexidade em Saúde, determinante a que voltaremos em local próprio. Na variação por causa especial existirá, claramente um erro ou actuação individual, que terá sido responsável e que se poderá, facilmente, traçar como elemento de causa.

Por mais perfeitas que sejam as bases de dados e os scores de risco delas emanados, a previsibilidade de resultados é sempre difícil em termos absolutos. Com efeito, a prática médica desenrola-se em ambientes da mais complexa interacção humana, técnica e social – os hospitais – na sua extrema complexidade; as acções são cometidas por humanos, seres de falibilidade reconhecida, e as doenças são entidades de variação biológica, essas com variação de distribuição normal[4], e por tal, não totalmente previsíveis. Por outro lado, os relacionamentos entre a biologia, os comportamentos humanos e as interfaces tecnológicas são geridos por equações complexas. Como tão bem refere deLeval (de Leval, 1997) o resultado destas acções não é linearmente previsível, mas antes gerido por equações complexas, semelhantes às que governam os fluxos turbilhonares dentro de vasos, que se ligam em ângulos rectos, ou as que governam as incertezas climáticas, ou o balanço das espécies biológicas

---

[4] Na distribuição normal 95% da população acha-se em torno da média ± 2 desvios padrão. É a distribuição normal, expressa por uma curva de Gauss.

50 | RISCO CLÍNICO – COMPLEXIDADE E PERFORMANCE

em liberdade... Estas relações serão tudo menos lineares, mas são de previsibilidade incerta, caracterizadas pelo facto de pequenas acções condicionam efeitos desproporcionados e de dependerem de "feed-backs imperscrutáveis. É o caso do "efeito borboleta", popularizado no livro "Caos" por James Gleick, em que o bater de asas de uma borboleta nos céus da Amazónia determina uma cadeia de eventos que conduzem a uma tempestade em Chicago, mas em que da próxima vez que a borboleta bater as asas nada sucederá...Voltaremos a esta matéria mais adiante, num outro capítulo.

Na realidade, muito do que de bom e mau sucede com os nossos resultados, em Medicina, é incerto e gerido por uma qualquer equação complexa, que será tudo menos linear ou de proporcionalidade conhecida. Isto faz com que os resultados sejam só probabilisticamente calculáveis, mas impossíveis de prever com rigor absoluto. Por exemplo, uma grave reacção anafilática de alergia à penicilina, totalmente insuspeita, mas que se prove fatal, estragará, de imediato, o resultado que um score de risco previra como benigno, no decurso de uma cirurgia cardíaca simples e que decorrera até então, sem incidentes. Como qualquer método probabilístico, os scores de risco estimam a probabilidade mas pouco dizem sobre aquele caso concreto em particular e este é um dos pontos, até hoje, mais fracos da previsão de risco (Pintor, 2003)

Os modelos de risco, assentes em bases de dados, têm portanto um ponto fraco, a sua limitada capacidade discriminativa. Quando fornecemos aos doentes uma qualquer percentagem seremos sempre inexactos e tanto mais quanto a fornecermos sem indicar o respectivo intervalo de confiança a 95%, ou seja, o risco real em torno da média e englobando uma variação de dois desvios padrão para cada lado desta. No entanto, se é verdade que estes índices se mostram imperfeitos na definição do risco para um dado doente, poderão contudo ser usados para comparar os resultados entre hospitais ou cirurgiões distintos, olhando aos resultados relativos dentro de grupos de risco equivalentes, como foi feito para os cirurgiões coronários do estado de Nova Iorque (Green, 1995).

Tem sido colocada uma ênfase excessiva na mortalidade como "end point" exclusivo. Numa época em que a mortalidade, para a maior parte das cirurgias e, para a cirurgia cardíaca em concreto, caiu para valores muito baixos (1 a 3%), outros indicadores de resultado têm se tornado mais intetessantes, assim, a morbilidade, o número de dias de internamento em cuidados intensivos ou no hospital ou mesmo os custos gerados por tratamento, poderão ser outros "end points" a considerar e, talvez susceptíveis de servir como índices de comparação relativa entre práticas. (Harrel, 1996; Peterson, 2002; Shroyer, 2003). O futuro parece apontar nessa direcção, bem como, ainda, na utilização de "end-points" de eficácia a distância, como sobrevida, a manutenção de bons resultados clínicos, etc. Estes serão, estou certo, os índices de Qualidade que utilizaremos no futuro.

Parece assim crucial que a estratificação do risco se centre, agora, na morbilidade, mais do que na mortalidade, para que a sua capacidade discriminativa, baseada numa maior sensibilidade, possa assim vir a ser aumentada. Ainda mais pelo facto de ser a morbilidade que gera mais custos e que melhor acompanha a performance e a eficiência. A morte de um doente durante uma cirurgia, num bloco operatório, tem um peso social naturalmente elevado. Contudo, o que mais pesa em termos económicos e em termos da capacidade de melhor aproveitamento de recursos é a morbilidade dos doentes que agonizam longos dias em cuidados intensivos. Os erros e as complicações em Saúde oneram extremamente o sistema, daí o aforismo de se dizer que *"fazer bem sai barato"*. Estas considerações legitimam os esforços para a criação de uma tabela quantitativa de morbilidade, uma tabela que nos permita considerar as complicações de um dado doente não somente como variável dicotómica pobre de "sim ou não" mas como uma gradação numérica que expresse a gravidade e o impacto sobre o doente e o sistema. O autor deste livro introduziu recentemente uma proposta de quantificação de morbilidade, usando metodologia aditiva e por pontos, atribuídos segundo a gravidade das complicações pós-operatórias após a cirurgia cardíaca, metodologia a que aludiremos mais adiante (Fragata, 2004). Esta tabela pode bem servir de modelo para o estabelecimento de graus objectivados de complicações em qualquer especialidade médica ou cirúrgica. Um outro aspecto que também discutiremos é o da sensibilidade e o da especificidade dos scores de risco (para mortalidade) quando são adicionalmente usados também na previsão da morbilidade.

Mas para que servem afinal os modelos de risco? Servem, como vimos, para atribuir o risco previsto para um dado grupo de doentes com um determinado perfil de co-morbilidades ou doenças associadas. Dizem, contudo, pouco sobre o que acontece a cada doente concreto e em particular, no entanto, permitem no âmbito da regressão logística estabelecer o *peso relativo* de um dado factor pré-operatório para a determinação do risco global. Por exemplo, o simples facto de um doente ter um valor pré-operatório de creatinina (marcador bioquímico da função renal) de 2 vezes o normal contribuirá isoladamente para um risco de mortalidade pós-operatória três vezes superior; ainda por exemplo, o peso relativo da obesidade (Prabhakar, 2002), do sexo (Edwards, 1998) e da raça (Hartz, 2001) estão bem estabelecidos para uma qualquer intervenção de cirurgia cardíaca. Naturalmente esta informação será, em termos relativos, útil para a boa gestão clínica; nomeadamente para recomendar o emagrecimento pré-operatório de doentes marcadamente obesos, para distribuir casos a cirurgiões distintos, com base no nível de experiência cirúrgica de cada um, para escolher técnicas a aplicar a cada doente em concreto, etc. Talvez sirva mais para a orientação médica do que para fornecer indicadores frios, quiçá inexactos, aos doentes na véspera de uma qualquer operação.

Estes scores servem ainda para comparar performances de prestação médica em grupos uniformes de risco, sobretudo na forma de índice observado versus índice esperado (O/E), contudo o uso desta metodologia tem sido muito criticada para comparar a performance de hospitais ou de cirurgiões. Assim, questiona-se o seu rigor, especialmente quando aplicada a práticas cirúrgicas de pequeno volume, onde a má randomização impede um *case-mix* correcto e favorece, antes o agrupamento ocasional de maus ou de bons casos, logo favorecerá médias falseadas. Por outro lado, cada centro tem uma determinada prevalência de tipos ou gravidades de doença o que torna as práticas difíceis de comparar entre si, é o caso de áreas geográficas populacionais mais pobres, onde alguns tipos de doença são mais frequentes e os doentes mais doentes, independentemente do risco associado a cada doente individualmente. O perigo aqui, é o de considerarmos alguém com resultados fora da média, quando a diferença resulta da variabilidade devida a uma óbvia má randomização ou a outras causas. A solução por muitos apontada, é a introdução de modelos hierárquicos que traduzam perfis de práticas cirúrgicas, em vez de resultados comparativos por "end-points" específicos (Grunkemeier; Shahian, 2001; DeLong, 2003).

Em resumo, é fundamental estratificar o risco dos doentes que tratamos. Nunca poderemos aludir ou comparar resultados cirúrgicos sem o termos feito antes, no entanto, será abusivo reduzir os resultados do que fazemos, ao risco que prevemos e será mesmo pouco sério tentar passar do risco estimado para um grupo à realidade do doente que temos presente.

A estratificação do risco serve para comparar performances, mas devemos estar atentos ao rigor das comparações, muito em especial nas séries clínicas de pouco volume e de perfil pouco homogéneo. Tendo dito isto, devemos ser cautelosos com as comparações e sobretudo estar atentos ao risco de identificação de sub performance com base em índices incorrectos de aferição. Tal seria perigosamente injusto.

Os modelos de risco têm as suas limitações, entre estas apontaremos:

- Fraco poder discriminativo individual (prever o risco exacto daquele doente que temos em frente)
- Fiabilidade questionável, geralmente má nos sistemas aditivos (euroScore standard e Parsonnet) e melhor nos scores com base logística (euroScore, STS)
- Pouco precisos, especialmente, se não atendermos aos intervalos de confiança (que medem a variação aceitável), sendo úteis para identificar "outliers".
- Os modelos de risco em uso não consideram outros factores determinantes fundamentais, como a dificuldade técnica do procedimento ou a variação anatómica, que aumentará a complexidade. O score pediátrico de risco, Aristóteles, a que aludiremos mais à frente, é o único que toma em consideração como factor de ponderação de risco a variação/complexidade anatómica. Por exemplo, uma criança com transposição das grandes artérias tem um risco cirúrgico menor se as coronárias a translocar forem do padrão normal, em vez do tipo intra-mural no contexto de um óstium coronário único. Este factor "dificuldade" não vem normalmente incluído na definição de risco dos scores tradicionais, o que é uma falha grande destes.
- Os modelos de risco em uso não consideram, ainda, o cirurgião ou o hospital como determinante do risco. Na verdade, os valores previstos são os da base de dados e do grupo de cirurgiões que operou aquele grupo de doentes, não necessariamente os meus resultados ou os que consigo produzir no meu hospital e com a minha equipa. Quando dizemos a um dado doente que, com base no euroScore, o seu risco é "x %", estamos a fornecer o risco que o *seu perfil clínico* gerou na base de dados do euroScore e produzido pelos cirurgiões

dessa base. Será pois preciso validar, localmente, esses resultados para o nosso centro e para a nossa população.

- Dificuldade em separar entre si os tão intrinsecamente ligados factores da performance individual, as condicionantes locais da equipa e da instituição. É sabido que o produto da actividade de cada um de nós tem uma marcada componente organizacional; um bom cirurgião trabalhando numa má instituição dificilmente produzirá bons resultados. A separação das performances individual e institucional tem sobretudo importância académica, já que a performance global é a que se traduzirá em resultados.
- Os scores de risco terão certamente um efeito dissuasor para a aceitação dos doentes com maior risco, quer por parte dos médicos e hospitais, não desejando agravar a sua mortalidade, quer por parte das entidades pagadoras, receando contas de saúde mais pesadas, quer ainda por parte de doentes e famílias, para quem o conhecimento de um risco muito elevado, sem alternativa de opção credível, poderá não ser inteiramente justo ou mesmo piedoso.
- Custos elevados já que a manutenção das bases de dados de que derivam é hoje bastante dispendiosa em termos informáticos.

Mesmo assim, o uso da estratificação do risco e da sua ferramenta - os scores de risco clínico - permite antever resultados, atribuir recursos e comparar performances, estes têm sido ainda usados por entidades pagadoras e como base de referencia legal de risco, num terreno que não é exclusivamente clínico e entra no domínio do direito. Quando se trata, em terreno de litigância medico-legal, de julgar um dado resultado, o desvio entre o que se observou e o que se esperava é fundamental para a análise, mas só poderá ser estabelecido se atendermos ao risco clinico pré-determinado. Nalguns casos, na impossibilidade de avaliar com base num qualquer score de risco, qual seria o resultado a esperar de um dado tratamento, utilizaremos a opinião de um conjunto de peritos que opinará sobre o que seria legítimo esperar no contexto do doente tratado e do estado da arte médica no momento.

O futuro dos scores de risco passará, talvez, pela sua mais correcta validação (introdução de todos os casos e dupla verificação), pela incorporação de factores de performance pessoal e mesmo institucional e pela ponderação das "complexidades" inerentes a cada caso. Passará ainda pela previsão de outros "endpoints", que não a mortalidade, tais como a morbilidade e o tempo de internamento, sendo estes verdadeiros indicadores de custos. Passará ainda, e de modo mais correcto, pela consideração dos resultados mantidos a distância – "outcomes" – tais como a sobrevida, a qualidade de vida, etc. Estes serão os verdadeiros parâmetros de Qualidade e de Eficácia em Saúde.

O caso da Cirurgia Cardíaca

A cirurgia cardíaca, enquanto especialidade, mantém-se como um modelo perfeito para a gestão do risco clínico tendo sido, por isso, publicados ao longo dos anos diversos scores de risco para esta especialidade, sendo os mais conhecidos o Parsonnet, o do STS e o euroScore, que apresentaremos mais adiante. No entanto existem scores de risco para outras áreas médicas, como o clássico score APACHE III (Acute Physiology and Chronic Health Evaluation) que baseado nos dados referentes a doentes admitidos em Cuidados Intensivos, nas primeiras 24 horas, tenta prever a duração do seu internamento. No entanto, a duração deste internamento ficará a dever-se, adicionalmente, a factores e acontecimentos que vão decorrendo durante o mesmo internamento, pelo que o grau de previsibilidade do APACHE está longe de ser perfeito. Mais uma vez se torna difícil prever resultados olhando só para uma determinante, neste caso o estado do doente à entrada.

Na área da cirurgia geral (Copeland, 1991), mais recentemente na cirurgia vascular (Copeland, 1993) e também na cirurgia torácica (Brunelli, 2001), o índice POSSUM, baseado em 18 variáveis distintas, mostrou ser de alguma utilidade como instrumento de avaliação de resultados, em sede de auditoria clínica. Voltaremos a estes índices com mais detalhe.

56 | RISCO CLÍNICO – COMPLEXIDADE E PERFORMANCE

Tabela com Scores de risco mais usados para cirurgia cardíaca (adultos)

nome *Score*	ano	Mort/Morbil	centro	população	validação	estatística
Parsonnet (Parsonnet, 1989)	1989	Mortal	EUA unicentro	3 500 dts	sim	univariada R Logística
Cleavland (Higgins, 1992)	1992	Mort&Morb	EUA unicentro	5051 dts	sim	univariada R Logística
French (Roques, 1995)	1995	Mort&Morb	França multicentro	7181 dts	não	univariada R Logística
Ontário (Tu, 1995)	1995	Mort&Morb	Canadá multicentro	6213 dts	sim	univariada R Logística
Anphiascore Holanda (Huijskes, 2003)	1997	Mort&Morb	Holanda unicentro	7282 dts	?	univariada R Logística
EuroScore (Roques, 1999)	1999	Mortal	Europa multicentro	19030 dts	não	univariada R Logística
STS (Clark, 1996)	1990	Mortal coronários	EUA multicentro	2,4 milhões dts em 2004	?	univariada R Logística

Num passado recente foram ainda estabelecidos scores de risco para a cirurgia cardíaca pediátrica, mas nesta área as dificuldades são muito maiores dada a necessidade de acordar uma nomenclatura comum para uma dilatada variedade de diagnósticos morfológicos e clínicos. O problema reside no facto de, em vez de doença coronária, valvular, da aorta, e poucas mais entradas diagnósticas ou de procedimentos, termos antes que considerar cerca de 200 procedimentos e não menos de 150 diagnósticos... Uma análise estatística para uma diversidade de entradas desta monta tornava-se impraticável, motivo pelo qual os factores de risco foram classificados, por ordem de importância, com base na opinião de um painel de 50 peritos e as suas pontuações decisivas para estabelecer inicialmente um score Básico, por procedimento. Cada diagnóstico/operação ficava assim associado a uma pontuação de risco, na dependência da sua dificuldade técnica, da morbilidade e mortalidade estimadas e sendo classificada por uma pontuação aditiva. Deste score Básico evoluímos para um score de complexidade denominado "Aristóteles" (Lacour-Gayet, 2004; Jacobs, 2004), onde se passaram a considerar, além dos factores diagnóstico e operação outros factores como a complexidade, a anatomia, o estado clínico, as doenças associadas e outros ainda relacionados com o procedimento cirúrgico em si (por exemplo, tratar-se ou não de uma re-operação). Estes scores de pontuação atribuídos de forma ponderada e provindos de um painel de especialistas, opinando sem recurso a qualquer análise logística, somente por critério e experiência, têm-se correlacionado, para grupos homogéneos de risco, com a mortalidade verificada. A validação deste score de complexidade decorre no momento em diferentes centros cirúrgico, entre os quais o do autor deste livro e permitirá testar no terreno um índice que se construiu com base na "Doxa" aristoteliana, ou seja, na opinião ou "verdade" de um largo painel de especialistas. Este índice tenta prever a mortalidade com base num conjunto de parâmetros de complexidade e dificuldade técnica, por exemplo, crianças com pontuação de "3" apresentam um baixo risco operatório e um nível de dificuldade e um tempo de cuidados intensivos, que se antecipam como devendo ser muito baixos, enquanto uma criança com uma pontuação de 15 pontos terá uma maior dificuldade e complicações esperáveis que condicionarão uma estadia mais longa. Num extremo, uma pontuação que é a máxima atingível, de 25 pontos no índice de Aristóteles estará associada a uma probabilidade de morte de cerca de 100%.

Tabela de cálculo para o euroSCORE [1]

Factores relacionados com o doente
- Idade – anos
- Sexo – Feminino/ Masculino
- Doença Pulmonar Crónica *(uso longo de esteroides ou bronco-dilatadores)*
- Arteriopatia Extra-Cardíaca *(claudicação e /ou estenose carotídea > 5o %, cirurgia feita ou planeada na aorta, ilíacas, femurais ou carótidas)*
- Disfunção Neurológica *(comprometendo a deambulação diária)*
- Cirurgia Cardíaca Prévia *(reoperações)*
- Creatinina > 200 µmol/L
- Endocardite Activa *(doente sob antibióticos na altura da operação)*
- Estado Crítico Pré-Operatório *(taquicardia/fibrilhação ventricular, morte súbita abortada, doentes em massagem cardíaca, doentes ventilados antes da indução anestésica, inotrópicos pré-op, ou balão intra-aórtico, insuficiência renal aguda ou oligúria < 10 ml/h*

RISCO CLÍNICO – COMPLEXIDADE E PERFORMANCE

Factores Cardíacos
- Angina Instável *(nitratos endovenosos antes da operação)*
- Função Ventricular *(grau 1 a 3, sendo 1 boa e 3 muito deprimida)*
- Enfarte do Miocárdio Recente *(ocorrido < 90 dias)*
- Hipertensão Pulmonar *(PAP sistólica > 60 mm Hg)*

Factores relacionados com a Operação
- Emergência *(operação antes do próximo dia de trabalho)*
- Outra operação que não coronarias
- Cirurgia da aorta torácica
- CIV pós enfarte

Note bem: *Entrando na tabela de cálculo com cada um dos parâmetros indicados é possível calcular um índice aditivo em pontos, que classifica o risco de morte de cada doente em baixo, médio ou alto – euroScore standard. Se se pretender o cálculo exacto da mortalidade pede-se à tabela de cálculo o "euroScore logístico" – vide site na internet – www.euroscore.org de onde a calculadora automática do índice de risco poderá ser carregada para uso individual, quer para a forma standard que para a logística.*

[1] ROQUES F, NASHEF SA, et al. *Eur J Cardiothorac Surg.* 1999 Jun;15(6):816-22

A mortalidade após cirurgia cardíaca é de fácil definição e está hoje indexada ao risco pré-operatório mediante os índices a que aludimos acima. A morbilidade é muito mais difícil de caracterizar e medir, correspondendo, por definição, a *qualquer evento pós-operatório que perturbe uma convalescença normal.* Um dos problemas com a definição da morbilidade é que esta pressupõe um desvio em relação à convalescença dita normal e a convalescença normal é uma entidade não totalmente conhecida ou limitada.

Torna-se, contudo, muito importante registar a morbilidade, primeiro porque a morbilidade tem associado mais tempo de internamento e gera maiores custos, segundo porque a taxa de mortalidade associada à cirurgia cardíaca caiu hoje para valores muito baixos, apesar do aumento reconhecido do risco pré-operatório dos doentes. Este facto fez perder alguma sensibilidade a este parâmetro ou "end-point" (da mortalidade), pelo que importará que nos voltemos de ora em diante para a questão da morbilidade, onde os números são ainda significativos. Apesar de todas as melhorias introduzidas na prática da especialidade, a morbilidade peri-operatória encontra-se ainda elevada, variando segundo as séries, entre os

25% e os 40%, facto que não surpreende se atendermos ao envelhecimento da população e ao necessário acréscimo de doenças degenerativas, como causa potencial de morbilidade pós-operatória.

Para se estudar a morbilidade são necessárias, primeiro, definições precisas, com vista a separar o que é ocorrência pós-operatória esperada (leia-se normal) e o que são complicações pós-cirúrgicas. Em segundo lugar, não bastará registar a morbilidade como evento, "sim" ou "não", feita variável descontínua, dada a diferença de importância das complicações possíveis. Por exemplo, entre um doente que fica confuso após cirurgia coronária e um doente que fica em estado de coma e vida vegetativa para sempre, existe uma enorme diferença, pelo que registar só morbilidade *sim* ou *não*, não chega. Uma alternativa seria a de classificar morbilidade *major* ou *minor*, conforme fiquem ou não sequelas permanentes, mas tal não parece dizer muito sobre o que de facto se passou no internamento, nomeadamente sobre o impacto nos custos. Assim, pensámos que seria útil introduzir uma tabela aditiva de pontuação de morbilidade, envolvendo 21 "end points" de morbilidade e sem recurso a complexas equações de regressão. Para tal, e na impossibilidade de estudar uma população suficientemente larga e dada a existência de um número vasto de "end – points" possíveis de morbilidade, o que tornaria muito complexas as contas, optou-se por definir para cada sistema ou aparelho três níveis progressivos de complicações possíveis, tendo o cuidado de as definir segundo a classificação muito aceite da STS (STS Definitions) – vide tabela anexa.

Tabela de definições/pontuações de morbilidade após cirurgia cardíaca
Fragata, 2004

	Pontos
Sistema Nervoso Central	
1. Estado Confusional ou Delírio	1
2. AVC com focalização que persista por mais de 72 horas (confirmação por TAC/RMN)	3
3. Coma que persiste para além de 24 horas	6
Rim	
1. Aumento da creatinina para valores > 2 mg/dl ou aumento maior do que 50% em relação ao valor de base pré-operatório	1
2. Dialise ou hemofiltração no periodo peri-operatório	2
3. Diálise após a alta	3

60 | RISCO CLÍNICO – COMPLEXIDADE E PERFORMANCE

Pulmão
1. Atelectasia / Pneumonia, Derrame Pleural ou Pneumotorax necessitando drenagem 1
2. Ventilação > 48 h ou re-ventilação 3
3. "ARDS" 6

Cardiovascular
1. Suporte inotropico por mais de 48 horas, fibrilhação auricular, arritmias necessitando de tratamento, bloqueio AV completo necessitando pacing temporário 1
2. Enfarte peri-operatório, uso de balão intra-aórtico, paragem cardiocirculatória com reanimação bem sucedida, necessidade de pacing definitivo 3
3. Reoperação emergente por colapso cardiocirculatório, assistência mecânica para além do uso de balão intra-aórtico 6

Coagulação e Hemorragia
1. Hemorragia total às 48 h > 10 ml/Kg e/ou necessidade de transfundir ... 1
2. Reoperação por hemorragia 3
3. Multiplas reoperações por hemorragia e distúrbios da coagulação 6

Inflamação e Infecção
1. Infecção superficial ou febre após a primeira semana pós operatória 1
2. Infecção/instabilidade do esterno 3
3. Endocardite e/ou *sepsis* 6

Outras Complicações
1. Qualquer complicação que não implique re-internamento na UCI 1
2. Qualquer complicação que implique re-internamento na UCI 3
3. Qualquer outra complicação que necessite reoperação (cardíaca ou outra) 6

Soma (pontação da morbilidade total) ...... ___

Para construir esta tabela foi usada uma metodologia inspirada na que serviu à construção do índice pediátrico Aristóteles (Lacour-Gayet, 2004). Para tal enviámos a tabela proposta a um vasto número de peritos nacionais e internacionais, com o pedido de atribuição de pontos de morbilidade para cada alínea proposta, com base na sua experiência e opinião (Doxa). Foram feitas médias e ponderadas as resultantes pelo método estatístico de Delphi, após o que os valores da primeira análise seriam de novo re-classificados, para confirmação. Assim se obteve uma tabela de pontuações, baseada na opinião de um grupo de peritos (method of Doxa), que reflecte a opinião de um grupo de "sábios" e que, segundo Aristóteles, terá o peso da verdade. Como seus autores, assim esperamos.

A tabela, que para fins ilustrativos se apresenta, permite-nos adicionar pontos de morbilidade para cada sistema envolvido e chegar a um valor aditivo da morbilidade total verificada para aquele doente, em concreto.

Para já, este índice recém introduzido por nós apresentou uma excelente correlação com o tempo de internamento nos cuidados intensivos (Fragata, 2005), o que nos sugere ser sensível para estimar custos, no entanto e até agora, parece-nos mais robusto para medir o número de complicações de cada doente, individual, do que para comparar valores elevados entre dois doentes. Ou seja, dois doentes podem ambos apresentar valores elevados de morbilidade com este score, mas um deles ficará, por exemplo, em vida vegetativa, para sempre, enquanto o outro poderá vir a recuperar apesar de um longo internamento na unidade e naturalmente de enormes custos. Ambos os doentes terão um score alto, no entanto, as consequências serão, como se compreende, muito diferentes.

O score por nós introduzido parece pois útil para aferir o peso da morbilidade peri-operatória, leia-se custos e dias de internamento intensivo em cada doente, mas parece possuir pouco peso discriminativo no que toca a comparar "outcomes" funcionais futuros em doentes diferentes, inicialmente com o mesmo peso de morbilidade aditiva pontuada. Assim, parecerá útil para medir o nível somado de complicações em cada doente mas não o resultado final a distância, ou seja, será útil para medir a eficiência, mas pouco discriminativo para a eficácia de um dado tratamento. A experiência com o seu uso no terreno nos dirá.

Um aspecto fundamental é o de saber se os scores de risco existentes só prevêem a mortalidade ou se terão ainda poder para avaliar também as complicações pós-operatórias, ou seja, a morbilidade.

Este aspecto é de fundamental importância, pois poderíamos pensar que a morbilidade acumulada tenderia sempre para a morte, mas tal só parece ser totalmente verdadeiro para o tipo mais severo de complicações pós-operatórias. Na verdade, muitos destes scores de risco ponderam as co-morbilidades que se sabe predispõem para complicações, mas, por exemplo, o euroScore não encontrou por regressão logística e logo, não registou, a diabetes como factor de risco; no entanto, todos sabemos quanto o facto do doente ser diabético afectará a possibilidade de sofrer complicações após a operação.

62 | RISCO CLÍNICO – COMPLEXIDADE E PERFORMANCE

Testemos agora a capacidade dos scores de risco existentes (já aprovados na previsão da mortalidade pós-operatória) para preverem também a morbilidade. Com efeito, os scores mais divulgados, como o da STS e o euroScore só conseguem prever de forma segura a mortalidade (valor de previsibilidade "c" superior a 0.75, ou seja, correspondência quase perfeita entre mortalidade observada e esperada = 1). Todos os outros scores como os de Cleveland, o de Ontário, o Francês e o Holandês (Reich, 1999; Magovern, 1996), foram desenhados inicialmente pensando não só na mortalidade como na morbilidade. Curioso será notar que os factores que influenciam o risco de morte não são diferentes dos que influenciam o risco de morbilidade, só que surgem por ordem diferente de prioridades (vide quadro anexo).

Factores que influenciam a Mortalidade e a Morbilidade (cirurgia cardíaca)

Factores pré-operatórios que prevêm MORTALIDADE	Factores pré-operatórios que prevêm MORBILIDADE
Cirurgia Emergente	Cirurgia Emergente
Disfunção Renal – Diálise Dependente	Reoperações
Reoperações	Uso Prévio de Balão Intra Aórtico
Idade Avançada (> 75 anos)	Insuficiência Cardíaca Congestiva (>> BNP)
Disfunção Ventricular (F.Ejecção < 30 %)	Cirurgia Coronária + Válvular
Sexo Feminino	Idade Avançada
Doença do tronco comum da Coron. Esq	Co-morbilidades: Disfunção renal, Diabetes Doença cérebro-vascular
Doença arterial periférica e carotídea, Diabetes, DBPCO	

Alguns scores de risco abordam mesmo formas específicas de morbilidade que tentam, assim, prever. É o caso das infecções profundas do esterno (mediastinites após cirúrgia) ou dos acidentes vasculares cerebrais, entre outras (Bojar, 2005).

O euroScore, como índice mais recente que é, tem sido testado no que respeita à previsão da morbilidade, com resultados algo inconsistentes; assim, segundo uns teria poder para prever não só a mortalidade imediata como a mortalidade a 3 meses, prever ainda os internamentos prolongados e mesmo algumas complicações, como a insuficiência renal, a sepsis e a insuficiência respiratória após cirurgia (Toumpoulis, 2005). Segundo outros, teria poder para identificar doentes com maior probabilidade de consumo de recursos hospitalares, e logo assim, os seus custos acrescidos (Pintor, 2003). Na nossa experiência, apesar do números serem limitados, a correlação com a morbilidade aditiva, para o euroScore foi pouco consistente (valor de R = 0,37) (Fragata, 2005). Finalmente, se compararmos os diferentes scores de risco para morbilidade e mortalidade veremos que são uniformemente mais robustos para prever a mortalidade do que a morbilidade (Geissler, 2000) – vide quadro abaixo. A análise do quadro comparativo sugere que o euroScore será o índice com maior poder preditivo da mortalidade (78,6%) e o índice da Cleveland Clinic seja o mais poderoso para prever morbilidades, apesar do valor para a sensibilidade se situar em 68,6%.

Quadro que compara os valores que prevêem a Mortalidade e Morbilidade,
para diversos scores de risco clínico (cirurgia cardíaca)

Score Risco	Sensibilidade: área sob a curva – "c"	
	Mortalidade	*Morbilidade*
Parsonnet	75,5%	64,4%
Cleveland Clinic	73,1%	**68,6%**
"Francês"	71,9%	63,6%
euroScore	**78,6%**	63,8%
Ontário	70,1%	62,1%

Do exposto se infere que é mais difícil e incerto prever as complicações do que a morte dos doentes, apesar dos parâmetros de co-morbilidade e risco serem os mesmos. Talvez "joguem" de forma diferente entre si e com penetrâncias ou pesos distintos. Este aspecto é curioso pois pensaríamos que as complicações tendem necessariamente para a morte, mas talvez não de modo totalmente uniforme. A morbilidade, quando presente, seria assim um fenómeno "contínuo" pontuável de um a "n" e não uma variável descontínua, "sim" ou "não", como a mortalidade. Se passarmos a pontuar a morbilidade como um número que traduza o seu peso, em vez do tradicional "sim ou não", talvez se venha a perceber que, como seria lógico, a morbilidade pesada tende necessariamente para a mortalidade (Khuri defende que em regra um doente, cujo pós-operatório se complica, apresentará não um mas diversos eventos de morbilidade). A morbilidade é uma função que tende, assim, para a mortalidade, ainda que no presente a correlação seja fraca e envolva só algumas formas de morbilidade dita "major" (Shroyer, 2003).

Uma razão para esta discrepância entre previsões poderá residir ainda no facto das complicações serem muito dependentes do tipo ou extensão do procedimento – por exemplo, as reoperações apresentam um risco elevado para complicações, ora como se viu, o tipo de procedimento e a sua real complexidade contam muito pouco na ponderação dos scores de risco tradicionais. Entender-se-á perfeitamente que uma operação mais extensa, leve mais tempo, apresente maior agressão somática e um pós-operatório mais longo, sem que tal se ligue obrigatoriamente à mortalidade. Lembremo-nos do relevante papel "salvador de vidas" dos modernos cuidados intensivos.

Outras Especialidades Cirúrgicas

A estratificação de risco nasceu a partir da cirurgia cardíaca e da sua necessidade de justificar resultados, baseados não necessariamente na má performance, mas antes na dificuldade ou no maior risco dos casos. O número de entidades tratadas nesta sub-especialidade cirúrgica é pequeno (coronárias, válvulas, transplantes, cardiopatias congénitas...), pelo que a identificação de factores de risco associados a cada procedimento foi também mais simples. Para a cirurgia geral e para as outras especialidades cirúrgicas a introdução de scores de risco não se apresentará tão fácil, mas não será menos necessária.

No final dos anos 90, foram publicados no Journal of the American College of Surgeons dois artigos seminais sobre o risco ajustado de mortalidade e morbilidade associadas à cirurgia geral e especialidades cirúrgicas (Khuri, 1997 e Daley, 1997), artigos baseados num largo grupo de doentes, cerca de 90 000 e tendo como "end-points a mortalidade a 30 dias e, no que respeita à morbilidade (complicações), um conjunto de 21 indicadores (vide quadro anexo). Estas análises utilizaram métodos de regressão logística, multivariada, para diferentes operações de oito sub-especialidades cirúrgicas diferentes e permitiram estabelecer valores de mortalidade esperada a 30 dias para as diferentes cirurgias (indicadas no quadro abaixo). Como se poderá constatar, a mortalidade esperada situou-se entre os 0 e os 20% e esses valores poderão ser utilizados, como valores de referência a esperar, quando se comparam práticas cirúrgicas entre si. Assim, se a mortalidade a 30 dias verificada numa prática de cirurgia geral se encontrar entre 1,5% e 9,8% (valor geral previsto na tabela), estará dentro do intervalo esperado (relação observado/esperado – O/E). Se o valor de O/E for superior a 1 é sinal que a mortalidade se acha anormalmente elevada para o "case – mix" dessa especialidade, no caso contrário, sendo inferior a 1, a prática terá melhores resultados que o esperado. Existirão assim "outliers" negativos e positivos. A comparação de índices O/E é pois fundamental para a aferição dos resultados e para o "benchmarking", ou comparação.

Mortalidade a 30 dias esperada para especialidades cirúrgicas
(extraído de Khuri, 1997)

Sub-especialidade	Nº de casos	Mortalidade 30 dias (%)
Cirurgia Geral	19 136	1,5-9.8
Ortopedia	18 882	0,0-4-6
Urologia	14 374	0,0-2,0
Cirurgia Vasc. Periférica	10 929	1,3-9,6
Neurocirurgia	8 226	0,0-6,0
ORL	5 182	0,0-10,0
Cirurgia Torácica	5 080	0,0-20,0
Cirurgia Plástica	3 300	0,0-6,3
Outras	1969	0,0-5,9
Total	87 078	1,2-5,4

Mais importante ainda do que estabelecer a mortalidade a esperar, numa determinada base de dados, será identificar os parâmetros que, individualmente ou em grupo, predispõem a essa mortalidade. Tal permitirá, por exemplo, associar um valor pré-operatório baixo de albumina, uma classe anestésica "ASA" elevada ou uma cirurgia de urgência (além de outras 31 variáveis) a uma maior tendência de mortalidade (Khuri, 1997; Khuri, 1998).

Curiosamente e para todas as especialidades cirúrgicas, um valor pré-operatório de albumina baixo foi o factor predictivo de mortalidade mais importante!. O conhecimento deste facto será relevante para optimização pré-operatória de doentes, atribuição de casos a cirurgiões mais experientes, pedidos de camas de intensivos, etc.

A mortalidade tem hoje valores relativamente baixos para a maior parte das práticas, pelo que a sua sensibilidade como "end-point" será, como referimos, reduzida. A morbilidade está associada a maiores custos – as complicações são caras – e o facto de serem mais prevalentes faz com que tenham vindo a adquirir interesse crescente como "end-points" de avaliação em Saúde. Para as especialidades cirúrgicas foram identificados, a partir da base de dados acima referida, 21 eventos adversos pós-operatórios ou complicações que podem, transversalmente, complicar qualquer intervenção. Foi ainda prevista a sua probabilidade de ocorrência (vide quadro abaixo)

Morbilidade esperada para especialidades cirúrgicas
(extraído de Daley, 1997)

Sub-especialidade	Nº de casos	Operações com pelo menos uma morbilidade	Morbilidade 30 dias (%)
Cirurgia Geral	19 136	4 673	24,4
Ortopedia	18 882	2 208	11,7
Urologia	14 374	1 218	8,5
Cirurgia Vasc. Periférica	10 929	3 230	29,6
Neurocirurgia	8 226	1 164	14,2
ORL	5 182	816	15,7
Cirurgia Torácica	5 080	1 196	23,5
Cirurgia Plástica	3 300	526	15,9
Outras	1969	155	7,9
Total	87 078	15 186	17,4

A percentagem média de complicações esperadas, associadas a qualquer intervenção cirúrgica em geral, é assim de cerca de 17%, para uma mortalidade máxima esperada de cerca de 5%. Os eventos de morbilidade mais frequentemente encontrados foram

- Pneumonias – 3,7%
- Infecções Superficiais – 2,6%
- Infecções Profundas – 2,6%
- Ventilação > 48 horas – 3,3%
- Infecções Urinárias – 3,6%
- Re-entubação traqueal não esperada – 2,4%
- Edema Pulmonar – 2,4%
- Sepsis – 2,2%
- Hemorragia PO (>4 unid. transfundidas) – 2,3%

O peso relativo destes eventos de morbilidade deverá ser considerado em relação com o diferente impacto que a sua ocorrência terá na sobrevida, no tempo de internamento e na génese de incapacidade permanente e ainda na insatisfação do doente. Com base nestes parâmetros a morbilidade poderá ser pesada num score, aleatório, por exemplo, de 1 a 5 pontos. Outros autores, como Khuri, têm sugerido que se considere a morbilidade segundo o número de eventos, dado que quem sofre uma complicação significativa, em mais de 80% dos casos sofrerá ainda outras; a morbilidade seria assim considerada em "uma" ou "mais" ocorrências. De forma ainda mais simples, mas certamente muito menos discriminativa, poderemos considerar morbilidade "sim" ou "não", como uma variável de ocorrência dicotómica.

Também para a morbilidade associada à cirurgia em geral se encontraram índices predictivos, tais como um baixo nível pré-operatório de albumina, a classe alta da ASA, a complexidade da operação e a cirurgia de urgência, além de outras 17 variáveis (Daley, 1997).

Um outro score de risco para as especialidades cirúrgicas, o POSSUM – Physiological and Operative Severity Score for the enUmeration of Mortality and Morbidity – inicialmente utilizado para a cirurgia geral (Copeland, 1991) e depois para a cirurgia vascular (Copeland, 1993) e ainda, recentemente, para a cirurgia torácica (Brunelli, 2001) começou a ser empregue com fins comparativos, no início dos anos 90, no Reino Unido. O POSSUM visava avaliar a mortalidade e a morbilidade numa série de doentes cirúrgicos, utilizando uma forma simples que tomava a morbilidade como variável dependente e capaz de avaliar resultados cirúrgicos, tendo o cuidado de a fazer validar para diferentes graus de severidade da doença e de dificuldade técnica do procedimento. De um modo geral, são considerados eventos de morbilidade os que ocorrem até 30 dias de pós-operatório, ou até mais tarde, se o doente se mantiver no hospital. Por outro lado, as complicações ou morbilidades descritas variam, naturalmente, com o tipo de cirurgia, mas são definidas como eventos que adicionam complexidade ao tratamento pós-operatório. Necessariamente prolongam o tempo de internamento, sendo pontuadas, de forma aditiva, conforme a descrição inicial de Copeland (Copeland, 1991). Para o POSSUM foram considerados doze *factores fisiológicos* (idade, status cardíaco, pulso, pressão arterial, níveis de ureia, hemoglobina, potássio e contagem de glóbulos brancos, score de coma de Glasgow, etc...) e seis outros *factores operatórios* (urgência, tipo contaminado ou não de cirurgia, presença e extensão de neoplasia, etc...). O risco de morbilidade foi então avaliado por regressão logística, baseado nestes scores e no resultado binário: "pós operatório complicado" ou "*não* complicado"; o POSSUM, foi correctamente validado para uso na cirurgia geral (Copeland, 1991) mas, quando aplicado numa população de doentes de cirurgia torácica, previu resultados melhores do que os realmente verificados, do mesmo modo que na cirurgia cardíaca, por exemplo, o score de Parsonett se mostrou "forgiving" em relação aos resultados verificados na prática. Cada unidade deverá assim validar internamente o seu uso, introduzindo mesmo um índice corrector.

Á semelhança do índice de Parsonett o POSSUM previu sempre uma mortalidade mais elevada do que a verificada, assim e em termos gerais, a mortalidade prevista pelo POSSUM foi 1,7 vezes superior á observada, funcionando o índice pior nos grupos de menor risco clínico, onde a sobreestima de mortalidade atingiu as 9 vezes. Uma modificação do score POSSUM, chamada de P-POSSUM, por provir de Portsmouth (Prytherch, 1998), introduziria alterações na equação de regressão inicial, de modo a melhorar a sua performance no que respeita à previsão da mortalidade para todos os grupos de risco e sobretudo para o grupo de mais baixo risco, onde o POSSUM dera piores provas (Yii, 2002) – vide quadros comparativos.

POSSUM – mortalidade prevista/observada

Probabilidade morte (%)	N.º doentes	Mortalidade Prevista	Mortalidade Observada
0 – 4	343	2,7	0,3
5 – 14	146	8,3	5,5
15 – 49	93	28,4	18,3
> 50	23	68	47,8
Total	605	10,5	6,1

POSSUM - P – mortalidade prevista/observada

Probabilidade morte (%)	N.º doentes	Mortalidade Prevista	Mortalidade Observada
0 – 4	494	1,2	1,8
5 – 14	59	9,1	18,6
15 – 49	43	27,0	30,2
> 50	9	67,3	44,4
Total	605	4,8	6,1

Mais recentemente ainda, foi introduzido no Reino Unido um índice de estratificação de risco, o SMS ("surgical mortality score"), que tenta prever a mortalidade em diversas especialidade cirúrgicas, baseado em análise de regressão logística, a partir de uma base de dados, puramente administrativa do hospital (Hadjianastassiou, 2004). Assim, foram usados indicadores como o tipo de especialidade cirúrgica, idade do doente, sexo do doente, cirurgia urgente/emergente ou electiva, hora de início da cirurgia (08h–17h, 17h–24h ou 24h–08h – indicador da urgência/ gravidade), duração da cirurgia (indicador da complexidade) e tipo de anestesia (local, regional ou geral), a estes indicadores, que puderam ser facilmente colhidos do registo administrativo do hospital, foram atribuídos pontos, conforme o impacto no agravamento do risco. A soma destes pontos, em cada doente, permitiria comparar a mortalidade prevista com a observada e estabelecer, em análise univariada, o peso de cada factor; por exemplo, uma operação neurocirúrgica agravará o risco 5 vezes em relação a uma ortopédica ou, se o doente tiver 80 anos ou mais o risco agrava-se 3 vezes em relação aos doentes com cinquenta anos; por exemplo, uma cirurgia que demore mais de 140 minutos terá 3 vezes mais risco do que uma que dure 50 minutos, etc. A originalidade deste score é a possibilidade de utilizar dados administrativos, já colhidos e, com eles, poder fazer análise de resultados clínicos. A utilização do indicador "tempo de intervenção" como "surrogate" de complexidade é original, mas poderá sempre ficar a dúvida se o tempo operatório será simplesmente função da complexidade ou também da performance de quem opera (cirurgiões mais lentos).

Mais útil parece o E-PASS ("Estimation of Physiologic Ability and Surgical Stress), introduzido em 1999 (Haga, 1999) e aplicado preferencialmente na estratificação do risco em cirurgia digestiva electiva. Este índice é composto de uma componente que avalia o "stress" cirúrgico e outra que avalia o pré-operatório, englobados num índice conjunto – vide quadro abaixo:

Comparação entre o E- PASS e o P-POSSUM

E- PASS		P-POSSUM
Índice Pré-Operat. Índice Stress Cirúrgico	Idade	Sinais Cardíacos
	Presença Cardiopatia	Sinais Respiratórios
	Presença D. pulmonar	Pressão Arterial
	Presença Diabetes	Frequência Pulso
	Status Performance	Escala Coma – Glasgow
	Classe ASA	Ureia
	Perdas Sangue	Sódio
	Peso	Potássio
	Tempo Operação	Hemoglobina
	Extensão Incisão	Leucócitos
		Electrocardiograma
		Cirurgia: minor, média ou major
		Número de Procedimentos
		Perda Total sangue
		Contaminação Peritoneu
		Neoplasia Maligna
		"Timing" Cirúrgico

Este índice, destinado a prever a mortalidade, funcionou muito bem numa população de doentes cirúrgicos do foro digestivo, quando comparada com o POSSUM e o P-POSSUM (Haga, 2004). A previsão feita pelo E-PASS, neste tipo de doentes, pareceu mais precisa, já que, como se disse, o POSSUM sobre-estima a mortalidade. Por outro lado, alguns dos elementos que entram no POSSUM só serão conhecidos após o exame da anatomopatologia (caso da neoplasia – sim/não), pelo que o POSSUM não será de grande utilidade para prever um risco antes da operação, mas para confirmar depois, se o resultado verificado se encontrava dentro do esperado ou não. O E-PASS permite estabelecer, por pontuação aditiva, à cabeceira, o risco de um dado doente que vamos operar, muito à semelhança do que o euroScore faz para a cirurgia cardíaca (vide quadro):

Determinação do Risco Pré-Operatório pelo E-PASS aditivo

	Factores	Pontos	Mortalidade
1	Idade	x 3	
2	Presença Cardiopatia	+ 300	
3	Presença Doença Pulmonar	+190	< 500 PTS – 0%
4	Presença de Diabetes	+140	500-1000 PTS – 0,26%
5	Status de Performance (0 – 4)	x 140	1000-1500 PTS – 3%
6	ASA (1 – 5)	x 60	1500 – 2000 PTS – 9,3%
7	Perda Sangue (g) / Kg peso (*pós operação*)	x 14	> 2000 PTS – 32,7%
8	Tempo Operação (h) (*pós operação*)	x 40	
9	Dimensão Incisão Pele (0-2) (*pós operação*)	x 340	
–	Total Pontos (adição)	PTS:	

Gestão de Risco

Os "scores" de risco hoje existentes permitem prever com grande fiabilidade a morbilidade e a mortalidade pós-operatória na cirurgia cardíaca, bem como em diversas especialidade cirúrgicas. Estes "scores", de que na Europa é exemplo típico e para a cirurgia cardíaca, o "euroScore", consideram o perfil do doente, a sua idade, o estado clínico, a função ventricular, a função renal e o status respiratório, entre outras co-morbilidades e ainda a urgência do procedimento e, de forma ainda mais limitada, o tipo de cirurgia. A mortalidade prevista é, no entanto, a verificada para o grupo cirúrgico que contribuiu para desenvolver o "score" de risco, sem tomar em consideração a variabilidade de centros ou de cirurgiões ou mesmo a especificidade técnica ou a dificuldade de cada procedimento. Por exemplo, a existência de uma artéria descendente anterior intramiocárdica ou de um anel aórtico estreito, não é nunca tomada em consideração nesta, como em outras tabelas de risco, podendo realmente afectar o resultado.

Mesmo assim, estes índices permitiram uniformizar grupos de risco cirúrgico e comparar os resultados verificados com os previstos, estabelecendo assim níveis de performance e permitindo "benchmarking" de resultados.

A mortalidade é importante mas não dirá tudo sobre o nível ou qualidade dos resultados. Sendo hoje reputadamente baixa, a mortalidade perderá, por isso mesmo, sensibilidade em termos de índice puro. Uma alternativa seria a de analisar a mortalidade só nos grupos de maior risco e isso permitiria aumentar a sua sensibilidade como índice de Qualidade, dado que nestes grupos ela se mantém elevada; por exemplo, se a mortalidade global na cirurgia geral for de 3%, poderíamos não considerar esse valor global mas fazer antes a análise só dos grupos de intervenções com mortalidades a partir dos 20%; é que esse grupo dir-nos-ia muito mais como índice, em termos de avaliação da performance.

Para alguns, a mortalidade *devidamente ajustada ao risco* permanece um índice, simples mas poderoso para ajuizar da Qualidade geral duma instituição hospitalar, sobretudo quando tomada no conjunto de todas as especialidades cirúrgicas (mortalidade geral no hospital).

A morbilidade (complicações pós-operatórias) acarreta custos aos sistemas e aos doentes, daí ser hoje progressivamente utilizada, também como índice de Qualidade. Será, sem margem para dúvidas, muito mais caro tratar as complicações do que prevê-las, sendo que a ausência de complicações representa hoje um conhecido índice de Qualidade em Saúde. As complicações parecem estar intimamente ligadas ao funcionamento do Sistema enquanto Organização e mais do que ao desempenho dos indivíduos; parecem pois depender mais da estrutura que trata do que do processo de tratar em si mesmo. Com efeito, os hospitais ditos universitários apresentam resultados de mortalidade indexada ao risco equivalentes aos dos hospitais não académicos (sabendo-se que com frequência, tratam doentes mais graves), porém também se sabe que nos hospitais universitários a taxa de complicações é superior e isso parece ser uma consequência directa do seu tipo de organização (Khuri, 2005). Deve contudo, ser ainda salientado que o nível de supervisão dos residentes em treino não influiu nem na mortalidade nem na morbilidade numa série de mais de 600 000 doentes tratados no sistema "Veteranos" nos EUA. Os residentes operando sem cirurgião sénior no bloco operatório (mas disponível no serviço em caso de necessidade) produziram, na verdade, os mesmos resultados de morbilidade e mortalidade indexadas ao risco, do que os seus colegas directamente assistidos por um cirurgião titular (Itani, 2005).

A relevância do "outcome" morbilidade não parece residir só no facto de agravar reconhecidamente os custos, prolongando o internamento; com efeito, dados muito recentes indicam de forma surpreendente, mas clara, que a ocorrência de uma complicação pós-operatória significativa (sepsis, pneumonia, paragem cardíaca recuperada, etc..) afectará o prognóstico de vida dos doentes a distância. (Khuri, 2005). Processos de inflamação e mecanismos desencadeadores de aptoptose tecidular, entre outras explicações, poderão determinar esse impacto negativo de uma complicação major inespecífica sobre a sobrevida a distância. A morbilidade deverá assim ser encarada não só como um marcador de eficiência e geradora de custos mas como um parâmetro claramente implicado nos "outcomes" tardios.

Ainda sobre o impacto da morbilidade, alguns estudos tentaram, num passado recente inventariar e registar eventos de morbilidade em relação com a cirurgia cardíaca (Higgins, 1997; Estafanous, 1998; Shroyer, 2003), tendo com objectivo estabelecer "scores" predictivos de risco. Sendo a morbilidade tão ou mais relevante enquanto indicador de performance e de "outcome" do que a mortalidade, haveria interesse em prever as complicações até porque, se se conseguirem identificar os grupos de doentes que tendem a complicar-se, poderemos sempre antecipar e eventualmente prever essas complicações. Esta atitude apresentará ganhos nítidos. Tipicamente tomaram-se complicações major, neurológicas, renais e respiratórias e consideraram-se os tempos de internamento em cuidados intensivos, mas esses "end-points" não permitem aferir o peso relativo da morbilidade num grupo de práticas em comparação. A morbilidade tem hoje um peso considerável e calcula-se que não mais do que 50% dos doentes após cirurgia cardíaca tenham uma evolução pós-operatória inteiramente normal ("convalescença normal") (Aberg, 2004)! Os restantes 50% poderão apresentar uma qualquer complicação pós-operatória, estes números, exageradamente elevados, entendem-se pelo agravamento nomeadamente na idade das populações que hoje tratamos e que apresentam hoje um risco, à partida, muito maior.

74 | RISCO CLÍNICO – COMPLEXIDADE E PERFORMANCE

Um aspecto fundamental é o "peso" potencial da morbilidade; por exemplo, a fibrilhação auricular, após cirurgia coronária, é uma complicação que é tida como de pouca relevância, no entanto apresenta um risco acrescido, o de provocar AVC's (acidentes vasculares cerebrais) embólicos graves e obrigará, de qualquer modo, o doente a passar, no mínimo, mais dois dias no hospital. Este complicação, de pouca monta, tem custos acrescidos e pode mesmo vir a determinar "outcomes" desfavoráveis, caso provoque uma embolia cerebral.

Parece assim importante aferir o peso relativo dos eventos de morbilidade, obtendo valores mais ou menos exactos que permitam quantificar as complicações ocorridas num dado caso e, sobretudo, comparar níveis de complicações sofridas por doentes distintos, de modo a equiparar "performances". Um primeiro problema prende-se, desde já, com a definição de "peso" para um dado evento mórbido. Existe certamente um "peso" para o doente e família (curso pós-operatório prolongado, maior sofrimento, expectativas goradas) mas podem existir consequências a distância (por exemplo, sequelas de um AVC peri-operatório), produzindo um mau resultado a distância e limitando a qualidade de vida e mesmo a sobrevida a longo prazo. Existe ainda o impacto dos custos (por exemplo, uma reoperação acarretará mais dias no hospital, mais consumos, etc...). Mas há ainda a considerar o "peso" negativo sobre os profissionais (ditos "segundas vítimas") em quem recai a responsabilidade de um caso que se complicou, as possíveis consequências médico-legais e a perda de reputação pessoal e institucional, sendo estas particularmente difíceis de medir.

Quando pedimos a quantificação da morbilidade a cada um dos peritos consultados para a construção da nossa tabela, pedimos que considerassem estes impactos, tão diversos; reconhecemos ser essa uma limitação subjectiva na sua análise e naturalmente na opinião que acabaria por ser transmitida, torna-se agora fundamental testar na prática a utilização alargada desta tabela de pontuação, para avaliar a sua sensibilidade.

Em conclusão, só o uso clínico extenso desta ou de outras, tabelas de quantificação da morbilidade associada à cirurgia permitirá aferir a sua sensibilidade e abrir caminho à uma nova e muito promissora vertente da avaliação da Performance e logo, da Qualidade em cirurgia – o estudo das complicações pós-operatórias.

A Gestão do Risco é fundamental na Saúde dos nossos dias. Gerir ou administrar o Risco Clínico é poder conhecer antecipadamente a probabilidade (risco) de um mau resultado – seja a morte ou a ocorrência de complicações. Se esse conhecimento existir, poderemos estabelecer melhores "timings" operatórios, optimizar doentes, atribuir casos aos cirurgiões mais capazes para determinados tipos e gravidades de patologia, optimizando assim os resultados. Por outro lado, o conhecimento das gravidades relativas dos doentes a tratar permitirá relacionar os resultados obtidos com o risco do doente e a complexidade da intervenção prevista, facultando a correcta comparação de resultados ("pêras com pêras e maçãs com maçãs"), em sede de "benchmarking". A intercepção destes resultados com a complexidade a tratar, traduzirá a performance de quem e onde se trata.

BIBLIOGRAFIA

Aberg T, Hentschel J. *Improved total quality by monitoring of a cardiothoracic unit. Medical, administrative and economic data followed for 9 years.* Int Cardiovasc Thorac Surg 2004;3:33-40

Blackstone EH. *Breaking down barriers: helpful breakthrough statistical methods you need to understand better.* J Thorac Cardiovas Surg 2001;122:430

Bojar RM. 2005. *Manual Of Perioperative Care In Adult Cardiac Surgery.* Blackwell Publishing, 4th Ed.

Brunelli A, Fianchini A, Refai M, et al. *Internal Comparative Audit in a Thoracic Surgery Unit Using the Physiological and Operative Severity Score for the Enumeration of Mortality and Morbidity (POSSUM).* Eur J Cardio-thorac Surg 2001;19:924-928

Clark RE. *The development of the society of thoracic surgeons voluntary national databse system: genesis, issues, growth and status.* Best Pract Benchmarking Healthc 1996;1:62-9

Copeland GP, Jones D, Walters M. *POSSUM: a scoring system for surgical audit.* Br J Surg 1991;78:356-370

Copeland GP, Jones D, Wilcox A, et al. *Comparative vascular audit using the POSSUM scoring system.* Am R Coll Surg Engl 1993;75:175-177

Daley J, Khuri SF, Henderson W, et al. *Risk adjustment of the postoperative morbidity rate for the comparative assessment of the quality of surgical care: results of the National Veterans Affairs Surgical Risk Study.* J Am Coll Surg 1997;64:1050-1058

De Leval MR. *Human factors and surgical outcomes: a Cartesian dream.* Lancet 1997;349:723-25

DeLong E. *Hierarchical modeling: its time has come.* Am Heart J 2003;145:16-8

Edwards FH, Grover FL, Shroyer AL, et al. *The Society Of Thoracic Surgeons National Cardiac Surgery Database: Current Risk Assessment.* Ann Thorac Surg 1997;63:903-8

Edwards FH, Carey JS, Gover FL, et al. *Impact of gender on coronary bypass operative mortality.* Ann Thorac Surg 1998;66:125-31

76 | RISCO CLÍNICO – COMPLEXIDADE E PERFORMANCE

Estafanous FG, Loop FD, Higgins TL, et al. *Increased risk and decreased morbidity of coronary artery bypass grafting between 1986 and 1994.* Ann Thorac Surg 1998;65: 383-9

Ferguson TB Jr, Dzivban SW Jr, Edwards FH, et al. *The STS National Database: current changes and challenges for the new millennium. Committee to establish a National Database in Cardiothoracic Surgery, the Society of Thoracic Surgeons.* Ann Thorac Surg 2000;69:680-91

Ferraris VA, Ferraris SP, Joseph O, et al. *Aspirin and postoperative bleeding after coronary artery bypass grafting.* Ann Surg 2002;235:820

Fragata J, Martins L. *Erro em Medicina.* Almedina, 2004.

Fragata J, Coelho P, Martins L. M*orbidity following cardiac surgery. A proposal for quantification.* Rev Port Cir Cardiothorac Vasc 2004;11 (3):125-8

Fragata J, Coelho P, Gomes V, Silva N, Fragata I, Martins L. *Performance assessment in cardiac surgery. Validation of a new morbidity score.* XXIV Meeting of the Society of Cardiac Surgeons, 2005

Geissler HJ, Hölz P, Marohl S, et al. *Risk stratification in heart surgery : comparison of six score systems.* Eur J Cardiothorac Surg 2000;17:400-406

Green J, Wintfeld N. *Report cards on cardiac surgeons: assessing New York State's approach.* N Eng J Med 1995; 332:1229-33

Grover FL, Hammermeister KE, Shroyer AL. *Quality initiatives and the power of the database: what they are and how they run.* Ann Thorac Surg 1995; 60:1514-21

Grunkemeier GL, Zerr KJ, Jin R. *Cardiac Surgery report.*

Hadjianastassiou VG, Tekkis PP, Poloniecki JD, et al. *Surgical mortality score: risk management tool for auditing surgical performance.* World J Surg 2004;7174-6

Haga Y, Ikei S, Ogawa M. *Estimation of Physiologic Ability and Surgical Stress (E-PASS) as a new prediction scoring system for postoperative morbidity and mortality following GI surgery.* Surg Today 1999;29:219-25

Haga Y, Wada Y, Takeuchi H, et al. *Estimation of physiologic ability and surgical stress (E-PASS) for a surgical audit in elective digestive surgery.* Surgery 2004;135(6):586-94

Harrel FE Jr, Lee KL, Mark DB. *Multivariable prognostic models: issues in developing models, evaluating assumptions and adequacy, and measuring and reducing errors.* Stat Med 1996;15:361-87

Hartz RS, Rao AV, Plomondon ME, et al. *Effects of race, with or without gender, on operative mortality after coronary artery bypass grafting: a study using The Society of Thoracic Surgeons National Database.* Ann Thorac Surg 2001;71:512-20

Higgins TL, Estafanous FG, Loop FD, et al. *Stratification of morbidity and mortality outcome by preoperative risk factors in coronary artery bypass patients.* J Am Med Assoc 1992; 267:2344-2348

Higgins TL, Estafanous FG, Loop FD, et al. *ICU admission score for predicting morbidity and mortality risk after coronary artery bypass grafting.* Ann Thorac Surg 1997;64:1050-1058

Huijskes RVHP, Rosseel PMJ, Tijssen JGP. *Outcome prediction in coronary artery bypass grafting and valve surgery in the Netherlands: development of the Amphiascore and its comparison with the EuroSCORE.* Eur J Cardiothorac Surg 2003; 23:741-749

Itani K, DePalma RG, Schifftner T, et al. *Surgical resident supervision in the operating room and outcomes of care in Veterans Affairs hospitals.* Am J Surg 2005;190:725-731

Jacobs JP, Mavroudis C, Jacobs ML, et al. *Lessons learned from the data analysis of the second harvest (1998-2001) of the Society of Thoracic Surgeons (STS) Congenital Heart Surgery Database.* Eur J Cardiothorac Surg 2004;26:18-37

Khuri SF, Daley J, Henderson W, et al. *Risk adjustment of the postoperative mortality rate for the comparative assessment of the Quality of Surgical Care : Results of the National Veterans Affairs Surgical Risk Study.* J Am Coll Surg 1997;185:315-327

Khuri S, Daley J, Henderson, et al. *The Department of Veterans Affairs NSQIP: the first national validated, outcome-based, risk-adjusted, and peer-controlled program for the measurement and enhancement of the quality of surgical care.* Ann Thorac Surg 1998;228:491-507

Khuri S. *Quality, Advocacy, Healthcare Policy and the Surgeon.* Ann Thorac Surg 2002;74:641-94

Khuri S, Hussaini BE, Kumbhani DJ, et al. *Does volume help predict outcome in surgical disease?* Adv Surg 2005;39:379-436

Khuri SF, Henderson WG, DePalma RG, et al. *Determinants of Long-Term Survival after major surgery and the adverse effect of postoperative complications.* Ann Surg 2005;242:326-343

Lacour-gayet F, Clarke D, Jacobes, et al. *The Aristotle score : a complexity – adjusted method to evaluate surgical results.* Eur J Cardiothorac Surg 2004;1:8

Lippman RP, Shahian DM. *Coronary artery bypass risk prediction using neural networks.* Ann Thorac Surg 1997;63:1635-43

Magovern Já, Sakert T, Magovern GJ, et al. *A model that predicts morbidity and mortality after coronary artery bypass graft surgery.* J Am Coll Cardiol 1996 ;28 :1147-43

Method of DOXA – Aristóteles – Rethoric book I, 350 BC

Nashef SA, Roques F, Michel P, et al. *European system for cardiac operative ris evaluation (EuroSCORE).* Eur J Cardiothorac Surg 1999;16:9-13

Nashef SA, Roques F, Hammill BG, et al. *Validation of European System for Cardiac Operative Risk Evaluation (EuroSCORE) in North American Cardiac Surgery.* Eur J Cardiothorac Surg 2002;22:101-5

Parsonnet V, Dean D, Bernstein AD. *A method of uniform stratification of risk for evaluating the results of surgery in acquired adult heart disease.* Circulation 1989;79:13-2

Peterson ED, Cooms LP, Ferguson TB, et al. *Hospital variability in length of stay after coronary artery bypass surgery: results from The Society of Thoracic Surgeon's National Cardiac Database.* Ann Thorac Surg 2002;74:464-73

Pintor PP, Bobbio M, Colangelo S, et al. *Can EuroSCORE predict direct costs of cardiac surgery?* Eur J Cardio-thorac Surg 2003;23:595-98

Prabhakar G, Hann CK, Peterson ED, et al. *The risks of moderate obesity for coronary artery bypass grafting outcomes: a study from The Society of Thoracic Surgeon's Database.* Ann Thorac Surg 2002;74:1125-31

Prytherch D, Whiteley MS, Higgins B, et al. *POSSUM and Portsmouth POSSUM for predicting mortality. Physiological and Operative Severity Score for the enUmeration of mortality and morbidity.* Br J Surg 1998;85:1217-20

Reason JT. *Human Error – Models and management.* BMJ 2000;320:768-770

Reich DL, Bodian CA, Krol M, et al. *Intraoperative hemodynamic predictors of mortality, stroke, and myocardial infarction after coronary artery bypass surgery.* Anesth Analg 1999 ;89 :814-22

Rogers CA, Reeves BC, Caputo M, et al. *Control chart methods for monitoring cardiac surgical performance and their interpretation.* J Thorac Cardiovasc Surg 2004;128:811-9

Roques F, Gabrielle F, Michel P, et al. *Quality of care in adult heart surgery : proposal for a self-assessment approach based on a French multicenter study.* Eur J Cardio-thorac Surg 1995 ;9 :433-440

Roques F, Nashef AS, Michel P, et al. *Risk factors ans outcome in European cardiac surgery : analysis of the EuroSCORE multinational databse of 0 patients.* Eur J Cardio-thorac Surg 1999 ;15 :816-823

Shahian DM, Normand SL, Torchiana DF, et al. *Cardiac surgery report cards: comprehensive review and statistical critique.* Ann Thorac Surg 2001;72:2155-68

Shahian D, Blackstone EH, Edwards FH, et al. *Cardiac surgery risk models: a position article.* Ann Thorac Surg 2004;78:1868-77

Shroyer AL, Coombs LP, Peterson ED, et al. *The Society of Thoracic Surgeons: 30-day operative mortality and morbidity risk models.* Ann Thorac Surg 2003;75:1856-65

Steyerberg EW, Eijkmans MJ, Harrel FE Jr, et al. *Prognostic modeling with logistic regression analysis: a comparison of selection and estimation methods in small data sets.* Stat Med 2000;19:1059-79

Steyerberg EW, Ivanov J, Tu JV, et al. *Ranking of surgical performance.* Circulation 2000;102:E61-62

STS Definitions - *Definitions of terms of the Society of Thoracic Surgeons National Cardiac Surgery Database*

Toumpoulis IK, Anagnostopoulos CE, Swistel DG, et al. *Does EuroSCORE predict length of stay and specific postoperative complications after cardiac surgery.* Eur J Cardiothorac Surg 2005;27:128-133

Tu JV, Jaglal SB, Naylor CD. *Multicentre validation of a risk index for mortality, intensive care unit stay, and overall hospital lenght of stay after cardiac surgery.* Circulation 1995 ;91 :677-684

Yii MK, Ng KJ. *Risk-adjusted surgical audit with the POSSUM scoring system in a developing country.* Br J Surg 2002;89:110-113

CAPÍTULO 4

PERFORMANCE EM SAÚDE
– O CASO DA CIRURGIA

PERFORMANCE EM SAÚDE – O CASO DA CIRURGIA

JOSÉ FRAGATA

Definição de Performance

Performance significa desempenho e no caso da cirurgia refere-se, naturalmente, a resultados cirúrgicos. Num sentido mais lato importará, contudo, reflectir sobre o verdadeiro significado ou dimensão da actividade cirúrgica de cada um de nós. A componente assistencial que consiste na produção de resultados cirúrgicos clínicos – mortalidade reduzida, baixa taxa de complicações, boa qualidade de vida e sobrevida a distância, é de importância dominante, mas existem outras componentes que não podem ser esquecidas, o Ensino, o Treino Cirúrgico, a Investigação e a Publicação de resultados e mesmo, a Inovação são vertentes da actividade cirúrgica que não podemos dissociar de uma prática com boa performance. Para além destes aspectos os tempos de hoje impõem-nos regras de eficiência, pelo que a actividade cirúrgica em todas as suas vertentes deverá ser exercida nas melhores condições de benefício/ custo. Esta é a dimensão que se prende também com a performance económica.

A performance clínica terá sempre que estar referenciada ao perfil clínico dos doentes (presença de doenças associadas, idade, estado pré-operatório crítico, etc...) e à dificuldade de execução técnica do procedimento. Esta última dependerá muito da capacidade de execução e da experiência, não só do cirurgião como do hospital onde a cirurgia é realizada. Uma figura alegórica que nos ajuda a apreender o conceito de performance é a do salto em barreiras, no qual todos teremos excelente performance se a fasquia for colocada ao nível do joelho!

Um *factor de risco* clínico está sempre associado à possibilidade de um mau resultado ou a uma complicação (uma doente idosa e diabética tem sempre uma maior possibilidade de um pós-operatório complicado), a *complexidade* duma determinada operação é constante (um padrão coronário anómalo na transposição arterial ou um anel estreito para uma substituição aórtica, ou um apêndice retro-cecal, têm um potencial de dificuldade que poderá ou não condicionar o resultado final). Esse resultado ou "outcome" varia em função da capacidade de resolver a complexidade e lidar com o risco (um cirurgião experiente num hospital bem equipado ultrapassará essa dificuldade, obtendo um bom resultado, enquanto um cirurgião inexperiente numa instituição medíocre produzirá um mau resultado).

Assim, um factor de risco está sempre associado a um mau resultado, um factor de complexidade está só *potencialmente* associado a um mau resultado, pois dependerá da **performance** de quem executa.

Pode também usar-se aqui a imagem das pistas de esqui, que são marcadas com cores em função da inclinação (risco), características que lhes são constantes. A dureza da neve e as condições do tempo são factores que influenciam a complexidade, logo a dificuldade. O resultado depende da performance (experiência e desempenho) do esquiador.

COMPLEXIDADE x RESULTADO = PERFORMANCE		
constante	variável	variável

Por meio desta equação podemos quantificar uma performance, por exemplo, se a complexidade corresponder a sete pontos de uma dada classificação atribuída e se o resultado for a sobrevida, seja de 80%, a performance de um cirurgião que opere aquele doente com risco/complexidade de sete pontos e com uma mortalidade de 20%, ou seja, sobrevida de 80% terá uma performance de 0,8 × 7, ou seja, de 5,6 pontos. Este valor, por si só e em valor absoluto não nos diz nada, mas é importante para comparar performances entre cirurgiões, serviços ou hospitais. Passamos assim do conceito abstracto de boa ou má performance para a capacidade de a estabelecer numericamente. As aplicações desta capacidade são enormes pela objectividade e pela possibilidade de fazer comparações, sempre indexadas ao risco.

A performance que tanto pode ser avaliada em relação a um indivíduo, a um serviço ou a um hospital, depende dos indicadores previamente seleccionados. Não é possível avaliar performance com rigor sem uma escolha criteriosa, antecipada, dos "end points" em análise. Estes serão tantos quantos os que compõem o conceito de Qualidade introduzido por Donabedian e dizendo fundamentalmente respeito aos resultados ou "outcomes" (resultados, sejam imediatos ou a distância) e ao "processo", a que se chama *eficiência* (método de tratar, tempos de operação, tempos na unidade intensiva ou no hospital e custos) e ainda à estrutura (instalações, equipamento, organização e dotação de meios técnicos). A estrutura terá aqui pouco peso na análise directa ainda que possa verdadeiramente influenciar os resultados ou o processo, um hospital bem equipado, acreditado, com boas práticas facilitará uma boa performance, mas não faz directamente parte dela.

Aspectos frequentemente esquecidos na avaliação da performance e talvez pela sua definição, que é difícil, têm a ver com o grau de satisfação dos doentes (prestação que vá ao encontro das suas expectativas) e a valores como o impacto social, a reputação, a procura, a imagem do hospital, etc. Estes aspectos prendem-se também certamente com a performance, mas são de mais difícil objectivação. Podemos dar alguns exemplos:

Complexidade x Resultado = Performance

- Complexidade × Sobrevida Hospitalar = Segurança
- Complexidade × Morbilidade = Eficiência
- Complexidade × Resultados a Longo Prazo = Qualidade
- Complexidade × Satisfação do Doente = Reputação
- Complexidade × Custos = Performance Financeira

O número de doentes salvos – sobrevida – representa em termos gerais a segurança, enquanto a ausência de complicações ou morbilidade peri-operatória, estando como está, directamente ligada à génese de custos representa uma melhor eficiência (produção com menor custo) e uma melhor performance financeira. Na avaliação de resultados cirúrgicos importará mais considerar os resultados a longo prazo – sobrevida com qualidade de vida – do que o que se passa no hospital até à data da alta, sendo a produção de resultados duradouros um parâmetro de Qualidade em Saúde e traduzindo a sua real eficácia. A satisfação dos doentes depende não somente do resultado clínico como de inúmeros factores de agradabilidade do serviço que são de difícil objectivação, por dependerem da apreciação individual. Por simplicidade poderemos dizer que se tratará, sobretudo, de ir ao encontro das expectativas dos doentes à entrada no hospital. Esta dimensão conduz a outra, de vital

84 | RISCO CLÍNICO – COMPLEXIDADE E PERFORMANCE

importância nas escolhas – a reputação. Desenvolveremos estes aspectos ao longo deste texto.

Indicadores de Performance em Cirurgia

Os indicadores de Performance Clínica são portanto diversos, analisemos alguns:

• MORTALIDADE

A mortalidade é um indicador de segurança, é um "end point" descontínuo, que se expressa por "sim" ou "não". É fundamental assentar, desde já, na definição temporal de mortalidade. Esta pode ocorrer durante a cirurgia - mortalidade intra-operatória – ou em relação com a cirurgia, mas até ao limite de 30 dias, se o doente teve, entretanto, alta hospitalar - mortalidade a 30 dias. A mortalidade hospitalar será assim a que ocorre até aos 30 dias no pós-operatório, ou para lá deste período, se o doente não chegou a ter alta.

Actualmente começa a falar-se em mortalidade a 3 e 6 meses para poder englobar os casos que vêem a falecer nessa moldura de tempo, mas que estiveram dentro e fora do hospital, ou seja que nunca ficaram bem após a cirurgia. Existindo assim diferentes definições de mortalidade, em função da moldura temporal em que ocorre e dependendo de ter ou não havido alta hospitalar, importa assentar numa definição, dado que assim o erro a cometer será sempre sistemático.

Uma definição correcta de mortalidade tem ainda a vantagem de ser amplamente usada e poder, com elevado grau de fiabilidade, vir a ser prevista por diversos scores de risco, que têm para o efeito sofrido apertados processos de validação (euroScore e score da Sociedade de Cirurgia Torácica Americana – STS).

• MORBILIDADE

A morbilidade define-se como a ocorrência de complicações relacionadas com a cirurgia. A sua definição não é contudo simples, dado que a um qualquer acto cirúrgico está sempre associada uma convalescença normal ou pelo menos esperada. Este padrão de "doença pós-operatória" varia naturalmente com a idade e as condições pré-cirúrgicas do operado: todos sabemos que a realização de uma dada cirurgia num idoso de 80 anos não tem necessariamente o mesmo curso que a mesma operação realizada, também de forma expedita, num jovem de vinte anos. A designação de morbilidade tende a aplicar-se aos eventos negativos que decorrem da cirurgia e não isoladamente das condições do doente, ainda que ambos estejam interligados. Para situações complexas há quem proponha soluções simples, pelo que muitos consideram morbilidade tudo o que prolongue o tempo pós-operatório médio ou esperado para aquele caso. Um outro modo de contemplar a morbilidade é o registo de eventos de clara complicação operatória, por exemplo, uma infecção da parede, uma atelectasia, uma re-intubação traqueal, etc. Neste caso deveremos atribuir pesos relativos de impacto ou de gravidade a estes eventos de morbilidade, por exemplo, a ocorrência de um curto período de fibrilhação auricular no pós operatório de uma cirurgia coronária (ocorrendo em 20 a 40% dos doentes) prolongará o internamento por um ou dois dias mas não trará outras consequências. Comparativamente um doente que sofra um acidente vascular cerebral ficará internado por muito mais tempo que o previsto e apresentará dano permanente para toda a vida. É obvia a diferença de impactos destas duas situações, pelo que uma quantificação de morbilidades parece necessária.

A morbilidade assume uma enorme importância na avaliação de resultados e é um indicador de eficiência cirúrgica, com enorme peso na definição dos custos, dada a poderosa associação que apresenta com o tempo de internamento, nomeadamente em cuidados intensivos. A morbilidade pode ser registada como variável descontínua – ausência ou presença de morbilidade – morbilidade "sim" ou "não", ou como variável contínua limitada a um dado intervalo e medida por uma tabela aditiva como a que estabelecemos e introduzimos na cirurgia cardíaca (Fragata, 2004). Na classificação que estabelecemos a morbilidade total possível é pontuada aditivamente num intervalo de zero (mínimo) a setenta pontos (valor teórico máximo) utilizando sete itens de morbilidade definida, valendo uma pontuação teórica máxima de 1+3+6 = 10 pontos cada, ou seja, 70 pontos de morbilidade teórica máxima.

Também a morbilidade deverá ser indexada ao risco, mas como se sabe, a correlação entre os scores que prevêem a mortalidade e a morbilidade, não é, como se discutiu atrás muito estreita. Será interessante ver como se comporta a este respeito uma tabela aditiva de morbilidade,

86 | RISCO CLÍNICO – COMPLEXIDADE E PERFORMANCE

como a que propusemos. Também para a pontuação da morbilidade é fundamental que se estabeleçam definições precisas, para que a quantificação seja ulteriormente possível. A este respeito as definições da STS, para a morbilidade na cirurgia cardíaca, são uniformemente aceites. Nada impede que se definam complicações esperadas para as outras cirurgias, de modo a pontuar essas complicações, tornando igualmente possível a sua avaliação quantitativa com base no impacto que possuem.

• QUALIDADE DE VIDA

A qualidade de vida, sobretudo quando ajustada aos anos de vida, é um parâmetro fundamental para a avaliação da performance. É um indicador ou "outcome" de verdadeira qualidade em Saúde, pois mede a percepção que os doentes têm do resultado de um dado tratamento. O problema associado à sua utilização é a subjectividade do parâmetro "qualidade de vida" e dos meios que se utilizam para a medir. Existem vários questionários, entre eles o SF 36 com aplicação cardiológica, todos repetidamente validados para diferentes populações, mas a sua aplicação nem sempre é fácil e certamente não uniformemente usável para todas as especialidades. Existem assim questionários mais adequados para a ortopedia, outros para a urologia, etc. Alternativamente, poderemos considerar como "outcomes" índices de natureza funcional, como a capacidade de marcha, autonomia, especialmente úteis na avaliação de resultados em ortopedia. Lembremonos que a mortalidade em ortopedia é muito reduzida, mas o impacto dos tratamentos sobre os doentes poderá facilmente ser avaliado por indicadores funcionais dessa natureza. Um outro indicador de resultado poderá ser, simplesmente, a "satisfação do doente" parâmetro que valendo o que vale, na sua parca objectividade, traduzirá sempre a maior ou menor aproximação ou afastamento em relação às expectativas existentes sobre o tratamento ministrado. Em teoria pura de consumo de serviços a Qualidade poderá bem ser uma prestação que satisfaça as expectativas.

Todos estes "outcomes" cirúrgicos têm, contudo, o inconveniente de serem tardios, pelo que não têm grande uso para avaliar a performance, em tempo útil após uma dada cirurgia. A mortalidade peri-operatória é bem mais acessível para esse fim, sendo igualmente tentadores os parâmetros relacionados com o processo e a eficiência, tais como os tempos de internamento ou custos por operação, tão ao gosto dos administradores hospitalares.

Num passado recente, e dado que os marcadores de "outcomes" só se percebem a distância, volvidos anos após uma intervenção cirúrgica, têm vindo a preferir-se outros indicadores que, sendo referentes ao processo de tratar, se sabe influenciam também os resultados tardios. Estes indicadores, estabelecidos no âmbito da nova Medicina Baseada na Evidência (MBE), influenciam quer o prognóstico quer o "outcome". É, por exemplo, a prescrição de β Bloqueantes a doentes na alta de um enfarte do miocárdio, se a fracção de ejecção é, por exemplo, 30%, ou a prescrição de estatinas e antiagregantes na alta após cirurgia coronária, ou durante a cirurgia, o uso de uma mamária interna na artéria descendente anterior, ou, em termos latos, a administração de antibióticos até uma hora antes da incisão na pele, a prevenção de trombo-embolismo pulmonar com heparina subcutânea, etc. Todas estas atitudes estão suportadas por MBE e representam níveis de evidência Classe I. A sua falha traduz má performance e influencia garantidamente o "outcome", mas de forma adversa. Assim, na impossibilidade de avaliar resultados a longa distância, toma-se como desvio da performance esperada a não utilização destas práticas de "boa performance". Estes indicadores de performance estão em estudo no âmbito do processo de pagamento médico por performance, por parte da STS e do governo dos EUA e serão referidos num capítulo próprio, mais adiante.

· PARÂMETROS DE "PROCESSO"

Medem a eficiência e são diversos. Assim, a demora média, o tempo de espera por uma intervenção, os tempos das diversas fases ou etapas processuais dentro do bloco operatório pode ser registados e usados para medir o desempenho. Estas avaliações medem mais a performance do grupo ou da equipa do que dos indivíduos, dado que, sendo parâmetros de actividade global, dificilmente são imputáveis a um só elemento da equipa. Por outro lado, dificilmente se correlacionam com risco ou dificuldade, por isso servem antes como indicadores globais da eficiência ou ineficiência de um serviço, podendo ser úteis para comparar unidades entre si, em sede de "benchmarking". O seu uso tem de ser acautelado pois, sendo indicadores puros de eficiência não se acham referidos a parâmetros de dificuldade; para utilizá-los será melhor estabelecer sempre relações entre o "tempo previsto" e o "tempo utilizado", ou seja, os índices O/E (observado/esperado), tendo o indicador esperado o valor médio, nacional, regional ou local para *aquele tipo de cirurgia*.

Ainda neste domínio, alguns parâmetros de produtividade têm sido registados e fornecem hoje indicadores úteis sobre o trabalho numa dada unidade. É o exemplo do número de casos operados por cirurgião, ou o número de consultas realizado, os tempos utilizados em cada actividade, etc. Como bem se entenderá, a consideração de tempos de cirurgia, número de casos por bloco operatório ou outros do mesmo género, nada nos dirá sobre a dificuldade dos casos em análise, pelo que o seu uso isolado poderá facilmente induzir em erro e deverá ser acautelado com espírito crítico.

O tempo de internamento em cuidados intensivos espelha bem a morbilidade associada a um dado procedimento. Como nós mesmos demonstrámos, a correlação entre a morbilidade aditiva e o tempo na unidade intensiva é quase perfeito – vide figura (Fragata, 2004).

Parecerá assim correcto, na impossibilidade de utilizar a escala de morbilidade proposta, registar esse tempo como índice de morbilidade e, logo de eficiência. De igual modo e dado que os custos se relacionam sobretudo com o tempo passado nos cuidados intensivos, parecerá correcto tomar esse tempo como indicador de custos. No entanto a performance financeira poderá ser medida ponderando a soma dos custos fixos e variáveis, sempre indexados ao risco ou à dificuldade do procedimento. Este aspecto será tratado mais à frente em capítulo devotado à performance económica.

O tempo total de internamento hospitalar tem também sido usado como indicador de performance. Também aqui, a indexação a grupos de risco é mandatória, mas este número reflecte sempre mais toda a prática e menos a performance de um número limitado de actores. Tem sido usado para grandes comparações, sobretudo envolvendo grupos diagnósticos homogéneos, como por exemplo, tempo de internamento para uma cirurgia do colo do fémur, ou coronária, ou laparaoscópica, etc...

Mais recentemente os tempos de internamento apresentaram boa correlação também com os índices de estadiamento de doenças (Disease Staging introduzidos por Gonnella), ou seja, doentes com estadio III (doença com envolvimento sistémico ou generalização do processo mórbido) permaneciam mais tempo no hospital, ainda que esse valor fosse correlacionável e constante para uma dada instituição, mas não necessariamente comparável com outras, em cidades ou países diferentes, dada a enorme disparidade de métodos de tratamento (Gonnella, 2003). A utilização dos tempos de internamento, sem indexação ao risco ou complexidade não parece assim inteiramente segura, por depender de inúmeras condicionantes não imputáveis directamente ao nosso desempenho, devendo portanto ser acautelada. Estes tempos de internamento hospitalar estarão, naturalmente, também associados aos custos gerados, mas serão igualmente muito menos específicos em relação à performance individual. A performance económica, ou seja, a avaliação custo – eficácia está hoje na ordem do dia e pretende mesmo orientar algumas escolhas terapêuticas e opções de métodos a utilizar em Saúde. De novo, pela sua importância, estes aspectos da performance serão abordados em capítulo dedicado.

- GRAU DE SATISFAÇÃO DOS DOENTES

Aspectos como o grau de satisfação do doente ou a reputação do serviço, sendo importantes na avaliação da performance, são contudo difíceis de objectivar e não têm sido usados de forma sistemática para avaliar a performance nos cuidados médicos. Métodos simples para indagar do grau de satisfação dos doentes poderão ser o inquirir, no momento da alta, "recomendaria este hospital/serviço/cirurgião a um familiar próximo?" ou por exemplo, "Acha que o médico lhe forneceu todas as explicações que devia?".

Relação entre o peso da morbilidade e os tempos de internamento
Extraído de Fragata, 2005

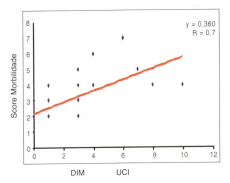 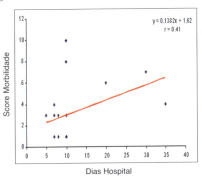

- No gráfico da esquerda correlacionam-se os valores da morbilidade numa série de doentes após cirurgia cardíaca com o tempo de internamento em Cuidados Intensivos – a correlação é estreita – valor de r = 0,71.
- No gráfico da direita correlaciona-se o valor da morbilidade com o tempo total de internamento no hospital – a correlação não é significativa. – r = 0,40

90 | RISCO CLÍNICO – COMPLEXIDADE E PERFORMANCE

As críticas à utilização destes inquéritos prendem-se sempre com a subjectividade das respostas, num momento de fragilização do doente; no entanto, não sendo aspectos determinantes na apreciação de performance, deverão ser progressivamente incorporados na análise do nosso desempenho normal enquanto serviço de prestação de Saúde e na óptica do relacionamento entre prestadores e consumidores.

Métodos para Medir a Performance em Cirurgia

No final do dia, a nós cirurgiões, interessará primeiramente medir o desempenho que tivemos enquanto os doentes permaneceram no hospital. Para esse fim concreto, a *mortalidade* e a *morbilidade* têm sido os índices de resultado mais comummente avaliados, enquanto os administradores de unidades se têm concentrado na medição da fase de "processo", ou seja na produtividade da actividade (produção em função dos recursos) e nos indicadores de utilização de recursos materiais e humanos.

Tipicamente, a análise da performance recairá sobre o cirurgião individual, mas poder-se-á, idealmente, avaliar também o desempenho de toda a equipa. Neste caso, não só os números produzidos (resultados), como a produtividade e a utilização de recursos (técnicos e humanos) deverão ser registados. Mas ainda aspectos de dinâmica da equipa, perfis de liderança, gestão de crises, manejo de erros, deverão também ser atendidos. Esta análise é bem mais difícil que a da performance cirúrgica individual. Luís Martins estudou, recentemente, o desempenho de diversas equipas de cirurgia cardíaca, trabalhando em unidades diferentes, em função dos respectivos perfis de dinâmica de grupo e de liderança. (Martins, 2006).

As avaliações de performance são, tradicionalmente, feitas por auditorias levadas a cabo mensalmente ou a intervalos mais longos, envolvendo usualmente a mortalidade e ou, a morbilidade, sempre associadas ao risco, para uniformização do "case-mix". Estes scores de risco prevêem um valor de mortalidade esperada, que poderá ser igual, superior ou inferior à observada. Faz-se assim um ratio da mortalidade observada/ esperada ou da mortalidade observada menos a esperada, ratio que se regista estabelecendo os respectivos intervalos de confiança, para perceber se os eventuais desvios estão dentro do previsto e aceitável, ou não (noção de intervalo de confiança). Assim se identificam os operadores ou equipas "outliers", ou seja fora do intervalo aceitável de performance. De notar que os "outliers" podem ser positivos – performance acima da média, ou negativos, se abaixo do valor esperado, respectivamente índices O/E superiores ou inferiores a um.

Por exemplo, a indicação de um valor isolado de mortalidade ou morbilidade dirá muito pouco sobre o serviço ou cirurgião em análise. Tomemos dois cirurgiões, A e B, que para cirurgia da neoplasia gástrica apresentem respectivamente 4,6% e 4,7% de mortalidade. Poderão considerar-se equivalentes, mas uma análise mais cuidada revelará que o cirurgião A opera predominantemente casos com gravidade e extensão clínica maior (frequentemente invandindo estruturas adjacentes) enquanto o cirurgião B é bem mais selectivo, tendendo a operar tumores muito localizados em doentes com bom estado geral. O método mais fácil para compararmos as suas performances relativas será o de saber qual a mortalidade prevista para as casuísticas do cirurgião A e do B. Para o cirurgião "A" a mortalidade prevista é de 9,5%, logo o seu índice O/E é de cerca de "0,5", enquanto a mortalidade prevista para a população do cirurgião "B" é de 2,3%, pelo que o seu O/E será de "2". O cirurgião "A" não só não é equivalente ao cirurgião "B", como terá muito melhor performance do que ele.

Numa representação deste tipo há sempre que saber interpretar as variações. Aliás, é para as detectar que serve a avaliação da performance. Numa curva de performance surgem variações, que parecem resultar do acaso, com uma periodicidade talvez existente, mas que não detectamos de imediato, e que se devem ao "ruído de fundo do sistema". São as chamadas *variações de causa comum*, que dificilmente podemos corrigir, a não ser por uma nova engenharia do sistema organizacional. Aqui e ali, ao longo do tempo surgem variações episódicas, relacionadas e relacionáveis directamente com as actuações individuais de cada um de nós – são as *variações de causa especial.* Estas são de causa externa, extra-sistema e corrigem-se actuando pontualmente sobre os indivíduos. São estas que nos interessam mais, por serem as mais fáceis de corrigir.

Poderemos dizer, com algum rigor, que os métodos de avaliação da performance detectam mais as variações especiais, na moldura de fundo da variação dita de causa comum.

Os valores dos índices de performance são frequentemente registados em tabelas numéricas, mas a representação gráfica é a que torna mais fácil a análise em função do tempo e facilita a comparação. Para tal,

92 | RISCO CLÍNICO – COMPLEXIDADE E PERFORMANCE

simples gráficos de barras, onde se indiquem os intervalos de confiança de 95%, ou, os mais elaborados gráficos de controle estatístico (gráficos de Shewhart), recorrendo à representação por pontos separados entre intervalos de confiança a 99,8% têm sido utilizados. No entanto, e por razões que indicaremos adiante, as curvas de soma cumulativa (CUSUM) parecem estar na ordem do dia para avaliação de resultados. Estas curvas utilizam registos sucessivos, sequenciados temporalmente, residindo a sua vantagem no facto deste tipo de expressão permitir avaliar resultados caso a caso, ao longo de uma série sucessiva. Tal permitirá corrigir tendências negativas atempadamente, antes da ocorrência de uma série insuspeitada de maus resultados.

· GRÁFICOS DE BARRAS (GB)

Este é um método clássico de representar a performance de prestadores diversos dentro de um mesmo grupo, de modo a demonstrar as diferenças entre desempenhos, pela diferente altura das colunas. Nas colunas, a que correspondem os valores médios, são inscritos dois desvios padrão, de forma a que se desenhem os perfis de intervalos de confiança a 95%. Nesta representação não se prevê a inscrição do valor esperado, em função de um qualquer risco, estando unicamente previsto o valor observado na prática em análise, ou seja um valor não ajustado ao risco. Este poderá, contudo, ser comparado com a dos restantes elementos, assumindo um "case-mix" igual e homogéneo, o que podendo ser verdade na Indústria não é certamente verdade na Medicina.

O uso deste tipo de representação tem sido muito criticado, por não reflectir a verdade dos números e por fornecer imagens gráficas que nos induzem em erro. Por outro lado, o nível de intervalo de confiança usado deixa 5% de variação para os indivíduos fora do intervalo aceitável, ditos "outliers", ou seja 1 indivíduo em cada 20, mesmo se o nível de prestação for igual para todos. É por este método muito difícil separar a variação de causa especial, da variação de causa comum.

· GRÁFICOS DE CONTROLO ESTATÍSTICO (GCES)

Importados da análise da produção industrial, onde são usadas desde os anos 30 para estudo da variação económica relacionada com a manufactura, foram preconizadas por Walter Shewhart, que foi o seu pioneiro, e aplicam-se para estudar manchas de resultados. No caso da cirurgia serão, por exemplo, aplicados na representação de um grupo cumulativo de casos, feitos ao longo de um dado período de tempo. Foram inicialmente usados por Shewhart para estudar a qualidade do serviço telefónico da companhia Bell em 1924 - determinando à época, o número de chamadas perdidas ao longo de uma dada sequência de telefonemas (Blackstone, 2004 e Rogers, 2004). Permitiriam então delimitar uma zona de flutuação aceitável, sem significado de variação especial, e igualmente identificar a percentagem de chamadas caídas, percentagem que não seria já tolerável, por sair dos limites da variação comum. Estes gráficos têm o poder de detectar desvios grandes, mas transitórios, em relação à média, tipicamente em grandes amostras de casos. Esta é, aliás, uma limitação ao seu uso, dado que numa actividade como a cirurgia, não convirá esperar que muitos casos corram mal para que se detecte a variação e se façam as necessárias alterações – interessará, antes, um método que detecte, atempadamente, as pequenas variações.

Uma vantagem destes GCES é o facto de permitirem separar as causas de variação especial, das causas por variação comum ou "ruído de fundo", dado que para intervalos de confiança equivalentes a 99,8 %, para cada lado da média, será fácil delimitar entre essas duas linhas limite, a variação de fundo permitida. Os casos que caiam fora desse limite são de verdadeira variação especial ("outliers" positivos ou negativos). Por outro lado, será possível ajustar os valores ao "case-mix", introduzindo o risco na representação gráfica. Outra vantagem dos GCES reside no grafismo por um conjunto de pontos ou de linhas, que se dispersam entre os limites referidos, deixando muito poucos dados no seu exterior. Torna-se assim imediatamente óbvia a variação por causa especial, e mais oculta a identidade dos "ouliers", que os gráficos de barras explicita, tantas vezes sem substrato estatístico correcto.

A grande desvantagem dos GCES será a necessidade de um grande número de casos fora da média, para balizar a variação comum, o que lhes retira sensibilidade para as pequenas séries.

Apesar destas GCES serem uma forma provavelmente correcta de exprimir resultados e terem sido usadas para estudar a performance em torno da mortalidade, quer na cirurgia geral, quer na cardíaca, a forma mais aceite e talvez mais adequada é, sem dúvidas, a das curvas de soma cumulativa (CUSUM) de que trataremos em seguida.

Gráficos de Shewhart
(identificação de variações de causa comum e de causa especial)

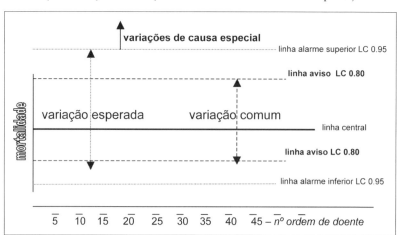

• CURVAS DE SOMA CUMULATIVA (CUSUM)

As curvas de soma cumulativa (CUSUM) foram introduzidas há cerca de 50 anos para controle da qualidade da produção industrial. Mais recentemente, foram aplicadas, quer na sua forma simples, quer após modificação para incorporação do risco, à monitorização da performance cirúrgica, feita caso a caso, ao longo de uma série sucessiva de casos.

O uso crescente desta forma de monitorização de resultados fez com que, num passado recente, muito se tenha escrito sobre o significado destas curvas e sobre a sua correcta aplicação (Grunkemeir, 2003; Novick, 2001; Lovegrove, 1997)

Com este método poderá fazer-se o registo e actualização da performance, procedimento a procedimento – trata-se, verdadeiramente, de uma monitorização sequencial da performance, que é cumulativa ao longo de um dado período de tempo. Não se tratando de um seguimento contínuo "on line", o que seria ideal, permitirá contudo desenhar perfis caso a caso.

É fundamental distinguir dois tipos de análise com as curvas CUSUM – a análise que não se acha ajustada ao risco e a que está ajustada ao risco:

CUSUM não ajustada ao risco

Para a realização de uma destas curvas escolhe-se tipicamente, um "outcome" como evento de falha cirúrgica (uma morte por exemplo) e um outro como evento de sucesso (uma vida salva). É mais usual escolher as falhas, que se vão inscrevendo, cumulativamente, no eixo vertical, tendo no eixo horizontal e como série temporal sucessiva, o número de ordem da operação.

Se os doentes sobrevivem a curva vai sendo inscrita, sucessivamente, na horizontal, se surgem falhas, por cada uma delas, a curva elevar-se-á sucessivamente de um ponto. Olhando para uma destas curvas, uma linha horizontal é tranquilizadora, uma linha que se vai elevando sempre é preocupante...

Torna-se, no entanto, fundamental aplicar a esta representação intervalos de confiança, para saber se as subidas se devem a variação por causa comum (por acaso) ou por causa especial (factores humanos). Se o desvio se encontra para além do intervalo de confiança a ocorrência é talvez devida a causa especial. Para este fim usa-se o teste da hipótese nula (Ho – falhas Po) contra a hipótese alternativa (H1- falhas P1) e para estabelecer os limites aceitáveis teremos que encontrar quatro parâmetros: Po – risco de falha sob controle (aceitável), P1 risco de falha inaceitável (sendo P1>Po), a – probabilidade de ocorrência de um falso positivo, erro tipo I) e b – probabilidade de ocorrência de um falso negativo, erro tipo II). Para estes limites usam-se as probabilidades a 10%, 5% ou mesmo a 1%. Estas linhas limite podem ser calculadas por fórmulas próprias (Rogers, 2004) e são de uma enorme utilidade, pois identificam o intervalo de variação (causa comum) das ocorrências e permitem ainda identificar aqueles casos que, caindo fora deste intervalo, se devem, provavelmente, à variação especial.

Uma outra forma de apresentação das CUSUM é uma linha mais ou menos horizontal, em que o valor da soma será zero, sempre que o processo estiver sob controle, marcando-se para cima os valores das falhas (1 – Po) e para baixo os sucessos (Po).

Os insucessos são, neste caso, marcados como falhas a 100%, ou seja 1, menos o valor de Po, que é a percentagem de falha aceitável. Na prática o significado é igual, representando-se o valor cumulativo menos a % de falha esperada e obtendo-se uma linha próxima da horizontal, a zero, quando tudo está sob controle, e uma linha ascendente, quando não está. Por exemplo, se o risco uniformemente aceite para uma cirurgia for de 10%, a curva subirá de zero para 0,9, dado que 1-0,1 = 0,9). As escolha das cartas é uma questão de preferência, o significado, esse é sensivelmente o mesmo.

CUSUM ajustadas ao risco clínico

O uso destas faz, naturalmente muito mais sentido na actualidade, para a análise da performance indexada ao risco.

Em vez de se aceitar que o risco, tido como aceitável, é igual para todos os doentes, permite-se a cada caso ter o seu risco individual, estabelecido a partir de um dos scores estabelecidos para previsão de risco.

Estas curvas são em tudo semelhantes às que inscrevem o valor cumulativo menos a % de falha esperada, só que neste caso as falhas esperadas variam caso a caso em função do risco individual e não para toda a média.

Estas curvas podem ser de vários tipos, mas a mais intuitiva e a que preferimos usar é a **curva variável de sobrevida ajustada** (Poloniecki, 1998 e Lovegrove, 1997). Nesta curva regista-se, no eixo vertical, a diferença entre a mortalidade esperada (ajustada ao risco) e a mortalidade real, valores cujo somatório se vai inscrevendo, tendo no eixo horizontal a sequência numérica de casos sucessivos ao longo de um período de tempo. A curva sobe com os sobreviventes e baixa com as mortes.

Assim, para cada sobrevivente a curva elevar-se-á um número igual à sua probabilidade de morrer – ou seja, se o risco previsto de morte era de 10% e o doente se salva, marcamos 0,1 para cima, se o risco era de 20% e o doente sobrevive, marcaremos 0,2 para cima, ao longo do eixo vertical, etc... Mas se perdemos um doente, cujo risco estimado era 30%, marcaremos para baixo o número correspondente à possibilidade de sobreviver, possibilidade que se perdeu, ou seja 70%, logo marcaremos 0,7 para baixo.

Com este modo de inscrição obteremos uma linha em serra em que as descidas são falhas, com picos tanto mais baixos quanto maior tivesse sido a probabilidade de sobrevida do doente que se perdeu, e com subida gradual para as vidas salvas – vide figura.

Um problema prende-se com a inscrição de linhas de intervalo de confiança, linhas que limitem a área aceitável, inscrição que se torna conceptualmente mais difícil neste caso.

A discussão dos princípios estatísticos a que obedece a inscrição destas linhas e, especialmente, o desenho dos intervalos ditos de confiança, é complexa e ultrapassa os objectivos deste livro. O leitor interessado poderá consultar os trabalhos de Roger e de Blackstone (Rogers, 2004 e Blackstone, 2004) para uma discussão mais aprofundada.

Deve ser notado que a interpretação destes testes é hoje tudo menos polémica. Primeiro, porque a estratificação de risco não é, como vimos, um processo totalmente inatacável, segundo porque se é certo que a apreciação gráfica destas curvas é fácil e intuitiva, não é menos verdade que a sensibilidade do método para variações pequenas é posta em causa por muitos e que a definição dos limites aceitáveis como variação aleatória não será, ainda, inteiramente segura.

Este é um problema importante se considerarmos que os "outliers" detectados por este método terão performance abaixo do aceitável e poderão ser por isso punidos, difamados ou mesmo excluídos das suas práticas.

É importantíssimo que se avaliem os desempenhos, mas os métodos terão de ser seguros para que as análises possam ser, no mínimo, justas. Um problema comummente posto com a utilização estas curvas e com os seus limites de aceitação é a determinação do nível a partir do qual um cirurgião está suficientemente fora do limite estabelecido como mínimo exigível, para que a sua performance seja realmente considerada inaceitável.

Curva de CUSUM ajustada ao risco
(casos inscritos no eixo dos "Y", corrigidos para o risco previsto)

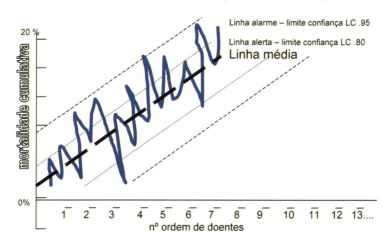

98 | RISCO CLÍNICO – COMPLEXIDADE E PERFORMANCE

Podemos agora fornecer algumas indicações práticas sobre o uso destes poderosos método de análise da performance cirúrgica:

- O gráfico mais intuitivo parece-nos ser aquele que inscreve a performance observada menos a performance esperada. Também é nestes gráficos que o peso da imagem da curva, que poderá ser enganadora, não deverá nunca sobrepor-se à realidade objectiva dos números.
- Devem ser sempre utilizadas curvas que tomem em consideração a variação do risco dos doentes, para ajustamento do "case-mix".
- Deve ser tido cuidado na escolha dos valores e dos limites que se estabelecem como barreiras de delimitação entre o aceitável e o inaceitável. Estes valores deverão ser sempre previamente explicitados, pois só assim permitirão identificar os "outliers".

Exemplos reais da avaliação da performance de práticas cirúrgicas

Cerca de 180 centros cirúrgicos de 55 países enviam regularmente dados sobre os seus resultados com a reparação de defeitos cardíacos congénitos para a base de dados da cirurgia de cardiopatias congénitas da Associação Europeia de Cirurgia Cardiotorácica – EACTS cujo site é *www.eactscongenitaldb.org*. Os membros filiados submetem, com periodicidade regular, os seus dados, que são depois trabalhados a intervalos regulares e permanecem *"on line"* para consulta. Esta consulta é acessível a cada serviço cirúrgico, mas é anónima para cada um dos restantes centros. É assim possível a cada centro, por código secreto, aceder aos seus resultados e compará-los anonimamente com cada outro dos centros, com a média de todos, ou mesmo com a média do seu país.

Essa comparação poderá ser feita também para os resultados de cada cirurgião, individualmente, e por unidade, caso exista mais do que um cirurgião nessa unidade. Esta análise, representada por números e expressa em quadros está ainda disponível graficamente, permitindo, em cada momento, a cada um de nós, saber como vão os seus próprios resultados em valor absoluto e, por comparação com os restantes.

É ainda possível separar os resultados, por volume de casos, por risco dos doentes, por grupo diagnóstico escolhido, ou por grupos de idade, entre outras possibilidades. Podemos ainda e na vertente dos resultados separar a actividade por unidades ou serviços ou por cirurgiões e definir mesmo períodos de análise a aplicar.

Os "outcomes" definidos para esta análise, são a mortalidade e a sobrevida a 30 dias, o tempo de ventilação, a estadia hospitalar e a presença - "sim/não" de complicações. Daremos de seguida alguns exemplos extraídos da base de dados para que se possa ilustrar o seu significado e o potencial de avaliação de performance que representam.

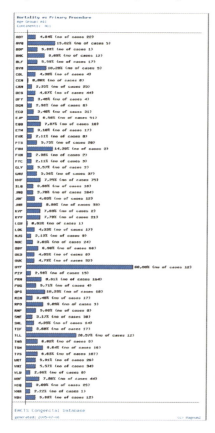

O primeiro exemplo (gráfico ao lado) representa a distribuição da mortalidade global, aos 30 dias, para cada centro cirúrgico na base de dados. Estão indicados o número de casos e o código (anónimo) do centro, ao lado do qual se nota uma barra e um valor percentual. Não existe indexação ao risco, motivo pelo qual os valores indicados traduzem pouco a performance do centro – a comparação entre práticas fica assim limitada.

No gráfico abaixo estão indicados os resultados de mortalidade mas, neste caso, indexados a um risco global (de acordo com o diagnóstico de gravidade/complexidade). Assim, sabemos que o risco médio da população pediátrica europeia que vem sendo operada a cardiopatias congénitas é de cerca de 6,5 pontos e que a mortalidade média na Europa é de cerca de 5,4% (sobrevida de 95%). Se o diâmetro de cada "bola" no gráfico expressar o "volume" ou quantidade da prática cirúrgica poderemos, com facilidade, avaliar a performance absoluta e relativa de cada centro. O centro marcado com uma estrela, acha-se muito bem colocado, pois opera doentes com um risco médio de 7 pontos e com uma mortalidade média de cerca de 3% e conhecerá a sua posição, que comparará, anonimamente com as dos outros centros, cujo código de identificação desconhece contudo.

O que este gráfico não expressa é o intervalo de confiança em redor da média, o que permitiria dizer se um "outlier" eventual se mantêm ou não dentro do intervalo de variação aceitável, mas permite por exemplo, relacionar volumes cirúrgicos com mortalidade (relação inconsistente, como vemos no gráfico e veremos num capítulo próprio.

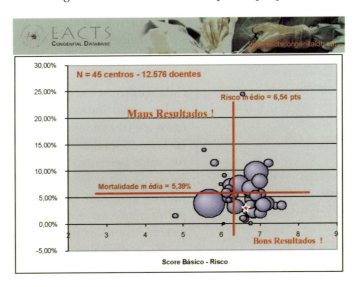

Do mesmo modo, poderão ser considerados indicadores administrativos, tais como o tempo de internamento. É correcto utilizá-los mas indexados à complexidade dos casos operados, o que permitirá saber qual a posição que um dado centro ocupa, no que respeita a tempos de internamento, no universo europeu.

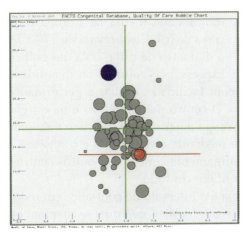

O centro marcado a vermelho possui um tempo médio de internamento de cerca de 13 dias, para um score médio de risco de cerca de sete pontos, logo terá melhor desempenho que o centro marcado a azul (menos risco e maior tempo de internamento)... A vantagem deste tipo de análise é, sem dúvida, a facilidade de comparação que nos faculta.

(extraído em www.eactscongenitaldb.org)

Podemos escolher grupos de doentes, grupos de patologias, separar idades e, mesmo, comparar para cada um destes em separado, a performance dos diferentes cirurgiões entre si, numa mesma unidade. A análise está ainda disponível para o registo de complicações pós-operatórias.

É ainda possível pedir os resultados (anónimos) dos cinco melhores centros na base de dados e verificar quão longe nos encontramos dessa posições cimeiras. De outro modo, e se num dado país existirem pelo menos três centros, será possível comparar a nossa performance com os centros do país (que terão população e condições semelhantes às nossas.

Validação e Verificação de dados

Em qualquer análise referente a bases de dados um aspecto crucial e inultrapassável é o da correcção dos dados, a sua *validação*, e ainda o da *verificação* dos mesmos. Este esforço, realizado já para a base de dados da STS americana e, mais recentemente, também para a base de dados da cirurgia cardíaca pediátrica da Sociedade Europeia de Cirurgia Cardiotorácica (Maruszewski, 2005) permite credibilizar os dados colhidos e legitima, como correcto, verdadeiro e fiável o seu uso.

Em que consiste a validação? A validação garante que os dados colhidos e registados estão correctos e são consistentes, ou seja, a informação respeitante a cada doente foi correctamente introduzida e sem erros. Tal pode ser feito desde logo pelo sistema informático, que exigirá o preenchimento de todos os campos, possuindo mecanismos "error proof" que impedem o incorrecto lançamento de dados (por exemplo uma idade de 20 anos em alguém cuja ano na data de nascimento introduzida tivesse sido 2000!). Igualmente válida, mas mais difícil e morosa (e dispendiosa) é a revisão dos dados, entretanto lançados, por um revisor independente que visite regularmente a base de dados.

A *verificação* é um processo mais difícil de controlar e tem a ver com a introdução de *todos os casos* na base de dados. Sem verificação como poderemos saber, por exemplo, se não terão sido introduzidos exclusivamente os bons casos, sonegando as mortes operatórias?. Nesse caso os resultados apresentados de nada serviriam, por não corresponderem a percentagens exactas, fazendo com que os resultados fossem enganadoramente bons. Tomemos como exemplo o registo de resultados cirúrgicos e de intervenção cardiovascular no Reino Unido (UK CCAD). Os

102 | RISCO CLÍNICO – COMPLEXIDADE E PERFORMANCE

dados da mortalidade, voluntariamente submetidos pelos diversos centros que contribuem para o Registo divergiu em cerca de 22%, para menos, dos números registados pelo registo central demográfico – Office for National Statistics (entidade tida como infalível, no registo de óbitos no Reino Unido). Os hospitais reportaram portanto menos 22% das mortes ocorridas, do que o número real, apesar de saberem que seriam verificados.... Na base de dados de cirurgia de cardiopatias congénitas da Sociedade Europeia, recentemente verificada, foi encontrada, por auditores externos independentes, uma diferença, para menos, de 10,3%, na mortalidade verificada. Todos os outros oito campos verificados foram, no entanto, coincidentes (Maruzewsky, 2005).

Sabe-se ser pouco praticável a verificação de todos os casos, dada a extensão e a exigência de tal procedimento (Gibbs, 2004). A pergunta lógica será, face à necessidade imperiosa de verificar dados, teremos que verificar todos, ou bastará verificar uma "biopsia" estatisticamente significativa? Com efeito e apesar da diferença de 10% na mortalidade, não houve diferenças significativas entre dados verificados e não verificados, pelo que talvez só uma amostra de cada série fosse suficiente, para validar toda a série. Em caso afirmativo, desconhece-se estatisticamente e no presente, qual o poder discriminativo e o tamanho dessa percentagem a verificar. Existem, contudo, outros métodos que poderão garantir que todos os dados são registados, um deles é o da amostragem, que consiste na utilização de revisores, que passando pelas unidades a verificar, com carácter de surpresa, investiguem as entradas de doentes, de forma randomizada, aleatória ou, alternativamente, escolham preferencialmente os casos em que a previsão de risco era alta.

A introdução de todos os casos é, alias, a base de uma auditoria correcta. Num hospital onde trabalho introduzi, há anos, um método de auditoria cirúrgica que garante a 100% a introdução dos casos operados e que é, como convém, verdadeiramente independente dos profissionais envolvidos. Para tal, um funcionário administrativo inclui, no momento da feitura do processo clínico, um impresso de auditoria, este será obrigatoriamente preenchido pelo médico que dá a alta e que, naturalmente, conhece bem o percurso hospitalar do doente. O funcionário administrativo tem ordens estritas para não arquivar nenhum processo sem que a folha de auditoria esteja totalmente preenchida. Retira-a então e entrega-a à direcção do Serviço, para análise, assim se garante que todos os casos são incluídos. Haverá, certamente outros métodos, talvez com maior incorporação informática, automatismo e segurança, que podem atingir os mesmos objectivos, mas este tem-se mostrado muito fiável.

Performance Individual e Performance de Serviços

A actividade cirúrgica está intimamente associada a desempenhos com uma forte componente técnica individual. A componente organizacional é, por certo, importante e tanto mais o será quanto mais os casos precisarem do apoio de outras unidades, como os cuidados intensivos, ou de meios sofisticados de diagnóstico ou de apoio pós-operatório. Quando avaliamos os resultados de um cirurgião ou de uma unidade cirúrgica estamos a avaliar o produto de uma actividade complexa, para que concorrem componentes individuais e de sistema. Estas componentes são de difícil separação, mas é geralmente aceite que o factor dominante (não menos de 50 a 60%) resulta da componente técnica individual, contribuindo o hospital tanto mais quanto maior a complexidade multidisciplinar do procedimento. A separação entre componente individual e nível de prestação hospitalar terá interesse sobretudo para analisarmos casos em que se verifique uma performance deficiente, nomeadamente com o fim de corrigir, futuramente, resultados. Na ponderação de um dado "outcome" cirúrgico é fácil atribuir responsabilidades de execução directa ao cirurgião, ligadas ao resultado intra-operatório imediato, mas todos sabemos quanto do resultado final se deve aos cuidados perioperatórios. Estes, devendo ser sempre responsabilidade cirúrgica nem sempre são controlados directamente pelo cirurgião e em muito dependem hoje de abordagens multidisciplinares – é o caso da utilização dos cuidados intensivos, dos tratamentos em unidades especializadas, que complementam em equipa o tratamento do doente.

Talvez não seja crucial esta separação entre quais os factores que contribuem e o quê para o resultado final produzido, desde que este seja bom, mas a separação será útil para a análise da performance subóptima. Os indicadores de mortalidade, morbilidade e de processo, acima referidos, são indicadores conjuntos, tal como os próprios factores "satisfação e reputação". Por exemplo, é difícil que a reputação do próprio cirurgião não esteja, para bem ou para mal, associada ao nome do hospital em que exerce a sua actividade.

Num bloco operatório ou num serviço cirúrgico os resultados serão sempre o somatório, não simplesmente aditivo, das contribuições de cada membro da equipa e do hospital, devendo sempre ser reflectidos enquanto tal.

Numa actividade, como a cirurgia, em que a actuação individual é determinante, é tentador relacionar tudo o que acontece, de bem ou de mal, com o cirurgião. De modo ilustrativo, todos sabem o nome do cirurgião que opera num dado serviço, ou do cirurgião que numa dada altura nos operou, para nós esse elemento é fundamental. No entanto, pouco nos importará saber a identidade do piloto do avião em que entramos; ligamos, antes, muito mais à reputação da companhia, à idade do avião, ao facto do voo ser ou não charter, etc, do que ao piloto em si, que tanta responsabilidade tem na condução do voo... Só em caso de acidente, ou má performance, isso importará para quem investiga.

Do mesmo modo, para a consideração dos resultados cirúrgicos importa o nível de prestação global, mas a performance de cada elemento, ou mesmo do hospital, passará a importar se ocorrerem performances sub-óptimas ou resultados ditos "outliers". Pela positiva, se pretendermos premiar ou remunerar por performance teremos de saber, igualmente, diferenciar os melhores de entre os do grupo. As curvas de performance CUSUM estão concebidas para acompanhar desempenhos individuais, caso a caso, em relação ao esperado, mas não dispensam a observação dos resultados também esperados, a nível geral.

Ademais, a consideração de resultados gerais, por serviço e livre de imputação pessoal, é mais fácil e impede a dinâmica de fuga criada pelo chamado ciclo do medo (Sherkenbach, 1991), que se estabelece quando alguém é directamente nomeado por maus resultados.

Cada vez mais o funcionamento em equipa condicionará o resultado final, pelo que a imagem do cirurgião omnipotente e uniresponsável está em claro desaparecimento. A liderança define-se hoje mais no seio de equipas pluridisciplinares, no âmbito de decisões partilhadas e de hierarquias em que o vértice da pirâmide vem perdendo altura em favor de uma base ampla de competências profissionais exercidas. Assim se passa com a aeronáutica, nos cockpits de qualquer avião, como deverá passar-se no interior de uma sala de operações ou de um departamento cirúrgico.

Recomendamos como muito interessante a leitura do capítulo que neste livro que aborda a "Cultura de Segurança, o Exemplo da Aeronáutica".

Para o resultado cirúrgico final contribuirá, sem dúvida, o cirurgião artífice, mas não menos o grupo que lidera de forma participada, contribuirá ainda a moldura organizacional do hospital em que se insere, o seu "hardware" técnico, os seus protocolos, as suas vias de comunicação, etc... Esta é a complexidade organizacional que nos suporta e na qual espelhamos os nossos resultados, resultados cuja variabilidade algo imprevisível, só em parte, de nós depende (Helmreich, 1990).

O produto da nossa actividade não se mede exclusivamente pelo trabalho cirúrgico desenvolvido. Da competência cirúrgica fazem ainda parte a investigação, a publicação, o ensino e a inovação cirúrgica. Estas são actividades cuja prática "a solo" se vem hoje tornando mais e mais difícil, mas cuja quantificação poderá ser igualmente medida – vide quadro anexo

Elementos de Produção num Serviço Cirúrgico

Actividade Clínica
- *Número de casos por ano*
- *Complexidade média/n.° casos por ano*
- *Mortalidade ajustada ao risco*
- *Morbilidade ajustada ao risco*
- *Indicadores funcionais (não muitos !...)*
  - Tempo médio de internamento (O/E)
  - Número de doentes tratados / cama
  - Taxa de re-admissões
  - Satisfação dos doentes (recomendaria o serviço a um familiar?)
- *Actividades especiais:*
  - Doentes estrangeiros
  - Programas especiais: transplantação, cirurgia pediátrica, técnicas especiais
  - Introdução de novas tecnologias – cirurgia sem CEC, laparoscopia, etc...

Actividade Experimental
- *Investigação Laboratorial (in vivo ou in vitro)*
- *Investigação Clínica Prospectiva*
- *Revisão de Material*

Actividade Científica
- *Número de publicações em revistas indexadas*
- *Número de publicações em revistas não indexadas*

- *Número de comunicações nacionais*
- *Número de comunicações internacionais*
- *Número de posters*
- *Organização de reuniões*

Actividade de Ensino
- *Afiliação Universitária*
- *Ensino Pré-Graduado*
- *Ensino Pós-graduado (técnicos, enfermeiros e médicos)*
  - Treino de internos – número/ano
  - Conferência de graus académicos – mestrado ou dotoramento

Actividade Social
- *Cirurgia Humanitária*
- *Ensino na Comunidade...*

Como se depreenderá, se determinar a performance de um cirurgião não é tarefa simples, avaliar a performance de um serviço cirúrgico ainda o é menos. Com efeito, deverão ser ponderadas todas ou pelo menos as mais relevantes das rubricas indicadas, às quais se atribuirá uma pontuação relativa, que se adicionará no final.

Do mesmo modo, e nesta perspectiva mais abrangente da competência cirúrgica, envolvendo actividade clínica e não clínica, poderemos considerar a avaliação global de cada cirurgião num serviço. Poderemos assim atribuir, numa escala, por exemplo, de 1 a 10, pontuações que classifiquem os resultados cirúrgicos ou outcomes, a eficiência, a investigação – publicação, o ensino e mesmo a disponibilidade.

Os resultados clínicos são de objectivação fácil mediante a determinação da mortalidade média indexada ao risco (por uma curva tipo CUSUM) ou simplesmente pela relação O/E. A morbilidade poderá ser determinada por escala própria, ou alternativamente, pelo número de dias passados em cuidados intensivos – sempre em relação com o risco prévio, nomeadamente pelo indicador O/E (número de dias de cuidados intensivos verificados/média esperada para aquele tipo de doente). A morbilidade pode ser tomada ainda como indicador de eficiência.

Será fácil classificar em termos relativos a actividade de investigação/publicação quer pelo envolvimento em projectos quer objectivada no nível de apresentações e publicações, que se valorizarão conforme o impacto relativo. De igual modo, o ensino será considerado, em função da relevância do trabalho desenvolvido e da avaliação externa que deste seja feita. Finalmente, a disponibilidade para participar em actividades no serviço, a capacidade de adaptar e inovar, as características pessoais de valorização receberão uma classificação subjectiva por parte de quem dirige. O facto de todos os itens considerados possuírem, talvez, um peso ou uma dominância diferente entre si, justifica que se encontrem factores de ponderação que impeçam uma simples média de pontuações atribuídas. A actividade clínica e o índice de publicações, por exemplo, receberiam a ponderação maior, enquanto o ensino, a disponibilidade para outras actividades, por exemplo, teriam menor peso na soma final. Deste modo é possível e desejável avaliar o *desempenho global* de cada um dentro numa equipa, traduzindo-o em números e permitindo a comparação. Este aspecto da avaliação cirúrgica será desenvolvido tomando como exemplo um serviço de cirurgia cardíaca, em capítulo próprio mais à frente.

No que diz respeito à actividade de um serviço cirúrgico em particular a avaliação de performance poderá fazer-se pela ponderação dos indicadores referidos, no entanto a ênfase é sobretudo clínica e é para a actividade assistencial que todas as expectativas se voltam. Tradicionalmente, a denominada **auditoria cirúrgica** tem sido a ferramenta utilizada para "avaliar o pulso" a uma prática cirúrgica. Alternativamente, as revisões de processos clínicos, tal como as conferências de mortalidade e morbilidade foram consideradas como tendo alguma utilidade para essa avaliação. Pessoalmente não consideramos que a revisão não orientada de processos, sem "end points" concretos, seja exequível ou tenha mesmo alguma utilidade, as conferências de mortalidade e morbilidade só tratam dos casos com eventos adversos, sendo estes portanto seleccionados. Servem o ensino, eventualmente, permitirão alterar procedimentos, mas não são abrangentes de modo a traduzir o que de facto se passa no serviço com um todo (Orlander, 2002 e Thompson, 1992). As auditorias servem este propósito concreto e serão tratadas em detalhe na secção seguinte.

Auditorias para Avaliação da Performance Cirúrgica

...Good Medical Practice requires a high level of professional knowledge, personal dedication, the ability to communicate, and – most of all

– the ability to make time. It also demands a difficult balance between self-confidence and self-questioning. Too much of the former leads to arrogance, too much of the latter to indecision...

D. BLACK 1981

As auditorias servem para avaliar e, secundariamente, comparar níveis de performance em práticas clínicas ou serviços. Permitem ainda comparar performances individuais ou de grupo e representam uma verdadeira oportunidade de ensino. Permitem, no fecho consequente do ciclo de auditoria, a progressão de *standards* terapêuticos e a correcção de vícios de atitude, conduzem ainda à optimização e à gestão de recursos técnicos e humanos, dado que fazem o levantamento das ineficiências existentes. As auditorias contribuem, portanto, para a credibilidade dos serviços auditados, que assim se tornam "accountable". As auditorias são, verdadeiramente, um instrumento da Qualidade (Pollock, 1993)

Idealmente uma auditoria deve obedecer às seguinte características, que foram estabelecidas pelo Royal College of Surgeons inglês :

- **Propósito**: serem relevantes para o tratamento dos doentes e ainda servirem fins educacionais
- **Controle**: serem feitas por *revisores médicos*, em participação voluntária
- **Standards**: a serem definidos pelos médicos locais e pelos *scores* de risco disponíveis
- **Métodos:** possuírem objectivos interessantes, reprodutíveis e, sobretudo, não ameaçadores ou persecutórios para os indivíduos
- **Recursos:** utilizarem métodos simples, pouco dispendiosos, idealmente sem causar perturbação à rotina do serviço
- **Registos:** possuírem conteúdo clínico *essencial*, sem excessos e facilmente colectável – localizável

As auditorias podem ser exclusivamente administrativas (focando indicadores funcionais na área da administração da Saúde) ou incidirem sobre os processos clínicos. Para que possuam uma verdadeira relevância clínica as auditorias incidirão, não sobre matéria exclusivamente administrativa, mas dominantemente sobre matéria do foro clínico. Convirá, no entanto, incluir também alguns parâmetros funcionais chave na esfera da administração clínica. Convém agora enumerar alguns dos

Capítulo 4. PERFORMANCE EM SAÚDE – O CASO DA CIRURGIA | 109

princípios fundamentais a que deverá obedecer uma qualquer auditoria. Assim, poderemos abranger:

- Todos os dados referentes a todos os doentes – auditoria dita "académica", que sendo teoricamente a ideal é, na prática, impossível.
- Alguns dados só em alguns doentes – auditoria verdadeiramente "não segura"
- *Alguns dados* em *todos os doentes* – esta é a forma de "Registo", que é sem dúvida a mais correcta, dado que permite escolher os indicadores adequados, os quais devem ser objectivos e em número reduzido, mas respeitando sempre a *todos os doentes tratados*.

Com efeito, recomenda-se que se auditem, no interesse da simplicidade, não mais de dez tópicos que cubram, idealmente, parâmetros de "resultado", parâmetros de "processo" (eficiência), parâmetros de "estrutura" e ainda o grau de "satisfação dos doentes". Como exemplo, indicaremos:

1. *Dados demográficos*
   - Número total de doentes tratados num período determinado
   - Diagnósticos clínicos (por código ou por grupo diagnóstico), grau de urgência.
   - Avaliação do risco pré /operatório (idealmente definição de "score de risco") para uniformização de risco e *previsão, ajustada ao risco*, do resultado final

2. *Resultados*
   - Número de mortes (*não por quem*) – índice O/E
   - Número de complicações major e minor (ou pontuação de morbilidade) alternativamente número de dias passados na UCI – O/E
   - Satisfação dos doentes (satisfação em graus de 1 a 5) ou inquérito do tipo "recomendaria este serviço a um familiar próximo"?

3. *Processo*
   - N*úmero* de d*oentes* operados/tratados – índice complexidade/número
   - Tempos: Total de internamento, n.º doentes tratados/cama, re-admissões, etc...

Numa auditoria deveremos começar por eleger os parâmetros a analisar, envolvendo as diferentes componentes da Qualidade, acima men-

110 | RISCO CLÍNICO – COMPLEXIDADE E PERFORMANCE

cionadas e devemos ainda referir esses parâmetros à moldura de risco clínico existente, para que sejam propriamente ajustados.

Para podermos comparar os resultados obtidos com os resultados esperados (índice O/E) teremos que saber quais os resultados que se deveriam esperar, ou seja, quais os *standards*? Estes podem resultar da previsão do risco ou de valores médios, locais, nacionais ou internacionais. A auditoria identificará desvios ("outliers") que terão de ser corrigidos, pela introdução de medidas adequadas. Finalmente, o impacto das alterações introduzidas será re-auditado, para que nos asseguremos da eficácia das mudanças, também patente na melhoria de Qualidade – este é o "ciclo de auditoria," que importará concluir sempre, vide figura.

Na prática, como se parte para uma auditoria regular? É sem dúvida mais simples colher dados a partir de um impresso prospectivo do que fazer a procura em processos clínicos, retrospectivamente. O impresso deve ser preenchido sob a forma de "sim"/"não" ou por códigos simplificados e as definições dos "end-points" a considerar devem ser objectivas. As variáveis registadas podem ser contínuas ou dicotómicas, mas sempre que possível serão indexadas ao risco e ao valor esperado – índices O/E.

A auditoria deverá ser periódica (por exemplo, mensal) ou a intervalos regulares mais dilatados, deve contudo ser notado que uma auditoria é um método de análise retrospectiva, incidindo sobre um dado período, facto que lhe retira sensibilidade para detectar as variações de performance (leia-se de performance negativa) que ocorrem no dia a dia. Assim sendo, quanto maior for o intervalo entre auditorias maior o risco de se perderem os resultados tidos como "outliers". Este risco não se correrá com análises do tipo da CUSUM, em que os resultados se analisam caso a caso ao longo de um período de tempo.

Crucial na realização da auditoria é o facto de *todos os doentes* deverem ser incluídos, sendo, para tal, fundamental identificar uma fonte administrativa segura para verificação de que todos os casos são incluídos – este aspecto de "verificação" é realmente crucial.

Não havendo regras fixas, parecerá útil criar um impresso que é incluído no processo pelo funcionário administrativo no momento da admissão no serviço (garantidamente em todos os doentes) e que acompanhará o doente ao longo do internamento) sendo, obrigatoriamente, preenchido pelo médico no momento da alta. Um médico *auditor de risco*, ou o director do serviço, deverão conferir o seu preenchimento final, sendo mantido registo informático (vide impresso tipo, no final do capítulo).

Estes dados serão fornecidos a quem organiza regularmente a reunião de auditoria, a qual deverá ser sucinta, genérica, disciplinada no tempo e, sobretudo, *não particularizada nem personalizada* em doentes ou profissionais de Saúde. No final de cada ano deverá ser emitido um relatório mais completo que contemple os resultados globais do Serviço e o seu desvio em relação ao previsto para os diferentes grupos de risco tratados.

Apresenta-se, meramente a título de exemplo, um impresso de auditoria, que a prática testou com sucesso num serviço de cirurgia cardiotorácica mas que bem poderá ser adaptado para qualquer serviço cirúrgico.

Para que servem as Auditorias, que uso lhes dar ?

A Auditoria é um processo consequente, que visa prever o risco e melhorar a Qualidade. Se a Auditoria num serviço é anónima para médicos e doentes – todos eles *casos* – a correlação univariável entre agente e evento, de mortalidade ou morbilidade, é fundamental, no domínio privado, para quem dirige de modo a saber se dado grupo, e cada indivíduo dentro dele, terá ou não um nível de *performance* segundo o que se prevê. Mais uma vez, tomando em consideração os grupos de risco dos doentes, e estabelecendo os respectivos desvios. As acções a tomar tendem fundamentalmente a melhorar o grupo, quer pela mera adaptação administrativa, quer pela alteração nas condutas técnicas individuais, retreino profissional, alocação mais apropriada de casos, etc... A Auditoria serve assim também um propósito educacional.

A Auditoria, iniciativa dos médicos, é uma salvaguarda da boa prática e assegura a notícia desta que nos cumpre dar, para o exterior, a quem dirige, às entidades financiadoras, aos media e à Sociedade (accountability). Não a praticar é arriscarmo-nos a que outros (não médicos) a imponham, praticá-la e não a utilizar secundariamente para corrigir tendências menos correctas é eticamente reprovável e sócio - profissionalmente perigoso...

A auditoria clínica é hoje um "must" em todos os Serviços e, depois do "caso de Bristol", tornou-se obrigatória e é regularmente praticada no Reino Unido.

Ciclo de Auditoria

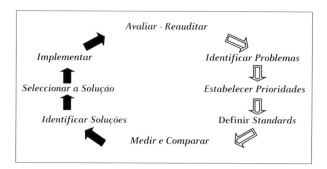

Impresso tipo para auditoria cirúrgica (cirurgia cardíaca)

Folha Auditoria Cirúrgica
Hospital de Santa Marta
Serviço de Cirurgia Cardiotorácica

Referente ao mês de............................/200...

Sexo: Masculino ☐   Feminino ☐   Idade..............anos

Coronarios	☐	Valvulares - subst	☐
Coronarios & Valv	☐	Valvulares repar	☐
Complicações EAM	☐	Pericardio	☐
Aorta	☐	Pacing & Desfibrilhadores	☐
Transplantes	☐	Parede torácica	☐
Congénitos Adultos	☐	Diversos	☐

(EuroSCORE) ....pts / Grupo Risco: baixo ☐   médio ☐   alto ☐

Data de admissão...... /........./.......Electivo ☐ Urgente ☐ Emerg ☐ Re-int ☐
Data de intervenção....../........./...... Tempo espera pre-Op................dias
Re Op: Não ☐   Sim ☐
Cirurgião : Ch Serv ☐ Assistente ☐ Interno ☐ – iniciais do cirurgião............
....

Tempo Pós – Op ....dias
Se >10, causa: Tipo da Doença ☐ Complicações ☐ Sociais ☐ Serviço ☐
Complicações – Morbilidade
   Não ☐ Morbilidade minor ☐ Morbilidade major ☐
   Pontuação de morbilidade .... pts   (facultativo)
Mortalidade
   Não ☐   Sim ☐: Operatória ☐ Hospitalar ☐
   Comentário..
Tempo total internamento...........dias

Grau de satisfação do doente com o Serviço:
       Muito Satisfeito ☐ Pouco Satisfeito* ☐ Insatisfeito* ☐
Comentário *...

Risco euroSCORE
Baixo: 0 a 2 pts (♀: 0,8 %)   Médio: 3 a 5 pts (♀: 3 %)   Alto: > 6 pts (♀: 11,2 %)

BIBLIOGRAFIA

Blackstone EH. *Monitoring surgical performance.* J Thorac Cardiovasc Surg 2004; 128:807-10

Fragata J, Coelho P, Martins L. *Morbidity following cardiac surgery. A proposal for quantification.* Rev Port Cir Cardiothorac Vasc 2004;11(3):25-8

Gibbs JL, Monro, JL, Cunningham D, et al. *Survival after surgery or therapeutic catheterisation for congenital heart disease in children in the United Kingdom: analysis of the central cardiac audit database for 2000-1.* Br Med J 2004;328:611

Gonnella JS, Barnes C. *Disease Staging.* Medstat 2003, Thomson, 5th edition

Grunkemeier GL, Wu YX, Furnary AP. *Cumulative sum techniques for assessing surgical results.* Ann Thorac Surg 2003 ;76 :663-7

Helmreich RL, Wilhelm JA, Gregorich SE, et al. *Preliminary results from evaluation of cockpit resource management training : Performance ratings of flight crews.* Aviation, Space, an Environmental Medicine 1990;61:576 -9

Lovegrove J, Valencia O, Treasure T, et al. *Monitoring the results of cardiac surgery by variable life-adjusted display.* Lancet 1997; 350:1128-30

Martins L. Avaliação de performance em cirurgia cardíaca – dados não publicados (tese de doutoramento)

Maruszewski B, Lacour-Gayet F, Monro JL, et al. *An attempt at data verification in the EACTS Congenital Database.* Eur J Cardiothorac Surg 2005;28:400-404

Novick RJ, Fox SA, Stitt LW, et al. *Cumulative sum failure analysis of a policy change from on-pump to off-pump coronary artery bypass grafting.* Ann Thorac Surg 2001; 72 :S1016-221

Orlander JD, Barber TW, Fincke BG. *The morbidity and mortality conference: the delicate nature of learning from error.* Acad Med 2002;77:1001

Pollock A, Evans M. 1993. *Surgical Audit.* Butterworth-Heinemann Ltd

Poloniecki J, Valencia O, Littlejohns P. *Cumulative risk adjusted mortality chart for detecting changes in death rate : observational study of heart surgery.* 1998 ;316 :1697-700

Rogers CA, Reeves BC, Caputo M, et al. *Control chart methods for monotoring cardiac surgical performance and their interpretation.* J Thorac Cardiovasc Surg 2004; 128:811--9

Sherkenbach W. 1991. *The Deming Route to Quality and Productivity : Road Maps and Road Blocks.* 11th Edition. Washington, DC : CEE Press Books, George Washington University

Thompson JS, Prior MA. *Quality assurance and morbidity and mortality conference.* J Surg Res 1992;52 :97

CAPÍTULO 5

DETERMINANTES DA PERFORMANCE

DETERMINANTES DA PERFORMANCE

JOSÉ FRAGATA

Introdução

São múltiplas as determinantes do risco: por um lado, a complexidade dos casos tratados e o tipo de intervenção terapêutica – variáveis intrínsecas – e, por outro, a performance mais ou menos adequada de quem trata – variável condicionante. Para um dado desempenho ou performance contribuem "Factores Humanos", "Factores da Equipa", "Factores Técnicos", "Factores Organizacionais" e "Factores de Acaso", a chamada complexa variação espontânea.

A performance humana tem estado sempre associada à sua componente negativa, o erro, como condicionante de eventos adversos. Estes ocorrem, tendo como responsáveis em cerca de 60% dos casos, actividades mediadas por humanos e, em cerca de 40% dos casos mecanismos de base organizacional. Entre ambas, a componente humana e a organizacional, existirão ainda responsabilidades do factor equipa e uma dose incerta de variação espontânea. A teoria multifactorial dos acidentes (*"swiss cheese"*) popularizada por Reason (Reason, 2000), ilustra bem esta origem multifactorial para a génese dos acidentes.

O erro é humano e, se é certo que os humanos surgem frequentemente como agentes directos na comissão de erros, facto que é inevitável, não será menos verdade que a visão positiva do erro é a que contempla os mecanismos para a sua recuperação e minimizarão de consequências. "De maus da fita" que cometem erros, os humanos passarão assim a heróis, sendo a capacidade de recuperação do erro uma mais valia fundamental. Destes e doutros aspectos relacionados com os erros trataremos em capítulo próprio, para nos determos agora sobre os bons desempenhos de que trata a *performance*.

Por muitas responsabilidades que se atribuam às organizações, á sorte ou ao azar, os factores humanos são aqueles que em especialidades "hands on" como as cirúrgicas ou o pilotar de aviões, acabam por ser determinantes para o resultado final.

Abordaremos os factores que condicionam a performance dos seres humanos.

Factores Humanos (Carthey, 2001):

No desempenho de cada um de nós, humanos, e numa perspectiva individual influirão predominantemente:

- O conhecimento – experiência
- A capacidade de tomar de decisões
- A capacidade de resolução de problemas – *recuperação*
- A destreza
- A interface tecnológica
- A capacidade física e as limitações pelo cansaço
- O relacionamento na equipa – comunicação – liderança

O conhecimento e a experiência são, naturalmente, fundamentais, a maior parte das decisões fazem-se com base numa busca de semelhança ou de frequência de padrões, em que os problemas são resolvidos por aplicação de regras (factos semelhantes ou ocorrendo frequentemente). Se este nível de decisão superficial, um tanto automática, falha, então é fundamental buscar na memória profunda o conhecimento existente. A informação terá, naturalmente, de existir em registo de memória e estar acessível em tempo útil. O exercício da Medicina sem detenção de informação, ou conhecimento, é, no mínimo difícil! Como dizia Osler, o brilhante médico canadiano do século passado, com a ironia que o caracterizava "(...) *It is astonishing with how little reading a doctor can practice medicine, but it is not astonishing how badly he may do it...*"

A capacidade de tomar decisões resulta, fundamentalmente, do conhecimento e da experiência, mas não menos da necessária auto-confiança. Frank Spencer, um conhecido cirurgião americano dos anos setenta, considerava a capacidade de decidir uma das mais importantes competências cirúrgicas, afirmando mesmo que na realização de uma cirurgia cardíaca, 75% seria decisão e 25% destreza (Spencer, 1978). A capacidade de decisão deverá pressupor avaliação correcta, incorporação do conhecimento existente, capacidade de inovação por soluções alternativas e, naturalmente, autoconfiança para decidir, ou seja, optar por uma solução ou plano terapêutico. Cirurgiões conhecedores tecnicamente destros podem mostrar-se, por vezes, incapazes de decidir, optando por uma estratégia com risco. A decisão não tem de ser aventureira, antes baseada em premissas e apoiada em experiência, mas comportará sempre o assumir de algum risco. Nem todos possuem esta característica diferenciadora.

Tomar decisões sem pressão de tempo ou em condições de total previsibilidade é fácil e tem mérito relativo; difícil é gerir o incerto. Um incidente ou acidente que ocorre durante uma cirurgia requer sempre uma actuação alternativa. O stress ou a pressão de agir em tempo útil é uma poderosa condicionante da nossa capacidade de decisão, afectando os indivíduos de forma diferente e condicionando, naturalmente, a sua performance.

A capacidade de recuperação do erro, como condicionante de performance, assume hoje um papel crucial. É sabido que os melhores hospitais não são aqueles em que se cometem menos erros, mas sim aqueles com melhores possibilidades de recuperar os erros, minimizando as suas consequências nefastas (Silber, 1995). Assim, a incapacidade de recuperar um doente será numa rota de desastre é um indicador de má performance. A recuperação de erros é mais uma tarefa organizacional do que individual, pelo uso de equipas multidisciplinares, de protocolos, de normas de actuação em crise, etc...

Uma soma considerável de trabalho nesta área e na "arena cirúrgica" foi desenvolvido por Carthey, Reason e deLeval, no Reino Unido, em torno da intervenção de switch arterial para tratamento da transposição dos grandes vasos em recém-nascidos (de Leval, 2000). Este estudo envolveu a observação de comportamentos humanos no bloco operatório, em 16 centros cirúrgicos diferentes e durante um período de 18 meses, respeitando a cerca de 250 operações de switch arterial. Durante uma qualquer intervenção (estas conclusões serão, naturalmente extrapoláveis para qualquer especialidade) ocorreram "eventos major", pondo a vida dos doentes imediatamente em risco (hemorragias graves, laceração de grandes vasos, paragens cardíacas, etc...); neste caso, cerca de um evento por procedimento, e "eventos minor", que por definição não têm outras consequências que não a perturbação do "fluxo cirúrgico", fazendo perder ou saltar tempos (é o caso de erros de comunicação, falhas de material, desconexões de tubos, distracções, etc...); neste caso cerca de seis eventos minor, em média, por procedimento. Esta é a dimensão real do nosso erro durante este tipo de cirurgia, mas qual é a nossa dimensão enquanto heróis ou recuperadores destes erros?. Alguns destes eventos são corrigidos/compensados, mas outros não, deixamos que sigam o seu curso... A conclusão interessante deste estudo, que bem pode inspirar qualquer análise de performance cirúrgica, é que os eventos major são normalmente compensados, dado que são notados de imediato. Se não forem tomadas medidas atempadas de correcção conduzirão à morte, ou a danos irreversíveis, a sua compensação depende, como veremos, da experiência do cirurgião e do suporte organizacional em equipamento, protocolos e articulação de equipa de que ele disponha.

Curiosamente, a ocorrência de eventos major, se devidamente compensados, não contribuiu para a mortalidade, por outro lado, a ocorrência de eventos minor (verdadeiro "ruído de fundo dos blocos operatórios), quebras de comunicação, improvisações, má atribuição de tarefas, falhas de atenção, etc, a que ninguém parece dar atenção e, logo assim, são raramente compensados, está estatisticamente associada à ocorrência de desastres cirúrgicos, e à morte de doentes.

O cirurgião surge assim como o elemento humano fundamental na recuperação do erro, pela compensação de eventos. A recuperação pressupõe duas abordagens muito distintas, mas que devem ser balanceadas na complementaridade: o uso do conhecimento (experiência, informação) e o uso da exploração (busca de alternativas, inovação, improvisação). Um cirurgião que possua em demasiado grau o conhecimento, mas que não consiga adaptar soluções novas terá uma perigosa "visão em túnel" e terá uma fraca capacidade de resolver uma situação de crise cirúrgica. Por outro lado, um cirurgião que seja demasiado inventivo, mas cujo suporte de informação seja baixo, será tentado a uma verdadeira vagabundagem diagnóstica e terapêutica, com consequências nem sempre previsíveis. O ideal será a utilização balanceada do conhecimento/exploração para obtenção de recuperações adequadas, em caso de trajectória de acidente. Os acidentes assim recuperados são "near – miss", ou seja, apresentam todo o trajecto de acidente, mas uma acção correcta (mediada pela equipa cirúrgica) impediu que lograssem ter consequências graves. Os nossos erros envolvem lapsos, falhas, enganos e violações, mas as nossas recuperações vivem de ajustamentos, compensações e mesmo improvisações. A nossa performance cirúrgica não será adequada se não formos capazes de compensar, já que reconhecemos o erro como inevitável (Fragata, 2004). Estas características são individuais e marcam a diferença de performance entre cirurgiões, mas à semelhança do que Helmreich (Sexton, 2000) estabeleceu para as equipas de *cockpit* da aviação civil, a componente de equipa e de organização é igualmente fundamental para a boa recuperação de erros. Imaginemos um bloco operatório em que o cirurgião é excelente, mas a comunicação com a anestesia ou a instrumentista é deficiente, em que o perfil de liderança é inconsistente, em que as normas e o lugar de cada um não se acham clarificados. Se surge uma crise, por exemplo, uma rotura da veia cava inferior ao tentar ressecar um volumoso tumor abdominal, por muita que seja a experiência *"hands on"* do cirurgião, a situação terá tanto menos possibilidades de uma solução segura quanto maior a impreparação da equipa para a gestão de situações de crise. Não bastam assim boas capacidades humanas de recuperação, é fundamental a equipa e toda a organização. A estes aspectos voltaremos mais adiante.

A destreza, como também considerava Frank Spencer, é um vector fundamental da boa performance cirúrgica. A destreza educa-se e, alguns de nós seremos, certamente, mais destros do que outros, existem contudo dois aspectos cruciais em torno da destreza: O primeiro prende-se com o avaliar da destreza de cada um, o segundo com a importância relativa da destreza, quando comparada com outras determinantes da boa execução cirúrgica, nomeadamente o conhecimento e a decisão – a clássica discussão "das boas mãos" ou da "boa cabeça" em cirurgia.

Como o adquirir da destreza se treina, têm-se procurado instrumentos de treino e aferição, em bancada, com vista a uma mais precisa e expedita educação do gesto cirúrgico. Esta aferição pode ser qualitativa, mediante atribuição de pontos durante a observação de gestos cirúrgicos (Reznick, 1997) ou quantitativa mediante o registo gráfico da amplitude e do tempo da mão que realiza o movimento cirúrgico (Datta, 2001 e Bann, 2003). Um dispositivo deste tipo é o ICSAD (Imperial College Surgical Assessment Device) que utiliza avaliação electromagnética para registar o tempo, o número e a amplitude de um dado gesto cirúrgico (atar nós ou realizar uma anastomose). Esta análise pode ser feita na bancada, envolvendo gestos simples (Bann, 2004 e Bann, 2003) ou na cirurgia real, como por exemplo, na cirurgia laparoscópica (Rosser, 1998) ou ginecológica (Goff, 2000). O uso, cada vez mais divulgado, de simuladores nomeadamente para treino endoscópico facilita, ainda neste ambiente, a monitorização de gestos, por registo automático (Gallagher, 2001 e Taffinder, 1998). É assim possível testar a destreza de um gesto cirúrgico puro, nomeadamente avaliar da sua correcção e, sobretudo, controlar o ensino que se vai fazendo. A simulação virtual ampliará ainda as possibilidades de treino, num cenário que hoje se encontra condicionado pelo tempo, que escasseia, por oportunidades reduzidas e por uma enorme exigência de qualidade e segurança em torno dos doentes, dificultando as "curvas de aprendizagem" na vida clínica real.

O controle dos gestos manuais é crucial na precisão cirúrgica. Para um determinado gesto cirúrgico concorrem especialmente: o movimento da mão, o processamento de informação – decisão e a ergonomia.

- O movimento intencional da mão é de baixa frequência (4 a 7 Hz) compreendendo uma fase de aceleração do gesto e uma fase de desaceleração, mais lenta. Quando, por exemplo, dirigimos a mão a um objecto, as velocidades de pico e a velocidade média do gesto são, respectivamente de 0,6 a 1,2 m/s e de 0,3 a 0,5 m/s (Falk, 2002). A nossa capacidade de tocar um ponto com uma agulha de sutura terá uma variação tipicamente entre 0,1 e 0,2 mm. Por exemplo, na cirurgia coronária, com vasos de 1 mm, a possibilidade de imprecisão, com o coração parado, é de cerca de 20%, sendo naturalmente maior durante cirurgia coronária com o coração a bater (Falk, 2002). Além destes movimentos intencionais a nossa mão tem diversos movimentos involuntários, como o tremor, o jerk e a deriva de baixa frequência (< 1 Hz), todos fora do nosso controle. Ainda fora do nosso controle, mas limitando a performance gestual, encontra-se o chamado período refractário psicológico de gesto (PRPG), que dura cerca de 300 ms, entre cada gesto que se decida realizar e ao qual se adicionará o tempo médio de processamento de *input* visual que é de cerca de 180 ms. Assim, só em tempos refractários perdemos, entre gestos, cerca de 480 ms! Estas considerações dizem respeito a gestos sobre estruturas imóveis, no entanto, por exemplo, a cirurgia cardíaca é hoje realizada, em muitos casos, com o coração a bater, pelo que a fisiologia do gesto tem de ser adaptada. Estima-se que, por exemplo num coração a bater, uma zona alvo varie de forma sinusoidal segundo uma elipse com área de cerca de 70 mm^2 (perímetro de 2 cm). A utilização de um estabilizador cardíaco reduz esta variação para uma área 1,5 mm^2, de modo a permitir realizar anastomoses com segurança. Para treinar estes gestos, sobretudo para cirurgia coronária sem circulação extra-corporal (OPCABG) têm sido desenvolvidos dispositivos electro-mecânicos em que as condições de frequência e amplitude de movimento são reproduzidas e os operadores treinados e aferidos (Izzat, 1998). É curioso referir que à medida que a frequência de batimentos se eleva, a margem de erro aumenta e para frequências de 90/m torna-se totalmente imprecisa a colocação de suturas. Tal deve-se à nossa incapacidade de lidar com cadências rápidas, nomeadamente pelos períodos refractários, que não é possível encurtar (Falk, 2002).

- O processamento de informação é feito seguindo as fases de percepção, de decisão e finalmente de resposta servo controlada. Para este circuito contribuem *inputs* visuais, tácticos e elaboração cognitiva. No final, a decisão é tomada, o gesto executado e permanentemente controlado para verificar a adequação ou necessidade de correcção. A maior parte destes circuitos são automáticos actuando só por "feed-backs"; alternativamente poderão ser baseados na aplicação de regras de experiências passadas, da memória de curta duração, como por exemplo, prevendo uma dada cadência de movimento e antecipando o gesto, de modo a acertar com a agulha no local pretendido. Neste caso, antecipamos a trajectória da mão e do vaso, em sincronismo. A um nível cognitivo mais elevado, o operador passa a controlar todo o gesto, adaptando os seus tempos de resposta, o material, as posições, etc, para a realização final do gesto.

- "Last but not least", a ergonomia tem a ver com a o desenho dos equipamentos com a sua adequação para a utilização humana e com a tarefa a realizar. A ergonomia é assim fundamental para o gesto (como veremos adiante), pensemos por exemplo na adaptação de tesouras para indivíduos esquerdinos.

O conhecimento da fisiologia dos nossos gestos, obviamente fora do objectivo deste texto, permite entender as limitações da performance humana, relacionadas com a destreza e, nalguns casos, adaptar a ergonomia ou a técnica a essas mesmas limitações.

A segunda questão, que se prende com a destreza, é como se referiu, a relação de importância entre o conhecimento e a destreza, enquanto vectores condicionantes de performance. Todos sabemos que o cirurgião mais dextro não é necessariamente o que tem melhor desempenho.

Sabemos igualmente que a rapidez (sinónimo para muitos de destreza) não deve ser um objectivo, mas antes um *standard* alcançado a um dado ponto da experiência. A experiência que fará reduzir o número de gestos inúteis e minimizará o tempo de decisão e bem como o número de erros cometidos (Bann, 2004). Que se saiba a rapidez, sinónimo de destreza, não se correlacionou ainda com qualquer "outcome" cirúrgico conhecido.

Será que destreza e conhecimento se relacionam? E em que medida serão inter-dependentes? As tentativas de correlacionar a destreza e o conhecimento não demonstraram qualquer ligação concreta numa população de médicos em treino (Schuneman, 1984 e Schuneman, 1985), no entanto, formas elementares de conhecimento, como o reconhecer de um erro técnico (por exemplo estenose numa anastomose vascular ou digestiva que acaba de ser realizada), parece ter uma correlação ainda que discreta com o grau de destreza. De igual modo, o grau de conhecimento do equipamento e material cirúrgico correlacionou-se bem com a destreza dos médicos em treino que foram testados (Bann, 2004). Parece assim que a destreza e tudo o que com ela se relaciona aprende-se no bloco operatório e faz parte de uma mesma secção que diz respeito ao treino cirúrgico. O reconhecimento do erro, o conhecimento profundo, a informação médica corresponderão a uma área diferente, talvez uma fase diferente na aprendizagem. Claro que o desempenho cirúrgico não prescinde da destreza, mas esta de nada servirá à boa performance se não for enquadrada no conhecimento estruturado e na correcta capacidade de decidir.

Mas a destreza não será a única competência a treinar na formação de um cirurgião; aspectos não técnicos como a capacidade de trabalhar em equipa, a versatilidade na apreciação de situações, a liderança e a capacidade de comunicar com colegas e doentes, são vectores fundamentais de excelência cirúrgica. O uso de simuladores cirúrgicos, pela sua realidade, permitirá treinar, não só a destreza, numa qualquer bancada de treino, mas adicionalmente, muitas das outras capacidades referidas (Aggarwal 2004). Um outro papel dos simuladores de treino é o treino de uma cultura de segurança, tão fundamental na cirurgia. Especialidades como a anestesiologia têm vindo a desenvolver os "ACRM's" ou centros de manejo de crises anestésicas, onde se ensaiam atitudes a tomar perante simulações de quadros de crise, de modo a treinar as respostas ao "inesperado" e a desenvolver políticas de segurança que prevejam os erros (Holzman 1995). O mesmo tem sido feito também em simuladores e num passado mais recente para a cirurgia, de modo a permitir treinar não só a destreza do gesto cirúrgico, como a capacidade de decidir e, mais importante, aprender a decidir em momentos de crise, onde a propensão para o erro será sempre maior (Aggarwal 2004).

• Interface tecnológica

A cirurgia, aliás como toda a Medicina, vive hoje de equipamentos e instrumentos. A nossa relação com estes preciosos auxiliares do diagnóstico e tratamento representa uma complicada interface. O desenho e construção destes aparelhos não deverá ignorar aqueles a quem se destinam, os doentes e os tratamentos, mas não menos aqueles que os utilizam, os médicos, que são seres humanos. Esta nova ciência, a ergonomia, é de vital importância para a nossa performance e não menos para a segurança dos nossos actos (Stone, 2004). Parece-me importante relacionar aqui o factor humano com os aparelhos com que trabalha e de quem em grande escala depende. A industria automóvel, por exemplo, tem levado em conta a morfologia humana e o padrão de reacção esperada em cada momento, para produzir veículos cada vez de uso mais amigável, intuitivo e seguro. A Medicina parece seguir esse trilho e isso é especialmente aparente no desenho de instrumentos (nomeadamente para cirurgia laparoscópica e robótica), no desenho de circuitos de informação e de segurança de monitores e outros equipamentos de uso comum. Torna-se assim fundamental aos designers avaliar o modo como os cirurgiões realizam as suas tarefas num ambiente de trabalho real. Para tal, é da maior importância a análise sequencial de tarefas, mas não só esta, também as características intrinsecamente humanas dos seus utilizadores previstos. No entanto, mesmo a nível local, no hospital ou serviço de cada um de nós, a performance poderá ser sempre optimizada e a segurança aumentada se o desenho de circuitos de trabalho, protocolos e realizações técnicas locais levar em consideração, para a sua concepção, a "natureza do factor humano". Seguramente uma das áreas em que a segurança em Medicina pode evoluir mais é no desenho de sistemas. É reconhecida a fraca capacidade humana, afectada frequentemente pelo cansaço físico, para tarefas como a de monitorização por longos períodos. Frequentemente cometemos erros em actividades de vigilância, actividades que envolvam tarefas multiplicativas com inúmeros passos e com diferentes intervenientes, por vezes por desatenção, outras por excessiva tendência para visão em túnel, etc. Todas estas características humanas (que predispõem a erros) podem ser ultrapassadas por sistemas correctos de informação e de registo, pela oferta de opções seguras para escolha diagnóstica ou terapêutica, pelo incluir de árvores de decisão baseadas em evidência, por bloqueio automático de trajectórias de erro (por exemplo prescrição de fármacos em caso de alergia) entre outras...

• A capacidade física e as limitações pelo cansaço

No início do século XX, o famoso internista W. Osler afirmava que a palavra mestra em Medicina era "TRABALHO" e essa afirmação seria aplicada à letra durante cerca de um século e materializada em pesados regimes de treino, tão apropriadamente apelidados de residências ou internatos... Durante estes, a carga horária excedia facilmente as 100 horas semanais, com períodos de trabalho seguidos de 24 horas, 36 horas ou mesmo mais. Todos nós o fizemos durante a formação e quiçá ainda o fazemos na vida profissional activa...

Os eventos adversos decorrentes da prática da Medicina têm imposto aos governos, às organizações e à opinião pública, uma cultura de segurança médica decorrente da evidência sólida, que correlaciona hoje os actos menos seguros cometidos por pessoal médico júnior com a fadiga resultante do trabalho prolongado e, especialmente, da falta de sono.

A redução do número de horas de trabalho surge assim como imposição, visando uma maior segurança para os doentes. Nos EUA, a ACGME (Accreditation Council for Graduate Medical Education) estabeleceu em 2003 o número máximo de 80 horas/semana para os residentes (Patient and Physician Saftey and Protection, 2003) e, na União Europeia, uma recente directiva comunitária fixou este valor em 56 horas semanais, tendendo para 48 horas em 2009 (Pickersgill, 2001). As perguntas que se colocam são de duas ordens: a primeira prende-se com o assegurar dos mesmos serviços face à redução óbvia do "men power"; a segunda, centra-se na possibilidade de passar a treinar estes residentes num terço do tempo e sem quebra de *standards*?

A preparação de um cirurgião cardíaco, no Reino Unido, levava tradicionalmente 30 000 horas (100 horas/semana por 6 anos). Ora, se o número máximo de horas semanais for de 48 horas, serão precisos 12 anos para o mesmo treino! Como este período é irrealista e não poderemos baixar os *standards,* deveremos antes adaptar o modelo de treino à nova realidade emergente.

A discussão do impacto negativo da privação de sono e da fadiga resultante sobre o cometimento de erros remonta a 1984 nos EUA e a propósito da morte de Libby Zion, uma rapariga cuja morte terá ficado a dever-se a erros cometidos por um médico em treino após horas ininterruptas de trabalho. No entanto, nunca foi realmente demonstrado que a fadiga propiciasse aos erros em Medicina. Um importante artigo por Gaba, publicado no New England Journal of Medicine (Gaba, 2002), abordava o tema da fadiga médica e da segurança dos doentes, concluindo que a fadiga afecta a performance humana em geral, sabendo-se que, por exemplo, a privação de 24 horas de sono equivale a uma intoxicação por álcool com alcoolémia de 0,10%. Alterações de humor, confusão, ansiedade e irritabilidade foram igualmente referidas na sequência da privação aguda ou crónica de sono, bem como, resultando da interrupção do ciclo circadiano, apesar de não se acharem diferenças na função cognitiva (Bartle, 1988). No entanto, o impacto negativo da fadiga sobre a performance, em termos puramente científicos, tem sido difícil de demonstrar. É sabido que actividades de coordenação motora, como as exigidas na cirurgia laparoscópica, ficam afectadas pela fadiga (Taffinder, 1998 e Grantcharov, 2001). Um interessante trabalho no qual se filmaram operações de residentes privados de sono, demonstraria um maior número de passos perdidos e maior ineficiência cirúrgica nesse grupo do que no grupo repousado (Goldman, 1972). Se é certo que as actividades dependentes da coordenação motora e da atenção são afectadas pela fadiga e, logo assim a destreza cirúrgica, parece contudo verdade que as actividades puramente cognitivas não são afectadas. Por exemplo, a resposta a testes escritos para exames em Medicina, não é afectada pela falta de sono na noite anterior (Stone, 2000).

Outras actividades de risco, com as quais a Medicina é frequentemente comparada, como o pilotar de aviões, tem restrição rigorosa dos tempos máximos de trabalho sucessivo e regulamentação dos tempos mínimos de sono intercalar. Na verdade, enquanto muitos de nós operaremos um doente após uma noite de trabalho sucessivo, sem descanso, nenhum piloto de linha aérea aceitaria ou poderia mesmo chegar a Nova Iorque e voltar a pilotar o avião, de regresso a Lisboa. As recomendações da aeronáutica civil para os pilotos fixavam as horas máximas de voo em 30 horas semanais ou 100 horas mensais, sem limite máximo por voo mas impondo descanso (sono) mínimo de oito horas entre cada voo. Estes valores terão sido recentemente revistos, no âmbito de exigências ainda mais estritas.

Poderemos discutir se a fadiga afecta ou não a nossa performance, mas intuitivamente diremos que sim. Sabe-se que, por exemplo, em actividades de vigilância permanente como nas unidades de cuidados intensivos, a redução dos turnos realizados pelos residentes permitiu reduzir os erros graves sobre doentes em cerca de 22% (Landringan, 2004), sobretudo pela melhoria das falhas de atenção cometidas (Lockley, 2004).

Um artigo recente publicado no Annals of Thoracic Surgery (Ellman, 2004), concluía que a fadiga não afectava a performance cirúrgica de cirurgiões já treinados, recordemos que toda a polémica em torno das horas de trabalho tem envolvido os médicos em treino e nunca os seus colegas séniores. Um outro trabalho havia negado que os residentes privados de sono tivessem mais complicações pós-operatórias do que os seus colegas mais repousados (Haynes, 1995).

Parece assim correcto afirmar que as tarefas dependentes da atenção, como as que envolvem vigilância prolongada, são afectadas pela fadiga, tal como as que envolvem graus elevados de coordenação motora. Tarefas puramente cognitivas não parecem afectadas pela fadiga e os cirurgiões treinados parecem mais imunes aos efeitos da fadiga do que os seus juniores. Estamos certos de que as limitações agora impostas aos médicos em treino, serão impostas num futuro e em nome da segurança também aos seus colegas mais velhos.

Mas nem só a fadiga afectará a nossa performance, também aspectos afectivos, como por exemplo, o impacto da morte recente de um doente poderá prejudicar o nosso desempenho. Tem sido recomendado que após a morte de um doente o cirurgião interrompa o programa operatório nesse dia (Smith, 2001). Esta atitude aplicar-se-ia do mesmo modo aos anestesistas envolvidos, os quais seriam afectados da mesma forma (Seinfert, 2001). Continuar ou não o movimento operatório após uma morte inesperada será uma opção de cada um de nós, mas mais importante será saber se os resultados produzidos após uma morte operatória mantêm a sua qualidade ou não. Um estudo muito interessante, recentemente concluído, comparou a mortalidade e o tempo de permanência no hospital (equivalente de complicações pós-operatórias) entre um grupo controle e um grupo de estudo, constituído por cirurgiões que operaram tendo perdido um doente no bloco nas 48 horas que antecederam o caso (Goldstone, 2004). A mortalidade não foi diferente, mas o tempo de internamento, possivelmente as complicações, foi significativamente agravado pelo estado de espírito que se segue a uma morte recente. A performance cirúrgica será afectada por múltiplos factores, como acima referido, mas não se deverá esquecer nunca que os factores humanos prevalecem e, naturalmente, o estado de espírito e a estabilidade emocional de quem opera não serão condicionantes menores.

A propósito, se fizermos comparações com os desportistas de alta competição, a performance de uma equipa cirúrgica dependerá igualmente da destreza, mas não menos da preparação mental do grupo. Esta incluirá uma balanceada combinação de *empenho, confiança, antecipação* e *pensamento positivo,* valores fundamentais para um desempenho satisfatório. Os treinadores desportivos sabem bem como no caso dos finalistas olímpicos, será importante o convencimento da vitória e a preparação mental, cujo papel se sobrepõe mesmo ao da preparação física ou da destreza. Esta atitude mental positiva e em particular a capacidade de nunca desistir são valores fundamentais para o sucesso, sobretudo em períodos de crise ou especificamente durante uma sucessão de maus resultados cirúrgicos.

A performance dependerá ainda da dinâmica das relações sociais, aspecto que se prende com os relacionamentos em equipa. Estes, que serão tratados em local próprio, abrangem a coesão e o suporte múltiplo, mas não menos o respeito inter-pares e o reconhecimento das competências e limites de actuação de cada membro da equipa multidisciplinar, por parte dos restantes e entre si. Esta será uma dimensão que ultrapassa a simples atribuição clara de tarefas, que é mister do lider na equipa. A propósito, recordo-me de um episódio ocorrido durante uma entrevista para recrutar um chefe de serviço de anestesia cardíaca, durante os anos em que trabalhei no Reino Unido; à pergunta do elemento sénior do júri sobre quais seriam, na opinião do candidato, as tarefas respectivas do anestesista e do cirurgião num bloco de cirurgia cardíaca, a resposta não se fez esperar... utilizando um exemplo claro da aeronáutica: "o anestesista ocupa-se da descolagem e aterragem, o cirurgião ocupa-se do entertenimento durante o voo". O candidato passou na entrevista, mas o seu conceito de tarefas relativas deixou muito a desejar...

A performance de modo geral e a performance cirúrgica em particular é, certamente, afectada pelo *stress*. O *stress* resulta da interacção entre as solicitações externas e a nossa capacidade de resposta; na verdade, um certo grau de stress e de activação cognitiva favorecerá o nosso desempenho, mas a designasção "stress" envolve sempre uma resposta exagerada e esta tem implicações fisicas negativas que conduzem à exaustão emocional, à despersonalização e comprometem a concentração, o descernimento e a performance ("burnout").

O *stress* poderá ser minimizado por uma elevada consciência de autoridade e de satisfação profissionais, mas mesmo assim esteve presente, de forma mantida, em cerca de 40% dos médicos de uma população de anestesistas estudados por inquérito (Nyssen, 2003) e afectando, provavelmente, de modo semelhante, os seus colegas cirúrgicos. Não existindo estudos dirigidos, não será contudo difícil antever que o stress excessivo comprometerá a capacidade de decidir e de executar numa qualquer intervenção cirúrgica, pelo que deverá ser controlado. A esta área do controle do stress para optimização da performance cirúrgica deveria ser, provavelmente, dada mais atenção durante o elaborado processo de educação cirúrgica.

O relacionamento na equipa – comunicação – liderança

A Medicina de hoje é dominantemente exercida em equipa, pelo que o papel do conjunto influenciará a performance resultante. O nível do trabalho produzido depende hoje não só da excelência dos profissionais envolvidos como do modo como conseguem trabalhar em equipa e, não menos, do modo como esta equipa é liderada.

O trabalho em equipa é fundamental em todas as áreas da Saúde mas assume relevância particular em ambientes como os Blocos Operatórios ou as Unidades Intensivas, aliás á semelhança do que se passa no ambiente dos cockpits de avião. No que respeita à cirurgia, uma equipa cirúrgica é verdadeiramente "um grupo de pessoas altamente treinadas que se reúnem para realizar uma tarefa específica potencialmente arriscada, a qual requer um nível máximo de interacção e de responsabilidade partilhada entre os seus membros".... Na aeronáutica, não só o trabalho em equipa foi reconhecido como fundamental para a performance e para a segurança, como a comunicação dentro do grupo e o treino em equipa foram identificados como elementos fundamentais para o desempenho de tarefas conjuntas (Helmreich, 2000).

Para analisarmos o contributo do "factor equipa" para a performance em cirurgia teremos que considerar separadamente os modelos e os padrões do trabalho em equipa, a comunicação, a aprendizagem e ainda a liderança.

Modelos de trabalho em equipa

Tradicionalmente a Medicina e, muito em concreto, a Cirurgia organizava-se segundo pirâmides hierárquicas bem definidas e com base larga. O vértice era ocupado pelo cirurgião, chefe de departamento e professor, e sob a sua hierarquia organizavam-se os diferentes graus de competência profissional, terminando numa população numerosa de pessoal junior, em treino. A realidade de hoje é bem diferente: se por um lado existem diferentes carreiras profissionais, revindicando competências e estatutos próprios, o que complica a definição de uma única pirâmide, por outro lado, o número de juniores reduziu-se e a "pirâmide" acha-se hoje em muitos serviços cirúrgicos invertida (existem poucos juniores e demasiados seniores). Contudo, estas são condicionantes pontuais que modelam presentemente as nossas equipas, mas o facto relevante é a necessidade de um novo modelo hierárquico, que abandone o estilo clássico da "pirâmide", para adoptar antes, o conceito de um conjunto de recursos humanos com responsabilidades partilhadas. Este conceito de trabalho em equipa não subverte, necessariamente, a hierarquia, mas faculta a comunicação quer "de cima para baixo", quer de "baixo para cima", permitindo a discussão de ideias e mantendo uma co-responsabilização colectiva em torno de um projecto comum (uma operação, tratar doentes num serviço, etc...). Este modelo tem sido usado, com sucesso, na aviação civil e nas empresas fiáveis, onde aos mais novos e a diferentes níveis na equipa é dada a possibilidade de sugerir, criticar e propor soluções alternativas, propostas que a chefia aceitará, se considerar adequadas. O chefe, seja o cirurgião ou seja o piloto comandante, existirá necessariamente mas será antes um lider, que saberá manter o grupo, aproveitando o que de melhor existe em cada membro. Voltaremos a este tema mais adiante.

As melhores equipas não são, forçosamente, as que melhores elementos possuem, mas as que possuindo "gente comum" conseguem manter uma coesão de objectivos e um adequado sentido de responsabilização colectiva. Numa equipa haverá pessoas diferentes e com níveis de performance individual muito distintos entre si, mas o importante não é exclusivamente o que cada membro da equipa faz para o resultado final, mas a dimensão em que a equipa, no seu todo, consegue modelar os comportamentos individuais. Essa é a essência de uma boa liderança.

Numa equipa, num serviço, diferentes elementos trabalharão a níveis de performance distintos, a diferentes velocidades, mas todos terão lugar enquanto funcionarem em aliança, nunca podendo funcionar em antagonismo. Um exemplo simples de entender (vide figura abaixo) é o do fluxo laminar dentro dos vasos sanguíneos: o fluxo central é sempre mais rápido e o fluxo marginal é mais lento, no entanto, contribuem ambos para a circulação, "viajando" no mesmo sentido. Num serviço haverá cirurgiões com performances diferentes, uns mais rápidos, outros mais lentos, uns com melhores resultados outros com piores, mas todos contribuirão para o conjunto de resultados e farão equipa. A sua actividade será possível enquanto os seus resultados estiverem no "range" aceitável e a "direcção" do seu trabalho for no sentido e em sinergia com o da equipa. Nunca devendo ser permitidos antagonismos na acção. De um modo semelhante ao que se define para a velocidade do sangue num dado vaso, os glóbulos vermelhos do centro ou eixo do vaso, viajam mais depressa e chegam por isso mais cedo, estão na "ponta"; os glóbulos que viajam na periferia, onde o atrito é maior, têm velocidade mais lenta, mas circulam no mesmo sentido e, portanto em sinergia. Não se podem é permitir na equipa fluxos em sentido diverso ou oposto (setas brancas), porque estes traduzirão perdas de energia. A direcção do fluxo será marcada pelo lider da equipa, o qual deverá zelar para que não se verifiquem perdas de energia devidas ao desalinhamento de fluxos de trabalho de equipa, o posicionamento de cada elemento da equipa em relação à velocidade de fluxo (nível de trabalho) será orientado pelas características e adequação próprias de cada um para as tarefas em curso e ditado, idealmente, por critérios de mérito e de resultados. Estes critérios farão todo o sentido dentro de um grupo cirúrgico.

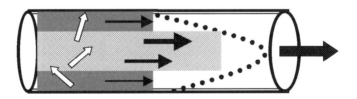

Performance superior

Performance inferior

Para uma equipa médica que se deseje efectiva Irvine (Irvine, 1997) recomendou as seguintes características fundamentais:

- Evidência de Liderança
- Existência de valores e *standards* claros
- Comprometimento colectivo pela Qualidade
- Empenho na aprendizagem pessoal e em conjunto – equipa
- Preocupação com cada membro, individualmente e entre si
- Cultura de responsabilização mas não de "culpabilização"
- Aceitação de revisão por pares externos
- Abertura à cerca do seu profissionalismo

Um aforismo útil que traduz e resume bem o que se pretende de uma equipa, enquanto condicionadora, ela própria de performance é aquele que refere que *"numa equipa, o conjunto deverá ser sempre superior à simples soma das partes"*.

Comunicação e Aprendizagem

Um dos aspectos fundamentais em qualquer equipa é o da comunicação, outro é o da aprendizagem e treino em equipa, treino orientado para tarefas específicas. Abordaremos ambos, de forma breve e em conjunto:

A comunicação é a mais valia essencial de qualquer equipa, a comunicação será inter-pares, do lider para com os membros da equipa e destes para com o lider. A comunicação será preferencialmente sem barreiras (barreiras que a excessiva hierarquia piramidal facilmente cria) e sempre exercitada numa atitude de cooperação, sem retraimentos e sem receios de culpa. As eventuais barreiras de relacionamento, os atritos inter-pessoais, não deverão obstar à fluidez da comunicação, cabendo à atmosfera geral no seio da equipa a facilitação para essa fluidez e cabendo, certamente, ao lider a atitude dirigida para que ela se mantenha sempre activa. Se é certo que um ambiente aberto favorecerá a comunicação, será fundamental a existência de uma linguagem simples, que todos percebam e com definições adequadas, para que as mensagens comunicadas passem. Naturalmente que os meios de comunicação, a disponibilidade de informação *"on line"*, a ilustração gráfica adequada, facilitarão o fluxo e a troca de informações dentro de qualquer equipa. A comunicação é tão importante para o funcionamento de qualquer grupo quanto o é para a promoção da segurança, pela evicção de erros. Com efeito, a falta de comunicação inter-pares foi detectada em cerca de 30% das equipas cirúrgicas, sendo responsável por erros e quebras de segurança em cerca de 1/3 destas. As falhas de comunicação envolveram fases e formas de comunicar bem diferentes, assim em cerca de 46% dos casos a comunicação deu-se no momento ou ocasião errada, logo a mensagem não passou, em 36% das situações o conteúdo era incorrecto e em 24% dos casos era o propósito, ou a audiência a quem a comunicação se dirigia que eram inapropriadas, impedindo a passagem correcta e eficaz da informação (Lingard, 2004).

Também no ambiente dos cockpits de avião a origem de acidentes e "near miss" poderá residir na falta de comunicação, com efeito num estudo por Helmreich, as causas mais comuns de erro na aeronaútica foram a falta de "compliance" com regras ou procedimentos, a falta de proficiência, a incapacidade de decidir ou de decidir bem, tendo havido em cerca de 50% dos casos défices de comunicação interpessoal (Helmreich, 2000). A comunicação é tão importante que deveriamos treiná-la especificamente, a esse respeito, o autor tem, ao longo dos anos e no cenário da cirurgia cardíaca, desenvolvido técnicas de comunicação muito simples cuja a prática tem revelado como seguras. Por exemplo, as ordens dadas ao perfusionista na entrada e saída de circulação extracorpórea são, desde há muitos anos e na equipa que dirigimos, sempre as mesmas: "*a linha arterial esta agora conectada e pode transfundir quando precisar*" a que o perfusionista responderá "*entendido*", ou então, "*entre em bypass agora*", a que o técnico responderá "*entrei em bypass – estou equilibrado*", etc...

Assim, por frases simples, sempre as mesmas e com respostas de confirmação, se consegue um código seguro de comunicar, comunicação que a existência de listas de verificação (checklists e briefings) tornará ainda mais fiável e segura.

O treino em equipa pressupõe, antes de mais, uma atmosfera de aprendizagem, baseada em boa comunicação e num correcto balanço entre *diálogo* (exploração livre e criativa de temas complexos) e *discussão (*apresentação e defesa de posições concretas e diferentes). Implica que se vençam as barreiras naturais que se opõem sempre à discussão e ao diálogo, tentando amortecer as diferenças, como sucede no chamada "group think", em que as decisões do grupo tendem a ser mais unânimes (tendência para ultrapassar diferenças por consenso) e a assumir maior nível de risco do que aquele que tenderíamos a assumir individualmente (Buchann, 1997). O desenvolvimento do ensino-aprendizagem é antes de mais uma obrigação ética e moral na equipa ou na organização, seja o ensino formal ou informal, seja estruturado ou não. Pela aprendizagem a equipa adquirirá a capacidade de mudar, inovando sempre, pelo que aprendizagem é, verdadeiramente, o garante da evolução. Se é certo que a atmosfera de aprendizagem é fundamental para esta nova filosofia colectiva de equipa, o treino (aprendizagem prática) deverá ser realizado também em equipa e sempre dirigido para a realização de tarefas concretas. Estas tarefas caiem invariavelmente nas áreas de competência geral que del Bueno descreveu: "Pensamento Crítico", "Área Técnica" e "Relações Inter-Pessoais" (del Bueno, 1990). Mais uma vez, o exemplo vem-nos do treino em equipa realizado nas cabines da aviação civil e de que este livro também trata em capítulo próprio. É tempo de adaptarmos esta metodologia também às nossas equipas cirúrgicas e ao ambiente dos blocos operatórios.

Liderança

> *"willingness to accept the risk of failure is one of the costs of leadership and, therefore, the price of all success"*
>
> H. SHAPIRO

A liderança é, sem dúvida, o elemento mais determinante da performance da equipa, respondendo ainda pela capacidade da equipa em evoluir e mudar sempre, por constante aprendizagem. O lider estabelece a visão futurista, a direcção do presente e o tom da organização. Ao lider compete inovar, fazer crescer e evoluir toda a equipa ou organização que lidera, assumindo riscos e aprendendo as lições.

Liderar é hoje muito *"saber estar com as pessoas"* e fazer com que estas possam atingir os objectivos designados, o lider perguntará o que pode fazer por cada um e pelo grupo que lidera para que possam ter êxito.

Ao lider não se aplicará o tão conhecido pensamento de Oscar Wilde – *"anybody can sympathize with the sufferings of a friend, but it requires a very fine nature to sympathize with a friend´s success"* – porque o lider terá a capacidade de, ao olhar na janela identificar facilmente o sucesso da sua equipa, reconhecendo ao espelho, como suas próprias, as falhas desta.

O lider será um verdadeiro impulsionador de comportamentos dirigidos e terá qualidades que se treinam e fazem hoje parte do que se conhece como o "portfolio do lider":

- *Carisma* – imagem forte que lhe confira "autoridade carismática" ou poder legitimado por reconhecimento
- *Capacidade técnica* – reconhecida por pares
- *Visão de futuro* – antecipação
- *Capacidade para acreditar* na organização e nos seus objectivos
- *Capacidade de influenciar comportamentos* – persuasão sem pressão ou exercício real de poder coersivo, usando antes o consenso e o acordo e recorrendo à relação de confiança emocional.
- *Capacidade para influenciar níveis externos acima da equipa* – influência externa

A JCAHO preconiza para o lider hospitalar as capacidades de Planear, Organizar, Motivar, Controlar e de Comunicar, qualidades que decorrem das características individuais acima preconizadas.

O Lider influenciará a performance de toda a equipa, não só no momento e pelo trabalho produzido, como num futuro a distância, pela evolução provocada. Esta é uma das diferenças fundamentais entre os "chefes" que abundam e os "lideres" que escasseiam.

Os conceitos de evolução e de mudança estão intrinsecamente associados ao perfil de um lider, sabendo-se que a aprendizagem, enquanto ferramenta de utilização comum na equipa, servirá o processo de mudança constante, mudança que se espera que o lider possa orientar.

Para que o lider consiga realmente liderar deverá possuir uma mistura certa de características intrínsecas e desenvolvidas, que parecerão, em certos casos, mesmo antagónicas entre si. O lider deverá assim ser visionário, possuindo do **artista** a capacidade de criar e a visão a longo prazo que abre as portas ao desenvolvimento sustentado. Deverá, no entanto, ser competente no que faz, um bom executor técnico, dotado de uma correcta visão imediata, caso a caso, esta será a sua vertente de **artesão**, que tão fundamental é para qualquer líder cirúrgico. Mas o lider não poderá passar, nos tempos que correm, sem a precisão, o cinzentismo, o perfil burocrático, administrativo, voltado para os ganhos imediatos, do **tecnocrata**. Todas estas componentes, a de artista, de artesão e de tecnocrata serão fundamentais para o lider, como preconizou deLeval a propósito do perfil desejável para o cirurgião académico (de Leval, 2001).

Em cada lider que conhecemos identificaremos uma ou mais das componentes referidas, idealmente, o lider deveria possuir um "gene" de cada, mas isso é raro. Por vezes, o lider será demasiado sonhador, outras vezes será pouco mais do que um bom técnico, outras ainda, será um puro burocrata... Artistas e artesãos relacionam-se bem e complementam-se mesmo, não havendo grande mal na sua associação, no entanto os tecnocratas tendem a destruir os artistas, porque não os compreendem tendendo a reduzi-los à sua aparente inconsistência prática, aliás de fácil demontração. Existe um grande risco para as organizações e para as equipas quando o lider é exclusiva ou dominantemente um tecnocrata, dado que, a prazo, o tecnocrata destruirá a inovação e o futuro da organização. O livro "The Drama of Leadership", por Patricia Pitcher, conta justamente o mau fim de uma companhia americana em que a presidência da empresa foi sendo progressivamente retirada aos "artistas" e dada a gestores com perfil rígido de "tecnocratas". Num prazo de quinze anos a companhia estiolou e morreu..., após ter eleito, sistemáticamente, o lucro imediato como estratégia e não como um resultado de longo prazo a atingir.

De igual modo, numa equipa cirúrgica que se pretende seja durável e progrida técnico-cientificamente, o lider deverá congregar a mistura ajustada das qualidades de artista, de artesão e de tecnocrata, sem se deixar conquistar por nenhuma em particular. Muito em especial, e nunca por nunca, deverá sacrificar uma liderança sonhadora a uma excessiva tecnocracia. Esta tentação é perigosamente fácil nos dias de hoje, em que a gestão e a administração da Saúde ganham peso crescente, quiçá excessivo?

Para finalizar, não será de mais dar ênfase ao papel que a equipa, como ponte reconhecida entre o factor humano e a organização, ou seja como pequena unidade organizacional, desempenha na performance gerada. Papel tão importante como este, só mesmo o de uma correcta liderança de equipas.

Factores Técnicos – "Hardware"

THE TECHNOLOGY OF MEDICINE HAS OUTRUN ITS SOCIOLOGY

HENRY SIGERIST

A Medicina à cabeceira do doente, enquanto prática *a solo,* deu hoje lugar a uma Medicina com forte pendor tecnológico, cujas realizações assentam invariavelmente em estruturas de elevada complexidade. As interfaces homem-máquina são uma componente dessa nova dimensão mas o equipamento em si mesmo condicionará, por certo, a performance.

Independentemente da diferenciação do equipamento, do seu *standard* e actualização, dois aspectos parecem fundamentais como condicionantes da performance: o desenho de segurança dos dispositivos e a familiarização com o seu uso.

A maior parte dos dispositivos médicos possui um desenho que toma em conta as mais exigentes normas de segurança, quer para utilizadores quer para doentes. Tal afigura-se imprescindível dada a conhecida tendência humana para o erro; tomemos o exemplo das máquinas de anestesia onde existirão obrigatoriamente alarmes de volume expirado, alarmes de temperatura, alarmes de fracção de oxigénio inspirado e de pressão máxima nas vias aéreas, tudo sendo permanentemente monitorizado. Os humanos são fracos nas funções de monitorização por longos períodos, tarefa que as máquinas realizam muito melhor e com menor falibilidade. Por outro lado, as próprias rampas de gases possuem códigos de cor diferentes e conectores distintos, que não permitem conectar a máquina às rampas erradas. Estes e outros exemplos fazem da tecnologia em Medicina uma tecnologia segura e esse é o caminho para a fiabilidade – "fiabilidade é um não evento dinâmico" – o que significa que resulta de uma atitude constante e activa para a não ocorrência de erros.

A elevada incorporação técnica na Medicina de hoje faz com que os erros que ocorrem se devam, invariavelmente, a uma má utilização das máquinas pelos humanos.

Tipicamente, os erros cometidos por humanos envolvendo a utilização de equipamentos dizem respeito a uma das seguintes causas:

• Desconhecimento das potencialidades, modo de funcionamento e técnicas de operação do equipamento.

- Uso indevido, aplicação do equipamento fora do contexto ou das indicações definidas para o seu uso
- Utilização excessiva de equipamento com acções secundárias nefastas, configurando uma forma de má utilização. É o caso da sobre-exposição ao Rx ou a radiação laser.
- Ausência de treino dirigido ao pessoal operante, em caso de equipamento recentemente introduzido.Esta será a forma mais comum de erro associado ao uso de equipamentos e poderá ser minorada com programas de treino dirigido a diferentes utilizadores, sempre que um novo equipamento é instalado. O impacto dessas acções de treino deverá ser avaliado a intervalos regulares e o treino repetido periodicamente, sempre que a maquinaria se altere ou o pessoal mude.
- Todo o novo equipamento deverá ter, em anexo, protocolos claros de funcionamento, que possam orientar as acções de formação e de treino e sirvam para consulta ulterior. A protocolarização é fundamental na prevenção dos erros em Saúde e assegura ainda a uniformidade de utilização dos equipamentos.
- Interface homem-máquina, operação de comandos, ergonometria, clareza de instruções, "feed-backs", etc...foi já mencionada acima. A maior parte dos equipamentos é hoje ergonómicamente perfeita e de uso seguro e amigável, mesmo assim existem situações de difícil adaptação, nomeadamente se os utilizadores possuirem eventuais dificuldades de operação. É o caso típico de daltónicos operando com monitores a cores ou de esquerdinos manipulando equipamentos standardizados (para dextros).
- Escusado será dizer que o "hardware" com que funcionamos deverá ter programas de revisão/manutenção que assegurem o seu funcionamento sem falhas. Para cada equipamento existirá um mapa de manutenção e um calendário de revisões, bem acessível a todos, onde se assinalem as verificações feitas e seja visível o que está em falta. Do mesmo modo deverá haver indicações para "trouble-shooting" e números de acesso para auxílio técnico especializado, em caso de emergência

A utilização do equipamento que nos rodeia será bem mais segura e contribuirá melhor para a boa performance, se os pontos acima definidos forem tomados em consideração.

Factores da Organização

A grande diferença no exercício da Medicina no século XI é sua elevada componente organizacional, característica que o trabalho em meio hospitalar tão bem ilustra. Com efeito, movemo-nos hoje numa teia de interdependências que envolvem sectores tão diferentes como o administrativo, o clínico (a nível individual e de equipa), o técnico e mesmo a sociedade. Em todos estes participantes existem, por sua vez, classes profissionais e hierarquias diferentes que se devem harmonizar entre si. É importante considerar que, independentemente dos múltiplos intervenientes, no processo de prever, diagnosticar e tratar, o alvo único dessa actuação combinada será um só e esse é o doente, como todo, como "pessoa". Não nos surpreende assim, a vulnerabilidade deste ao erro, que conduzirá facilmente ao evento adverso ou acidente em Saúde.

O Sistema – Organização, como um todo dinâmico, assume assim um papel relevante não só na performance como na segurança hospitalar. Quanto maior o pendor tecnicista do hospital ou da especialidade médica ou cirúrgica maior a importância da organização.

Duas vertentes devem, em nosso entender, ser previligiadas – a **eficiência organizacional** e a **segurança**.

A eficiência tem a ver com a obtenção de desempenhos no quadro das melhores relações de benefício-custo. Para obter prestações correctas a organização terá de ter um desenho adequado: a nível macro na concepção dos circuítos, no desenho das instalações, na escolha do equipamento, etc...

Para tal, será fundamental definir o "core-business" do hospital – as especialidades, o perfil de clientes, os objectivos a atingir, não desenhando ou concebendo toda a estrutura de forma abstracta, mas aceitando que a gestão se faz pela adequada aplicação prática de princípios gerais que nos levarão a atingir os objectivos propostos, utilizando para tal as pessoas – estas são verdades universais, tantas e tantas vezes subestimadas...

Muito da organização prende-se com as pessoas, sendo elas a mais valia fundamental no sistema, pessoas ao nível individual, mas muito em especial as pessoas enquanto equipa. Cada vez mais, o treino e a distribuição de tarefas se farão em equipa devidamente enquadrada por uma liderança correcta. Esta matéria foi já suficientemente abordada acima, sublinho no entanto, dois aspectos que, em termos de performance, se me afiguram fundamentais – o treino do *staff* para a realização de tarefas em equipa e a existência de protocolos escritos de actuação.

A consciência das vantagens do treino em equipa provêm da experiência com a preparação do pessoal de voo (vide capítulo mais adiante). O treino em equipa não só contribui para a eficiência global, como garantirá ainda os mais elevados padrões de segurança. Num bloco operatório, a preparação do pessoal será feita em conjunto, sendo uma equipa cirúrgica constituida por cirurgiões (cirurgião principal e assistentes), anestesistas, enfermeiros (instrumentistas e circulantes) e, por vezes também, por pessoal técnico. A tarefa é uma só, operar um doente, sendo que esta tarefa só se poderá levar a bom termo se houver convergência e sinergismo de actuações. Faz assim todo o sentido que, desde a preparação e treino, passando pela preparação e execução técnica, este grupo se reuna para definir tarefas individuais, combinar estratégias de actuação e, especialmente, planos alternativos de recuperação de acidentes. A introdução de protocolos escritos que sirvam de guiões de consulta e a realização de "check lists" e "briefings" iniciais, antes de começar qualquer caso, envolvendo todos os potenciais interventores é verdadeiramente crucial e deve ser prontamente adoptada por todos nós na rotina de qualquer bloco operatório. Esta atitude de constante recurso a normas escritas e à verificação de procedimentos (secundarizando o uso da a memória em favor do recurso à listagem escrita) é rotina no ambiente de cockpit mas permanece excepcional nos blocos de cirurgia; razão pela qual ai, os níveis de segurança se mantêm ainda abaixo do desejável.

Estas medidas tanto servem a eficiência como são verdadeiros "surrogate" de segurança e, de facto, não é em vão que se dirá que a segurança sai muito mais barata...

O papel do líder, que necessariamente terá de existir, é o de dinamizar este grupo (equipa) potenciando o que de melhor exista em cada membro (características técnicas e pessoais), num resultado final que traduza mais do que a simples soma dos contributos de cada indivíduo isoladamente. Uma liderança correcta adicionará assim valor à simples adição das partes e uma das componentes de uma liderança correcta será certamente a boa gestão de hierarquias. Esta compatibilizará a orientação do lider, enquanto permitirá, em simultâneo, "hierarquias planas" traduzidas na capacidade de tomar em conta os "inputs" dos mais novos e de outros estratos profissionais técnicos.

142 | RISCO CLÍNICO – COMPLEXIDADE E PERFORMANCE

A correcta definição e atribuição de tarefas é igualmente um objectivo importante que competirá ao lider promover e, sem a qual, cada membro terá dificuldade em saber posicionar-se. Esta definição, a ser correcta, tomará em conta a fadiga como factor de risco conhecido em cirurgia. Com efeito, existe nas equipas cirúrgicas uma natural resistência ao reconhecimento individual da fadiga, como é hábito estabelecido e patente na acumulação de turnos de trabalho. A fadiga está hoje identificada como factor de risco na prestação de cuidados, pelo que negar conscientemente esse facto será incorrecto, tal como será perigoso que não passemos a reconhecer a nossa própria fadiga. Quantas vezes as cirurgias são marcadas no final de uma lista, quando poderiam, com maior segurança ser transferidas para a manhã seguinte? As intervenções realizadas desnecessariamente fora do horário, apresentam seguramente um agravamento do risco, por erros humanos originados na fadiga mal percebida.

Para a dinâmica do grupo e para uma performance adequada, a comunicação será fundamental e à sua falta se atribuem hoje a maior parte dos erros e das ineficientes perdas de tempo em cirurgia. Estima-se, como já referimos atrás, que numa sala de operações se verifiquem falhas de comunicação em pelo menos 30% das equipas e que destas falhas de comunicação se originem quebras de segurança em cerca de 1/3 dos casos. As falhas de comunicação podem envolver o momento ou ocasião errada (cerca de 50%), o contéudo da comunicação (36%), o propósito ou intenção (24%) e a audiência (comunicação com quem não é relevante para a resposta ao problema) em 21% dos casos (Lingard, 2004). A comunicação assume assim um papel crucial na eficiência e segurança dos blocos cirúrgicos, pelo que deve ser alvo de atenção especial, nomeadamente por treino na arte de comunicar, pelo uso de estereotipos verbais simples com confirmação de resposta, pelo recurso a suporte informático e pela simplificação de tarefas de múltiplos passos humanos (adopção de sequências simples). Tomemos o exemplo seguinte como modelo de má comunicação num bloco operatório:

Durante uma cirurgia para transplante renal de dador vivo, duas enfermeiras e o anestesista tentam posicionar o doente na ausência do cirurgião, que deveria estar na sala. Interrogam-se entre si sobre qual a posição ideal para o doente. Em vão, dado que quem pode responder não está presente (erro de comunicação por defeito de audiência). Já durante a operação, após o início

da incisão, o anestesista pergunta ao cirurgião se pode dar o antibiótico pro-
filático – pergunta que traduz um erro de comunicação por ocasião errada,
já que as boas práticas mandam que o antibiótico seja ministrado até uma
hora da incisão na pele – o anestesista continua, perguntando ao cirurgião
se providenciara um lugar na UCI. Este responde que não, não deverá ser pre-
ciso e, de qualquer modo, pensava que a UCI estava cheia e que depois logo
se veria! O erro aqui é de comunicação – conteúdo. As enfermeiras circulan-
tes especulam entre si se será ou não preciso colocar gelo na tina que recebe
o orgão do dador vivo para transplante no receptor; nenhuma sabe ou tem
ideia, a discussão é inútil, não levará a nenhuma decisão. O erro, que aqui
mais uma vez, envolve a comunicação entre ambas, será de propósito, pois
nenhum resultado se alcançará...

A comunicação é uma mais valia fundamental a todo o sistema com boa performance; a comunicação é ainda o elo que cimenta o relacionamento em equipa. Deveríamos dedicar muito mais importância à comunicação no ambiente cirúrgico dos blocos operatórios.

Em resumo, quais as determinantes que no Sistema mais pesam na obtenção de performance? São a saber:

- O Investimento técnológico – actualização de equipamentos
- Dotação de pessoal – ratios de enfermeiros!
- Comunicação – rede informática geral
- Política de gestão de eventos nefastos – Gestão de Erros e Acidentes
- Equipa:
  - Liderança
  - Atribuição de tarefas
  - Gestão de tempos e reconhecimento da fadiga
  - Comunicação interna – inter-pessoal
  - Treino em equipa
  - Protocolos de actuação na rotina e em crise
  - "Checklists" e "Briefings" para realização de tarefas

Esta filosofia foi adoptada de há muito pela aviação civil e pelas organizações de elevada fiabilidade e é tempo de que o ambiente cirúrgico as adapte também.

A Segurança é outra área em que a organização pode e deve interferir. Como sabemos os erros são em cerca de 60% determinados por falhas ditas humanas, exercidas a título individual ou no seio de equipas.

Os restantes 30% a 40% dos casos ocorrem por falhas no Sistema em que nos movemos: esta é a teoria do Erro, popularizada por James Reason da Universidade de Manchester. Assume-se que, enquanto humanos, erraremos sempre, devendo insistir em sistemas organizacionais que desencorajem o erro humano e sobretudo, minimizem as suas consequências – esta vertente é a da recuperação dos erros e da inversão da tendência de acidente para "near –miss", por via da recuperação. Segundo Reason *"we can not change the human condition, but we may change the conditions under which human work"* Por outro lado, Reason popularizou a teoria multifactorial dos acidentes que estabelece que num dado sistema (leia-se bloco operatório) existirão múltiplas oportunidade de acidente, estas são falhas activas – os nossos actos pouco seguros, os erros humanos, existem contudo falhas latentes (mau desenho da organização, liderança pobre, mau esquema de trabalho, instalações deficientes, etc...). Estas por si só não causam acidentes, mas propiciam, criam "buracos" de segurança. Podem ainda no sistema, existir maior ou menor número de defesas ou mecanismos de recuperação (alarmes, UCI's, equipas de paragem cardíaca, etc.). Quando uma trajectória de acidente surge, será necessário o alinhamento de todos estes buracos de segurança, buracos em mudança constante, entre si, para que a trajectória de erros se complete e o acidente ocorra, por acumulação de falhas múltiplas.

Como se percebe a segurança assentará, fundamentalmente, na estrutura do Sistema e nos seguintes aspectos, a saber:

- Gestão de Eventos Negativos: Erros, "Near Miss" e Acidentes
  - Declaração de eventos, preferencialmente voluntária, sem culpas pessoais e orientada para o Sistema.
  - Levantamento do número de Eventos Negativos no Bloco Operatório
  - Análise dos acidentes por "Root Cause Analysis" - RCA (análise até ao 5º ou 6º nível de determinação de causalidade).
  - Análise prospectiva das trajectórias de acidente pelo método de "Failure Effect Mode Analysis" para a Saúde – HFMEA
  - Desenvolvimento de protocolos de recuperação dos acidentes – protocolos de crise.

- Cultura de Falibilidade

  Toda a estrutura do Bloco Operatório deverá aceitar a falibilidade potencial das pessoas e do seu Sistema. Negará, assim, a infalibilidade que só promove a ligeireza de actuações e impede a a análise séria dos erros, como mecanismo fundamental da aprendizagem de segurança.

  "*Síndrome de Sistema Vulnerável*". A síndrome de Sistema Vulnerável (SSV) consiste num conjunto de fraquezas "sistémicas" que tornam uma organização vulnerável à ocorrência de desastres (Reason, 2001). Para esta síndrome são necessários os seguintes sintomas:

  - *Transferência de Culpa* – consiste numa aderência excessiva à culpabilização individual, em caso de Erro. Consiste ainda na pessoalização das análises de erro e representa o maior obstáculo à boa gestão de eventos negativos, pois promove o ciclo do medo, que fomenta ainda maior fuga, logo menor revelação de erros e, finalmente, dificultará a promoção da Segurança.

  - *Negação de Evidência* – No dizer do cientista social Ron Westrum as sociedades serão de três tipos,– o tipo *patológico*, o tipo *burocrático* e o tipo *gerador* e é na gestão do Erro que as suas características diferenciadoras mais se expressam. Assim, as sociedades *patológicas* encobrem, impedem a divulgação dos erros, punem individualmente e, quando alguém denuncia, "matam o mensageiro". As sociedades *burocráticas,* a maior parte, não negam o erro, mas actuam colocando dificuldades à implantação de novas ideias, apostam mais em correcções locais do que na remodelação do sistema ou da organização. Finalmente, as sociedades *geradoras* são as que encorajam a observação, estimulam as conclusões objectivas e facultam abordagens sistémicas para a correcção das falhas observadas. E estes são comportamentos sociais que permitem a fiabilidade. Alguns administradores de topo, no âmbiente dos condicionantes da Saúde de hoje, com objectivos económicos muito exigentes, podem ter a tentação e agir de modo "patológico" ou "burocrático", persistindo na busca pura de eficiência e de ganhos imediatos. Isto conduz-nos ao chamado "Conceito Errado de Excelência", que assim terão, por visão em tunel, de objectivos que consideram, seriamente, como sendo os de excelência.

146 | RISCO CLÍNICO – COMPLEXIDADE E PERFORMANCE

• Conceito errado de excelência – Quando se consideram como índices de excelência indicadores puramente administrativos (tempos, taxas cancelamento,listas de espera, etc.) corre-se o risco de tomar como de excelência uma análise profundamente sectorial e redutora da realidade hospitalar. Esses indicadores podem dar ao gestor menos informado um "falso conceito de excelência". Ora a realidade da Saúde é de dinâmica complexa, pelo que será errado pensar linearmente. O que acontece acontece por mecanismos em rede e não como causa – efeito linear, simples. Ora os humanos mostram grandes dificuldades com raciocínios não lineares, pelo que a visão em túnel que se toma como de excelência, será sempre um risco. Este é um erro sistemático de muitas administrações na área da Saúde.

Para que um bloco operatório seja seguro deveremos detectar, em cada momento, sinais do "SSV". Lembremo-nos que as instituições seguras são as que recusam o conceito de infalibilidade e estão preparadas para analisar os seus próprios erros, numa perspectiva de sistema. Se identificarmos sinais de "SSV", e não é difícil, nem tão pouco raro, deveremos quebrar esse ciclo; para tal poderemos utilizar formas de aprendizagem organizacional em "ansa simples" ou "ansa dupla". Passaremos a exemplificá-los: se utilizarmos a chamada ansa simples, estudaremos um evento, acabaremos, invariavelmente, por identificar um qualquer erro humano determinante, que nos conduzirá a um culpado. Nesta fase desencadearemos o ciclo do medo e só contribuiremos para mais SSV... Por outro lado, a utilização, desejável, da chamada ansa dupla permitirá identificar os eventos nefastos como resultado do sistema, olhando não para quem as fez, mas para como puderam acontecer (procurando as suas causas remotas) e acabando por corrigi-las a nível superior. Esta perspectiva consegue combinar objectivos financeiros, de benefício--custo e de segurança é verdadeiramente, de Qualidade global – vide figura anexa

Quando os resultados, num bloco operatório ou num serviço cirúrgico, ficam aquém do desejado ou do esperado, a performance dir-se-á sub-óptima e será, então, útil avaliar as razões profundas para esse desvio. Vimos acima que um pensamento em "ansa dupla", que pondere não só as acções mas os pressupostos do sistema, será de preferir, na aprendizagem de segurança, mas será ainda útil listar as fases e os momentos

Capítulo 5. DETERMINANTES DA PERFORMANCE | 147

Aprendizagem nos Erros: Ansa Simples e Ansa Dupla

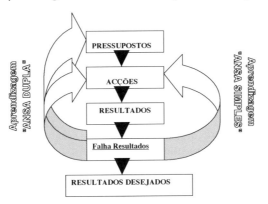

de todo o complexo dinâmico em que podem ocorrer falhas que afectem negativamente a performance (vide quadro anexo). Este quadro resume muito do que atráz se disse e facilitará o diagnóstico de vulnerabilidades num serviço cirúrgico.

Causas Multifactoriais para a Má Performance em Cirurgia

Níveis	Causas	Recuperações
Organização Saúde	• Falta de investimento • Más condições de trabalho para médicos e enfermeiros • Falta de "projecto" a nível macro	• Maior investimento SNS • Revisão estatutos proficionais, condições, remuneração, carreiras... • Reformas no SNS
Administração Hospitalar	• Escassez de enfermeiros – recurso a tarefeiros • Falta de equipamento técnico • Má organização, comunicação pobre	• Adequação de pessoal • Menor rotação de pessoal • Investimento – tecnologia • Investimento – redes de informação
Serviço Cirúrgico	• Deficiente atribuição de tarefas & responsabilidades ao pessoal • Não investimento no treino • Ausência de protocolos de actuação • Má comunicação entre departamentos	• Delegação adequada de tarefas: juniores e seniores segundo competências • Programas de treino • Protocolarização de actuações (espec. crises) • Canais de comunicação

148 | RISCO CLÍNICO – COMPLEXIDADE E PERFORMANCE

Decisões Pré-Operatórias	• Diagnóstico impreciso/incorrecto • Má comunicação inter pares • Conflitualidade entre objectivos: clínicos, administrativos e investigação • Deficiente marcação – distribuição de casos	• Comunicação, revisão, discussão e registo pré-op • Treino de comunicação pessoal – "briefings" • Clara definição de objectivos pela liderança • Marcação cirúrgica adequada - tempos e recursos: pessoal/organização

Problemas Intra--Operatórios	• Eventos Minor (pouco graves) Compensados ou não, ex:
	  ◦ Erros de exposição cirúrgica, instrumentação, comunicação, etc...
	• Eventos Major (gravidade!) Compensados ou não
		• Compensação: Sempre !
		  ◦ Atenção
		  ◦ Disciplina e Rigor
		  ◦ Linguagem clara
		  ◦ Campo operatório limpo
		• Compensação: Imediata !!
		  ◦ Conhecimento
		  ◦ Exploração
		  ◦ Equipa
		  ◦ Organização

(adaptado de Carthey 2001)

A "Variação Espontânea" como Condicionante do Resultado

José Fragata

Introdução

É indiscutível que os serviços de Saúde têm vindo a acrescentar complexidade crescente ao seu funcionamento. As doenças permanecem essencialmente as mesmas, as co-morbilidades são hoje muito mais pesadas, dada a idade avançada dos nossos doentes e a tecnologia, essa desenvolveu-se de forma maciça. Os procedimentos médicos e cirúrgicos são hoje mais elaborados, assentes em mais passos técnicos e certamente possuem muito maior incorporação tecnológica. Por outro lado, o modo como exercemos hoje a Medicina também se alterou; um médico trabalhando nos anos cinquenta no seu consultório com um ficheiro de doentes à mão, baseando-se no seu exame físico e num ou noutro teste que realizava, por exemplo, um exame radioscópico ou um electrocardiograma, e telefonando directamente a um qualquer especialista, quando entendia essa consulta como necessária, exercia uma prática *a solo* que nada tinha de complexo e muito menos se identifica com a prática médica dos nossos dias.

Na verdade, a Medicina é hoje exercida no seio de grandes grupos multidisciplinares, laborando num estrato organizacional muito complexo. As condicionantes de performance dos nossos colegas de há 50 anos nada têm a ver com as que nos condicionam hoje!

Num dado acto médico temos, por um lado, a doença, entidade biológica de distribuição normal (a distribuição normal implica que a maioria dos casos – 95% da população – esteja compreendida em torno da média e dois desvios padrão, segundo uma clássica curva de distribuição de Gauss). Por outro lado, teremos o conjunto das nossas actuações – a influência dos tratamentos, as múltiplas interfaces e interdependências que condicionam o resultado final. Desta equação, o parâmetro que melhor conhecemos é o do comportamento da doença e, mesmo assim, este é probabilístico, logo não totalmente previsível. Com efeito, quando dizemos a um doente que a sua probabilidade de sobreviver a uma operação é de 90%, damos-lhe uma ideia geral, mas nada lhe dizemos do seu caso concreto... Todas as outras componentes determinantes do tratamento não são, no verdadeiro sentido matemático do termo, nada mesmo nada, lineares. Será que o resultado de uma intervenção, por mais simples que seja, por mais competente que seja a equipa e o hospital, será totalmente previsível? Todos sabemos que não. Existirá sempre um factor que não controlamos, a que muitos chamarão acaso, outros sorte ou azar, mas que no final pode deitar tudo a perder. A popular lei de Murphy ilustra bem esta verificação que todos já fizemos – *"If anything can go wrong it will, and the thing that goes wrong will cause the most damage possible"*– um outro aspecto perturbador da nossa actividade é o da não linearidade entre causas e efeitos. Todos já percebemos, por experiência própria que a diferença entre um bom resultado clínico ou um grande desastre cirúrgico é, por vezes um gesto milimétrico, o saltar de um pequeno passo técnico ou, um pequeno erro. Tomemos, por exemplo uma cirurgia coronária que corre normalmente: realizam-se três anastomoses, o doente passa 48 horas nos cuidados intensivos, tem alta ao 5º dia pós-operatório e o procedimento custa cerca de quinze mil euros, correspondendo a um grau de expectativa e de satisfação, por parte do doente, que será total. Mas pensemos agora que, no decurso da operação em que tudo correu como descrito, o cirurgião, ao realizar a anastomose da artéria mamária interna para a artéria coronária descendente anterior colocou uma das suturas de nylon um milímetro ao lado do local próprio, estenosando (estreitando) a anastomose. A saída de circulação extra-corporal será difícil, o ECG (electrocardiograma) mostrará alterações, o cirurgião apercebe-se e corrige, atempadamente, o defeito, refazendo a anastomose e duplicando o enxerto com uma veia. Mesmo assim o doente sai do bloco operatório com apoio de uma contrapulsão mecânica - balão intra-aórtico - passa oito dias nos cuidados intensivos e tem alta ao fim de 16 dias, os custos passaram para cinquenta mil euros e o grau de satisfação é reduzido. Num cenário pior, mas bem possível, o uso do balão intra-aórtico predispôs a alterações isquémicas no membro inferior, que terminaram em amputação da perna e neste conjunto de complicações enxertou-se ainda um acidente vascular cerebral com hemiplégia. Os custos passam a ser astronómicos, as consequências são gravíssimas e o grau de satisfação negativo, com a família e o doente em litígio com o cirurgião e o hospital. A diferença de um milímetro numa anastomose condiciona, de forma totalmente não linear, um resultado totalmente diferente e as complicações que se seguem mantêm total não linearidade ou correspondência entre as suas causas e os efeitos que determinam.

Haverá, porventura, equações que traduzam ou prevejam este tipo de ocorrências? Vimos que estes relacionamentos não são lineares nem possuem exponencialidade previsível, sabemos que as doenças e mesmo os resultados dos tratamentos terão tradução probabilistica, a qual é semi-exacta, mas qual será o peso real da *incerteza* na determinação dos nossos resultados. Como médicos e homens de Ciência, não gostamos de falar em sorte ou em acaso e somos, naturalmente, avessos a factores que não entendemos cientificamente e, sobretudo, que não controlamos. Contudo eles existem e, pior do que tudo, determinam para além das nossas vontades, muito do que fazemos. Introduzimos assim e agora, uma determinante pouco conhecida – a Complexidade.

O filosofo René Decartes introduziu em 1619 o "método da razão", metodologia unificadora de toda a ciência, que o matemático Leibnitz na sua *Característica Universalis* completaria de forma a poder explicar toda a realidade humana – lei, ciência, política – por computação lógica. Estas teorias, de profunda racionalidade, assentes no silogismo lógico demonstrativo, assentavam na fractura do todo complexo nas suas determinantes mais simples. A associação linear destas partes permitiria, por sua vez, reconstituir o problema, sempre e no contexto de um verdadeiro determinismo linear. Sabe-se hoje que a realidade humana, no seu conjunto não é assim, mas antes, global, complexa, não determinista e tudo menos linear.

Toda a Medicina científica, logo desde Hipocrates, se achava, igualmente, alicerçada na decomposição de problemas que começam por se estudar (diagnóstico) para se optimizarem e resolverem (terapêutica), com base na dedução racional. Mas o que faremos se uma parte da equação nos for desconhecida? A nova ciência das Complexidades poderá ajudar, se não a resolver, pelo menos a compreender melhor este problema da gestão das incertezas, não só em Saúde como em tantas áreas de actividade humana e do conhecimento.

A Ciência da Complexidade

James Gleick no seu livro "CAOS" (Gleick, 1987) aludiu ao que se conhece da meteorologia como fenómeno da borboleta – uma borboleta voando sobre a selva da Amazónia bate as asas três vezes e coloca em marcha um conjunto de acções, que ampliadas, determinam uma tempestade, horas mais tarde, sobre Chicago. Da próxima vez que a borboleta bater as asas nada acontecerá.... Este é o exemplo da influência do micro sobre o macro, numa dimensão cósmica. Na natureza, por exemplo, a relação entre predadores e presas será gerida por processos de auto regulação, de base complexa, ainda mal entendidos, mas capazes de uma forte autodeterminação por "feed-backs" de ansa recorrente, sempre determinados por condições iniciais, que vão mudando. Da alteração, pequena, destas condições resultarão, contudo, acontecimentos ou "outcomes" finais muito distintos. Assim sucede também, por exemplo com os regimes hemodinâmicos turbilhonares – uma anastomose (ligação) em ângulo recto entre dois vasos determina um choque de moléculas circulantes e de células sanguíneas, que realizam um fluxo turbilhonar (não linear). Estes fluxos são geridos por equações do tipo das descritas por Navier-Stokes e regem-se por índices hemodinâmicos denominados de Reynolds. Estes são regimes hemodinâmicos, difíceis de entender, simulando o regimen do "caos", mas em que a circulação se realiza, seguindo numa dada direcção. Quando se agita um frasco com partículas em suspensão geram-se movimentos "brownianos", que são do mesmo tipo (sequência de deslocamentos muito pequenos mutuamente dependentes e isotrópicos, ou seja, todas as direcções possuem a mesma probabilidade de ocorrer). Os complexos sistemas técnico-sociais da Saúde são, nos seus relacionamentos determinantes, do mesmo tipo, são sistemas que se auto-organizam, dependem de determinantes iniciais que podem mudar, que se baseiam em "feed-backs" e condicionam resultados imprevisíveis muito diversos. Estes sistemas são chamados Sistemas Complexos e regem muito daquilo que mal entendemos ainda hoje à escala universal.

Um *sistema adaptativo complexo* define-se como um conjunto de agentes individuais com liberdade para agir num conjunto possível de modos que não são sempre totalmente previsíveis e estas acções acham-se interligadas, de modo a que as alterações de um agente conseguem mudar o contexto para todos os outros. Alguns exemplos são o comportamento do sistema imune, o comportamento de uma colónia de formigas ou o de um cardume de peixes no mar, a dinâmica da bolsa de valores, a relação entre presas e predadores na natureza ou mesmo a dinâmica dos mercados financeiros (Zimmerman, 2001)

Uma característica deste tipo de organizações é a indefinição das suas fronteiras ou limites, dado que membros de um sistema pertencem, simultâneamente, a outros e este facto faz com que uma mudança, num só passo, possa afectar outros passos, de outros agentes num local diferente, levando assim a que possam surgir resistências à mudança. Por exemplo, quando pretendemos num bloco operatório prolongar um pouco as sessões cirúrgicas para além do estabelecido, deveremos ter em conta que tal pequena mudança fará com que algum do *staff* altere também as suas horas de saída e, logo assim, os compromissos funcionais que possam ter noutros pontos ou sistemas, como por exemplo outros empregos, em casa, no ir buscar os filhos ao colégio, etc.... E isso desencadeará resistências. Por outro lado, os agentes de um sistema operam nele mediante regras internas, nem sempre explicitas - modelos mentais, regulamentos, o instinto, etc... e os hospitais são disso um bom exemplo. Têm inata a capacidade de auto-adaptação em função do tempo, numa dinâmica de mudança que é determinada pela contínua mutação das condições iniciais, a qual condicionará comportamentos diferentes.

Uma outra característica destes sistemas é a sua não linearidade, que está, por exemplo, presente na previsão meteorológica. O meteorologista Edward Lorenz, que introduziu o "efeito borboleta", chamava a atenção para o facto da meteorologia não ser totalmente caótica (se o fosse, as previsões seriam ainda mais falíveis do que aquilo que são!). Na meteorologia, como em outros sistemas complexos não lineares, parte-se de um padrão, que tem a ver com a estação do ano, a época, a região, as frentes, factores que se chamam atractores e que estão associados a comportamentos característicos, algo previsíveis, sendo na realidade o "pano de fundo" para a variação. A dinâmica do sistema, a sua adaptabilidade expontânea resultará do jogo dos diferentes atractores, assim os atractores de ponto fixo, em equilibrio (por exemplo um pêndulo parado) e os atractores periódicos (por exemplo um metrómeno) condicionarão alguma previsibilidade, enquanto os atractores caóticos são aperiódicos, não se repetem, possuem estrutura fractal (elementos pequenos), dependem das condições iniciais, geram mudança imprevisível e tipificam o caos (efeito borboleta). Todas estas características tornam um sistema deste tipo realmente imprevisível nos seus comportamentos, apesar de existir, normalmente um dado padrão de comportamento base. Assim sendo, o único modo de perceber como se irá comportar será mantê-lo sob observação, já que se torna impossível equacionar e prever com segurança o seu padrão específico de actuações.

Todos estes sistemas complexos possuem elevada capacidade de inovar e de progredir, por auto-organização, veja-se, por exemplo, o que sucede com as colónias de térmites – sabe-se que são, em conjunto, capazes de construir as maiores colónias do planeta (relativamente ao seu tamanho), sem que exista um arquitecto, um plano. Existe sim um mesmo padrão de actuação local, imitado por muitos indivíduos na colónia, que se repete, numa clara auto-organização, para atingir o objectivo, que é a construção da colónia de térmites. Um cardume de peixes em movimento comporta-se de igual modo, ou seja, evolui em direcções não previstas, sem um lider, por auto-organização, que ao seu nível será uma forma de inovação.

Para Stacey (Stacey, 1996), os comportamentos adaptativos seriam ditados pelo balanço maior ou menor entre *concordância* e *certeza* para uma dada mudança. Assim, um elevado grau de concordância associado a um elevado grau de certeza permitirá uma adaptação simples, isto é linear (do tipo "dois mais dois são quatro"), enquanto um grau de concordância baixo associado a um grau de incerteza também baixo determinará um Caos. No meio, graus de concordância e de certeza intermédios determinarão comportamentos complexos, parcialmente previsíveis na "margem do caos". Quanto mais baixo o nível de concordância e de certeza, mais próximo do "caos" nos encontraremos e, para Langton (Langton, 1989) a maior parte das vezes os sistemas complexos encontram-se na margem do "caos", vide figura

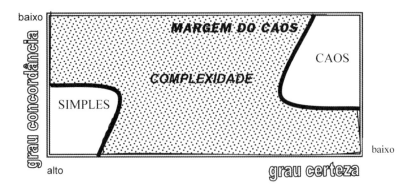

Nos sistemas de Saúde, parte da adaptação à mudança é feita segundo o diagrama de Stacey. Tomemos, por exemplo, a alteração de rotinas num

Bloco Operatório – algumas decisões serão baseadas em evidências inquestionáveis, com elevado grau de concordância e de certeza e que todos aceitam de forma linear, é o caso da mudança da técnica de desinfecção do campo operatório, seguindo um protocolo cientificamente testado, que se passa a adoptar com total linearidade de um momento para o outro. Outra dimensão será a adopção de novas regras de liderança que interessam a diversos elementos do staff e requerem um elevado contributo organizacional; aqui a concordância e a certeza são variáveis e a decisão é complexa, decorrendo segundo as leis da auto-adaptação em sistemas complexos, ou seja na "margem do caos". Quanto pior for a organização, pior for a definição de tarefas e mais débil a liderança resultante, mais próxima da organização caótica nos encontraremos.

A designação "margem do Caos" provem do Instituto de Santa Fé nos EUA e diz respeito a um momento crítico na evolução de um sistema dinâmico complexo em que a possibilidade de emergência de padrões de adaptação diferentes é máxima. A inovação é facilitada no quadro da "margem do caos", ou seja na fronteira entre demasiada complacência e excessiva rigidez.

Geometria Fractal e Cuidados de Saúde

O matemático francês Benoît Mandelbrot (Mandelbrot, 1998) introduziu a geometria fractal para caracterizar formas indefinidas no universo. Fractal, do latim *fractus,* quer dizer irregular ou quebrado e a associação, mais ou menos caótica de fractais, permite definir formas irregulares, como por exemplo a espuma, que parece apresentar uma forma extrema de desordem natural, ou de caos, mas que resulta afinal da hierarquização de fractais (as pequenas bolhas de espuma). O movimento browniano, como a associação fractal de elementos singulares regem-se por regras matemáticas, que não abordaremos, naturalmente, aqui mas que permitem imitar imagens do real por meio de fórmulas. Isto é verdade para descrever costas marítimas, nuvens, ramos de arvores ou galáxias, partindo de pequenas unidades que se auto-organizam a nível micro, para produzir uma macro estrutura. Realidades como as flutuações das bolsas na economia mundial, cuja dinâmica teima em escapar-nos, podem ser explicadas por uma base geométrica fractal. Tomemos o exemplo dos preços competitivos submetidos a dois tipos de forças de influência (atractores): as variações de forma contínua, em resposta às quantidades exógenas e as variações por antecipação, que são bruscas. O crescimento dos preço é uma variável aleatória cuja variância é infinita e quando estudada por um intervalo de tempo revela multi-fractalidade e uma forma de organização em "caos determinístico" (organização do tipo da presente no movimento browniano de partículas em suspensão, e que teremos dificuldade em não considerar aleatória).

Cabe aqui abordar agora o tema do chamado "acaso puro".

A fractalidade organiza-se com base na física estatística, a qual se rege por equações matemáticas – as equações de Navier – Stokes, que caracterizam os fluxos turbilhonares. No entanto, estes também se regem pela teoria das probabilidades, que lhe parecerá antagónica, mas será antes complementar. Ora na teoria das probabilidades caberá facilmente, a dimensão do acaso...

As mudanças que ocorrem em sistemas complexos, como os da Saúde, são mudanças de auto-organização fractal, suportadas por uma qualquer organização estatística, traduzidas com equações que conhecemos ainda mal e assentes em teorias de probabilidade, essas verdadeiramente aleatórias e baseadas no acaso – seja de sorte ou de azar. A teoria da complexidade caracteriza-se exactamente pelo jogo de componentes interactivos, não lineares, fenómenos emergentes de mudança contínua ou descontínua, gerando resultados finais imprevisíveis. Na margem do caos, a associação de fractais produzirá as mudanças e adaptações que consideramos como incertas e são para nós imprevisíveis.

Perguntará o leitor o que tem toda esta discussão de "física ligeira", levada a cabo por um cirurgião, a ver com a organização da Saúde? Tem e muito. Com efeito, o sistema de Saúde, o microcosmo de um bloco, de um serviço ou de um hospital é constituído por inúmeros elementos micro ou fractais (que somos todos nós peças do sistema), que modelam a sua forma conhecida a nível macro, elementos que mudam e se adaptam permanentemente de modo ora linear ora complexo e, por vezes, mesmo caótico. Estes elementos que somos nós e as nossas actuações comportam-se, quiçá de forma "browniana" ou mesmo turbilhonar, auto adaptando-se em cada momento, por alteração de alinhamentos iniciais e sob a influência de *feed-backs*, ansas recorrentes, etc..., movendo-se quer de forma linear, quer na orla da complexidade ou mesmo de forma totalmente aleatória – ou seja, no caos.

É possível que os nossos comportamentos possam um dia vir a ser explicados por complexas equações estatísticas, mas não serão menos explicados pelo acaso de um qualquer caos determinístico que nos escapa ainda.

Como se já não bastasse tudo o que não entendemos na relação causa-efeito em Saúde, existirá ainda o papel do acaso. Na Medicina as nossas actuações e o resultado destas na determinação de "outcomes" movem-se entre a linearidade científica de uma prática baseada em evidências e o caos determinístico, verdadeiramente aleatório. No meio encontra-se a área dos comportamentos complexos, relações interpessoais, organizacionais, interdependência entre doenças e tratamentos, entre máquinas e operadores, etc... Esta área é menos aleatória do que a do caos, onde domina a incerteza e não existe a concordância. Talvez um dia venhamos a conhecer as determinantes da complexidade, como os físicos conhecem hoje já as equações das turbulências ou as leis da organização fractal. Assim passaríamos a poder prever os nossos comportamentos na organização da Saúde, como se prevêem as trajectórias incertas das moléculas ou de forma cada vez mais próxima, as variações do tempo. Entretanto parecerá importante reter a ideia da complexidade e não esquecer que tantas e tantas vezes os nossos resultados sofrem o efeito incerto do aleatório que é o "caos". O nosso papel é o de tentar que as nossas actuações, individuais ou em grupo, se orientem mais pela linearidade, que é previsível, do que pelo "caos" que é incerto.

Numa estrutura hospitalar as actuações são em cadeia, num bloco operatório, o realizar de uma simples gazimetria arterial (exame de gases do sangue) implica que o anestesista colha a amostra, saiba picar a artéria, possua material correcto, acondicione a amostra, que alguém leve a amostra, rapidamente ao laboratório, que as máquinas no laboratório estejam calibradas, que o técnico esteja disponível para processar prontamente a amostra e que o resultado, se a máquina o der correctamente, seja transportado, de imediato ao bloco operatório, para ser lido por quem saiba interpretar o teste e possa actuar em conformidade... Para um gesto tão simples o número de actores e de passos é enorme, a oportunidade de falhas será também enorme. Cada passo é um fractal e cada elemento, se organizado de forma diferente afectará o resultado. Pensemos, num cenário teórico, que o estafeta que leva a análise ao laboratório central se perde no caminho e leva tempo a mais; a amostra poderá deteriorar-se e o resultado será diferente. Com base num resultado pouco fiável, o anestesista actua mal e o resultado final é adverso prejudicando o doente.... Esta cadeia de organização fractal dependerá assim de cada passo, de cada interventor, bastando um mau alinhamento inicial momentâneo para que a cadeia se amplifique num mau resultado. Todos somos assim importantes na equipa, no que toca à produção de um dado resultado e o doente é o elemento fixo, único na dinâmica de adaptação desta enorme mole fractal que são os cuidados de Saúde.

As variações que ocorrem parecem resultar do acaso, com uma periodicidade talvez existente mas que não detectamos, e que se devem ao "ruído de fundo do sistema" – são as chamadas *variações de causa comum*, que dificilmente podemos corrigir, a não ser por uma nova engenharia do sistema organizacional (tal como o cardume de peixes que se move a uníssono sem orientação aparente, mas com harmonia direccional). Aqui e ali, ao longo do tempo surgem variações episódicas, relacionadas e relacionáveis directamente com actuações individuais – são as *variações de causa especial*. Estas são de causa externa, extra-sistema e corrigem-se actuando pontualmente sobre os indivíduos. São estas que nos interessam mais, por serem mais fáceis de corrigir. Temos que ter em conta que em ambas as situações, mas sobretudo na primeira, a complexidade e o caos determinarão muito do resultado obtido, não podemos também esquecer, em abono do papel do nosso próprio cometimento, o velho aforismo cirúrgico anglo-saxónico sobre a sorte ou o azar na profissão – *"the more you work, the luckier you get..."*

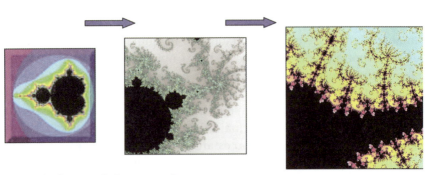

Como da Associação de Fractais se geram as formas complexas – uma teoria unificadora à escala cósmica.

Fractais (equação): $z_{n+1} = z_n + c$

Como lidar com o "incerto" na Medicina ?

Em Medicina o resultado final (R) é função complexa da Doença e Co-Morbilidades (D&CoMb), da Dificultade Técnica (D), da Performance Individual e Organizacional (PI&PO) e do "Acaso (Ac). A intercepção entre a complexidade/dificuldade e a performance será o Risco que cada doente corre.

$$R = f (D\&CoMb) + (D) + (PI\&PO) + (Ac)$$

A doença e as co-morbilidade são entidades biológicas e distribuem-se segundo uma variação normal (tipo curva de Gauss), a dificuldade não varia, é constante para cada procedimento em qualquer local. A performance possui uma base determinante humana (individual e de equipa) e uma determinante organizacional, sendo a sua decomposição muito difícil, sendo que a performance é uma variável. O acaso prende-se com os 15% da variação (valor proporcional sugerido por Gareth Morgan para a influência da incerteza). Estes condicionantes afectarão o "jogo" dinâmico e complexo de todo o sistema "Saúde", mas como variam todos estes elementos entre si no seu conjunto?

A variação da doença e os efeitos dos tratamentos, sobretudo os que se baseiam em evidência, encontram-se na zona linear onde *concordância* e *certeza* assumem um grau elevado de determinação, isto é, os resultados são previsíveis, não a cem por cento, pois tal não existe em Biologia, mas com intervalos estreitos de confiança, ou seja, com fiabilidade elevada. Quando se inicia a contribuição humana a fiabilidade reduz-se quer a nível do indivíduo quer no cosmos organizacional, dado que, o relacionamento humano é por natureza "gerador". Gerador de adaptação e de mudança, muito no exemplo da evolução genética de que provimos; com efeito os algoritmos genéticos usam a mistura de material genético diferente, na reprodução sexual, nas mutações expontâneas ou na selecção natural para chegar a soluções de mudança. Assim, numa organização, num hospital, por exemplo, a inovação surgirá, imprevisivel, da adaptação a novas situações geradas pelo grupo.

Muitos dos nossos comportamentos num hospital desenvolvem-se com grandes graus de incerteza e de concordância, na margem do caos, mas esta incerteza, se tem como inconveniente a sua imprevisibilidade, terá como vantagem inequívoca a capacidade de inovar e progredir.

160 | RISCO CLÍNICO – COMPLEXIDADE E PERFORMANCE

Partindo de um padrão previsível (a probabilidade estatística de uma cirurgia correr bem), passaremos à variação aleatória (random variation) imposta pela fractalidade do sistema. As pequenas partes ou contributos (participações humanas, comportamentos, organização, erros, imponderáveis...) irão associar-se, na orla do caos, onde a concordância é escassa e a incerteza passa a reinar. Estas determinantes ou atractores irão auto-organizar-se segundo leis desconhecidas (mas existentes, dado que existirá uma ordem que subjaz ao caos – (Gleick, 1987), para evoluírem em direcções inesperadas, ditadas pelas condições iniciais, guiadas por *feed-backs* internos, do grupo e relativamente indiferentes às condicionantes externas. Estas cadeias de dinâmica complexa produzirão resultados imprevisíveis a distância e acabam por condicionar o resultado. Quanto maior a incerteza e menor concordância mais nos afastamos da previsibilidade. Idealmente ambas deverão co-existir em doses moderadas para que o resultado não sendo 100% previsível e mantendo-se na orla do caos, sirva o propósito de inovação sem cair na aleatoriedade do caos. Esta é a base necessária da criatividade que subjaz à inovação em Medicina.

O papel da organização é esse mesmo, o de retirar aos humanos a capacidade de se moverem na incerteza e na discordância, tão ao estilo humano, para se regularem por regras que limitem essa auto-adaptação que nos é genética. Os protocolos, as regras, a distribuição de tarefas, servem esse mesmo propósito, contudo não será prudente limitar em demasia a creatividade, pois essa limitação conduzirá ao cinzentismo tecnocrático e burocrático, muito preciso, mas pouco criativo.

O papel dos liders é o de compatibilizar a vertente visionária, imprevisivel e criadora do artista, que deverá ser também artesão, com a tecnocracia, que sendo cinzenta, não deixa de ser imprescindível para assegurar, de modo previsível e com fiabilidade, a rotina. A verdadeira liderança, como dizia Patrícia Pitcher no seu livro *"The Drama of Lidership"* reunirá um pouco dos três: do artista, do artesão e do tecnocrata, mas o tecnocrata não deverá ser nunca quem fica a comandar, se para além do essencial rigor técnico se desejar também a inovação, dado que a esta subjaz sempre a imprevisibilidade e esta é característica dos artistas...

Qual será a percentagem de incerteza na prática de cada cirurgião? De um modo geral a previsibilidade aumentará com a experiência, sendo este facto verdade para o cirurgião individual como para o hospital em que exerça a sua actividade, dai as discutidas relações entre o volume de casos e a performance.

Quanto mais concentrada a experiência, num só cirurgião, menor a variabilidade de causa especial e maior a sua previsibilidade de resultados, mas quando entra a equipa e o hospital, e isso é hoje a regra, maior a probabilidade de comportamentos criativos, maior é o peso, bom ou mau, da organização institucional. Se é certo que podemos reduzir (não abolir), com experiência concentrada, a variação de causa especial (contributos técnicos indviduais ou "factor humano de erro"), não deixaremos de ter a variação de causa comum (ruído de fundo) devida à incerteza dos comportamentos na margem do caos. Essa variação é a que representa a humanidade colectiva do sistema, colige todos os erros que ninguém explica, aqueles acidentes que nunca imaginariamos: a compressa esquecida, o alinhamento de uma trajectória de acidente fatal que pareceria a mais improvável, mas que aconteceu naquele dia em que o cirurgião que ia operar delegou mal a sua tarefa, em que a enfermeira da sala adoeceu e ficou, em substituição, uma enfermeira mais nova e em que, por azar, o doente simples que deveria ser operado foi cancelado, para entrar, no último minuto, uma urgência!... Tudo isto, de que ninguém teve verdadeiramente a culpa directa, para um resultado, inexplicavelmente fatal.

O único modo de lidar com este tipo de variações, ditadas pelo "acaso" será o de amarrar a nossa estrutura organizacional a regras que limitem a variação, os improvisos, as actuações no seio do grupo, por conta própria e nos vinculem a regras de segurança. Parecerá bem mais perigoso deixar actuar o grupo "em roda livre", sem liderança própria, do que permitir a natural creatividade de cada um de nós. Curiosamente, é mais fácil impor previsibilidade a um elemento "fractal" do grupo, por exemplo, um cirurgião experiente, do que a toda a organização em conjunto. A realidade, é da auto-organização de "fractais" que se gera a auto mudança adaptativa e se determina a imprevisibilidade, sendo esta mais uma razão pela qual a nossa ênfase deverá ser centrada na equipa e na organização e talvez menos no indivíduo, de forma isolada.

Mesmo assim, reduziremos, talvez, a decisão incerta, mas não a aboliremos nunca, pois não escaparemos ao determinismo caótico do universo em que estamos inseridos.

162 | RISCO CLÍNICO – COMPLEXIDADE E PERFORMANCE

BIBLIOGRAFIA

Aggarwal R, Undre S, Moothy K, et al. *The simulated operating theatre: comprehensive training for surgical teams.* Qual Saf Health Care 2004;13:i27-i32

Bann SD, Khan MS, Darzi AW. *The measurement of surgical dexterity using motion analysis of simple surgical tasks.* World J Surg 2003; 27:390-394

Bann S, Khan MS, Datta V, et al. *Technical performance: relation between surgical dexterity and technical knowledge.* World J Surg 2004;28:142-147

Bartle EJ, Sun JH, Thompson L, et al. *The effects of acute sleep deprivation during residency raining.* Surgery 1988; 104:311-6

Buchann D, Huczynski A. *Organizational Behaviour.* Prentice Hall, Europe, pp 178-89.

Carthey J, de Leval MR, Reason JT. *The human factor in cardiac surgery: errors and near misses in a high technology medical domain.* Ann Thorac Surg 2001; 72:300-5

Datta V, Mackay S, Gillies D, et al. *Motion analysis in the assessment of surgical skill.* Comput. Methods Med Biomed Eng 2001; 4:515-523

Datta V, Mackay S, Mandalia M, et al. *The use of electromagnetic motion tracking analysis to objectively measure open surgical skill in the laboratory based model.* J Am Coll Surg 2001:193:479-485

del Bueno D, Griffin LR, Burke SM, Foley Ma. *The clinical Teacher: A critical link in competence development.* J Nurs Staff Develop 1990;6:135-138

deLeval MR, Carthey J, Wright DJ, et al. *Human factors and surgical outcomes: a multicenter study.* J Thorac Cardiovasc Surg 2000; 119:661-72

deLeval M. *From art to science: a fairy tale? The future of academic surgery.* Ann Thorac Surg 2001;72:9-12

Ellman PI, Law MG, Tache-Leon C, et al. *Sleep deprivation does not affect operative results in cardiac surgery.* Ann Thorac Surg 2004; 78:906-11

Falk V. *Manual control and tracking – a human factor analysis relevant for beating heart surgery.* Ann Thorac Surg 2002;74:624-8

Fragata J, Martins L. *Erro em Medicina.* Almedina, 2004

Gaba DM, Howard SK. *Fatigue among clinicians and the safety of patients.* N Eng J Med 2002; 347:1249-55

Gallagher AG, Richie K, McClure N, et al. *Objective psychomotor skills assessment of experienced junior and novice laparoscopists with virtual reality.* World J Surg 2001; 25:1478-1483

Gleick J. *Chaos.* New York: Viking Penguin (1987)

Goff BA, Lentz GM, Lee D, et al. *Development of an objective structured assessment of technical skills for obstetric and gynecology residents.* Obstet Gynecol 2000; 96:146--150

Goldman LI, McDonough MT, Rosemond GP. *Stresses affecting surgical performance and leaning. I. Correlation of heart rate, electrocardiogram and operation simultaneously recorded on videotapes.* J Surg Res 1972; 12:83-6

Goldstone AR, Callaghan CJ, Mackay J, et al. *Should surgeons take a break after an intraoperative death? Attitude survey and outcome evaluation.* BMJ Feb 2004; 328: 379

Grantcharov TP, Bardram L, Funch-Jensen P, et al. *Laparoscopic performance after one night on call in a surgical department: prospective study.* BMJ 2001; 323:1222-23

Haynes DF, Schwedler M, Dyslin DC, et al. *Are postoperative complications related to resident sleep deprivation?* South Med J 1995; 88:283-9

Helmreich R. *On error management: lessons from aviation.* BMJ 2000;320:781-785

Holzman RS, Cooper JB, Gaba DM, et al. *Anesthesia crisis resource management: real-life simulation training in operating room crises. J Clin Anesth 1995;7:675-87*

Irvine D. *The performance of doctors.* II: Maintaining good practice, protecting patients from poor performance. BMJ 1997;314:1613-1615

Izzat MB, El-Zufari MH, Yim AP. *Training model for "beating-heart" coronary anastomoses.* Ann Thorac Surg 1998;66:580-1

Landrigan CP, Rothschild JM, Cronin JW, et al. *Effect of reducing interns' work hours on serious medical errors in intensive care units.* N Eng J Med 2004;351:1838-48

Langton CG. *Artifical life. Proceedings of the Santa Fe Institute. Studies in the sciences of complexity.* Vol. 6. Redwood City, CA: Addison-Wesley, 1989

Lingard L, Espin S, Whyte S, et al. *Communication failures in the operating room: an observational classification of recurrent types and effects.* Qual. Saf. Health Care, Oct 2004; 13: 330 – 334

Lingard L. *Communication in Surgical Teams.* Qual Saf Health Care 2004; 13:330-34

Lockley SW, Cronin JW, Evans EE, et al. *Effect of reducing interns weekly work hours on sleep and attentional failures.* N Eng J Med 2004;351:1829-37

Mandelbrot B. *Objectos Fractais.* Gradiva, 2ª Edição, 1998

Nyssen AS, Hansez I, Baele P. *Occupational stress and burnout in anaesthesia.* Brit J Anaesth 2003;90(3):333-337

Patient and Physician saftey and protection Act of 2003. Library of Congress. Washington DC

Pickersgill T. *The European working time directive for doctors in training.* BMJ 2001;323:1266

Reason JT. *Human Error – Models and management.* BMJ 2000;320:768-770

Reason JT, Carthey J, de Leval MR. *Diagnosing "vulnerable system syndrome": na essential prerequisite to effective risk management.* Qual Saf Health Care 2001;10:ii21-25

Reznick R, Regehr G, Macrae H, et al. *Testing technical skill via an innovative "benchstation" examination.* Am J Surg 1997;173:226-230

Rosser JC, Rosser LE, Savalgi RS. *Objective evaluation of a laparoscopic surgical skill program for residents and senior surgeons.* Arch Surg 1998;133:657-661

Schuneman AL, Pickleman J, Hesslein R, et al. *Neuropsychologic predictors of operative skill among general surgery residents.* Surgery 1984;96:288-295

Schuneman AL, Pickleman J, Freeark RJ. *Age, gender, lateral dominance and prediction of operative skill among general surgery residents.* Surgery 1985;98:506-515

Seinfert BC. *Anaesthetic departments need action plans to deal with such carastrophes.* BMJ 2001;323:311-2

Sexton JB, Thomas EJ, Helmreich RL. *Error, stress and teamwork in medicine and aviation: cross sectional surveys.* BMJ 2000;320:745-9

Silber JH, Rosenbaum PR, Sanford Schwartz J, et al. *Evaluation of complication rate as a measure of quality of care in coronary artery bypass graft surgery.* JAMA 1995;274:317-23

Smith JC, Jones MW. *Surgeons' attitudes to intraoperative death: questionnaire survey.* BMJ 2001;322:896-7

Spencer F. *Teaching and measuring surgical techniques – the technical evaluation of competence.* Bull Am Coll Surg 1978;63:9-12

Stacey RD. *Strategic management and organisational dynamics.* London: Pitmann Publishing, 1996

Stone MD, Doyle J, Bosch RJ, et al. *Effect of resident call status on ABSITE performance.* Surgery 2000;128:465-71

Stone R, McCloy R. *Ergonomics in medicine and surgery.* BMJ 2004;328:1115-1118

Taffinder N, Sutton C, Fishwick RJ, et al. *Validation of virtual reality to teach and assess psychomotor skills in laparoscopic surgery: results from randomised controlled studies using the MIST VR laparoscopic simulator.* Stud Health Technol Inform 1998;50:124-130

Taffinder NJ, McManus IC, Gul Y, et al. *Effect of sleep deprivation on surgeons' dexterity on laparoscopy simulator.* Lancet 1998;35:1191

Zimmerman B, Lindberg C, Plsek P. *Edge Ware – insights from complexity science for health care leaders.* 2001, VHA Inc.

CAPÍTULO 6

OS "QS" DA PERFORMANCE
– QUALIDADE OU QUANTIDADE?

OS "QS" DA PERFORMANCE – QUALIDADE OU QUANTIDADE?

JOSÉ FRAGATA

Qual a resposta à pergunta expressa no título – Qualidade ou Quantidade, o que será mais relevante para a performance? A resposta é ambas (Halm, 2000). Naturalmente que a prestação de serviços de elevado *standard* em quantidade é o objectivo a atingir em qualquer prática médica, mas a verdadeira questão é a de saber se a quantidade de casos realizados afectará a performance ou a qualidade dos resultados. Para muitos procedimentos, nomeadamente cirúrgicos, tem sido estabelecida uma relação entre volume e qualidade, assim por exemplo, a mortalidade para colectomias, gastrectomias e lobectomias por cancro foi inferior nos centros com maior volume de casos tratados (Luft, 1979). O mesmo se passa com os resultados obtidos com o tratamento da doença neoplásica em geral (Halm, 2000). A relação entre volume e resultados parece assim estar estabelecida, nomeadamente para procedimentos cirúrgicos muito diferenciados, como a ressecção de alguns tumores malignos de maior risco e os procedimentos cardiovasculares (Birkmeyer, 2000), bem como para actividades altamente especializadas como a cirurgia cardíaca infantil (Hannan, 1998).

Esta discussão, que respeita à relação entre volume de casos e resultado ou performance, é recente e iniciou-se no começo dos anos oitenta com Luft (Luft, 1979), com a revisão dos resultados de doze cirurgias em 1500 hospitais americanos. Os resultados demonstraram que a mortalidade variava numa razão inversa com o número de casos e que a exigência do número de casos, para que a diferença se notasse, variava por sua vez com a complexidade do procedimento. Enquanto a cirurgia coronária requeria 200 casos, a cirurgia digestiva convencional (aberta) exigia não mais de 10 a 50 casos por ano para que os resultados fossem considerados bons, numa perspectiva de comparação baseada em volume.

Importa no entanto analisar em profundidade essa relação entre número e qualidade. É sabido que o resultado de um dado procedimento depende não só do modo como a operação é realizada (factor humano) mas também do suporte hospitalar, multidisciplinar, dado ao doente (factor equipa e organização). Os hospitais com maior volume de casos são em geral os mais centrais e melhor equipados, logo os melhores preparados enquanto grupo e organização. Não raramente, são ainda os que detêm melhor nível de equipamento. Torna-se complexo analisar a relação entre performance e resultado tomando todas estas condicionantes em consideração. É bem mais simples e tentador relacionar o número de casos que um dado cirurgião opera com a sua mortalidade e as suas complicações. Estas comparações têm sido feitas em torno da cirurgia das neoplasias (Tu, 1996; Grumbach, 1995; Kelly, 1986; Halm, 2001; Flood, 1984) e dos procedimentos altamente tipificados como a endartrectomia carotídea (Halnm, 2000) ou a cirurgia coronária (Flood, 1984), mas poucas conseguem enquadrar e diferenciar qual é o contributo individual e a componente condicionadora do hospital, para gerar um dado resultado.

Um estudo acabado de publicar, envolvendo só cirurgia coronária em cerca de um milhão de doentes operados em 870 centros nos EUA, estabeleceu que o volume de casos tinha fraquíssimo poder descriminativo da mortalidade verificada (p= 0,52) – "um pouco melhor que atirar uma moeda ao ar". A STS (Sociedade Torácica Americana) concluiu também pela fraca associação entre volume de casos e mortalidade (Peterson, 2004)

Um estudo recente (Birkmeyer, 2003) examinou a mortalidade numa população de cerca de meio milhão de doentes submetidos a seis procedimentos cardiovasculares distintos ou à remoção de oito tipos de tumores malignos, mas estudando em simultâneo o volume de casos de cada cirurgião e o volume de casos realizados pelo hospital, numa perspectiva ajustada de risco clínico.

Como "end-point" de resultado foi eleita a mortalidade a 30 dias, sendo o volume de casos realizados em cada hospital considerado de forma binária em "alto volume" e "baixo volume", segundo a classificação do Grupo Leapfrog (grupo prestador privado no EUA) que considera hospitais de alto ou baixo volume, os que pratiquem respectivamente mais ou menos de 450 cirurgias coronárias, 50 aneurismas da aorta abdominal, 13 esofagectomias, ou 11 pacreatectomias por ano. Os casos foram estratificados por risco, para homogeneizar dificuldades terapêuticas. É curioso notar que a mortalidade cirúrgica se correlacionou inversamente (com forte significado estatístico) com o número de casos de cada cirurgião individual. No que respeita ao impacto do volume de casos do hospital na mortalidade observada concluiu-se que o factor cirurgião contribui cerca de 60% para as diferenças verificadas entre hospitais de alto volume (menor mortalidade) e de baixo volume (maior mortalidade), mas esse impacto variou conforme as patologias. Foi, por exemplo, crucial no caso da substituição valvular aórtica (100%), logo um papel preponderante do chamado factor humano, mas só cerca de 50% para a cirurgia coronária, a esofagectomia ou a ressecção pancreática, enquanto o factor cirurgião só desempenharia 25% de impacto na cirurgia pulmonar de lobectomia (vide quadro anexo).

Uma das explicações assenta no facto dos procedimentos com maior peso técnico serem mais operador – dependentes e logo o volume ou experiência de cada cirurgião pesar mais no resultado. É o caso da substituição da válvula aórtica, por outro lado, os doentes tratados em hospitais com alto volume têm mais probabilidades de serem operados por cirurgiões com maior casuística, no entanto, mesmo num hospital com grande volume de casos os doentes operados por cirurgiões de baixa casuística terão maior mortalidade, o que realça o peso do factor humano na génese de resultados.

Em resumo, parece certo que os doentes operados por cirurgiões com maior casuística estão mais seguros do que os operados por cirurgiões com menor actividade, não é contudo fácil estabelecer um fronteira ou número certo para actividade abaixo da qual um cirurgião se torna menos seguro. Também se conclui que o factor humano (o cirurgião) é o elemento com maior peso na determinação de resultados, seja em práticas hospitalares de alto ou de baixo volume de casos, mas tal dependerá também da natureza do procedimento. Assim, compreender-se-á que uma cirurgia das carótidas ou mesmo uma substituição valvular aórtica dependa mais do operador envolvido do que de outros serviços hospitalares, já que a necessidade de cuidados intensivos ou outros serviços hospitalares será menor do que por exemplo para uma cirurgia pulmonar onde o doente raramente morre em relação com o procedimento técnico *per se*. Com efeito, estes doentes precisam, em geral, de cuidados peri- -operatórios intensivos, mais na dependência da "organização hospitalar". Fica a ideia de que quanto mais diferenciado tecnicamente o procedimento e talvez quanto maiores as co-morbilidades, mais importante se torna a experiência do operador e do hospital em conjunto. Para emitir apreciações sobre a polémica relação número de casos/ qualidade, é crucial que os doentes sejam estratificados por risco, caso contrário, as interpretações serão totalmente erróneas.

170 | RISCO CLÍNICO – COMPLEXIDADE E PERFORMANCE

Desta discussão relacionando números com resultados emergem algumas dúvidas de difícil resposta. A primeira tem a ver com a definição de números mínimos seguros e a segunda tem a ver com a referência preferencial de doentes para as instituições segundo o volume e experiência, por parte de entidades pagadoras e/ou pedido dos doentes; a terceira diz respeito ao modo como deveremos lidar com os cirurgiões de baixa casuística.

Uma atitude possível e transparente poderia bem ser a de coligir os números de diferentes hospitais para diversas patologias e deixar que os doentes lhes tivessem acesso. A divulgação dos dados sobre mortalidade e complicações da cirurgia coronária, por cirurgião, nos EUA – estado de Nova Iorque, que tanta polémica deu, acabaria por ser benéfica em termos de dinâmica de Qualidade (Epstein, 2000). Num mercado com livre escolha essa publicitação poderia acabar por ditar as escolhas por parte dos doentes. Alternativamente, poderiam ser criados incentivos que promovessem a escolha e logo o uso de centros de alto volume. O grupo privado Leapfrog, que nos EUA detém 35 milhões de seguros de Saúde, estabeleceu limites mínimos para alguns grupos diagnósticos: para a cirurgia coronária, o mínimo fixado foi de 500 casos/ ano, para as angioplastias coronárias, 400 casos/ ano, para as endartrectomias carotídeas 100 casos/ ano, para os aneurismas da aorta abdominal 30 casos/ ano e para as esofagectomias 7 casos/ano. Com base nestes números, a Leapfrog tenta persuadir os seus clientes a optar por estas instituições de alto volume, por produzirem resultados mais fiáveis, podendo mesmo avançar com incentivos financeiros. Nos EUA, o mesmo é recomendado em sites de aconselhamento de consumidores (Healthscope e Healthgrades, 2004).

Estes números, avançados pelo grupo Leapfrog, são meramente indicativos pois não se baseiam em nenhum trabalho científico que fundamente que um hospital que opere 250 coronários e não os 500 tidos como mínimo, seja pior do que o de maior volume. Por outro lado, com a tendência dos números da cirurgia coronária para decrescer e, em países pequenos como Portugal, os números tidos como ideais seriam difíceis de atingir e de fazer exigir como indicadores de qualidade.

Num artigo muito recente publicado na prestigiada JAMA, Shashian (Shahian, 2004) concluía, a propósito da cirurgia coronária e em oposição ao limite de 500 casos anos defendido pelo grupo Leapfrog, que tal exigência não parece sustentável. Para este autor, hospitais com grande

Capítulo 6. OS "QS" DA PERFORMANCE – QUALIDADE OU QUANTIDADE | 171

volume de casos podem mesmo melhorar os resultados de cirurgiões com pouca casuística e cirurgiões de elevada casuística têm melhor performance trabalhando em instituições de alto débito cirúrgico. No entanto, cirurgiões operando um número de casos reduzidos podem produzir excelentes resultados, mesmo em centros operando poucos casos, sendo o número de 150 casos por ano apontado como limite inferior, a partir do qual a performance decai. Este facto sugere que o processo de tratar (técnica e método) é mais importante do que o número de casos operados e que práticas bem estruturadas podem produzir resultados de excelência se utilizarem os métodos correctos. Onde o efeito do número de casos parece passar a importar é no grupo de doentes com maior risco, assim numa série envolvendo cerca de 270 000 doentes submetidos a cirurgia coronária (Peterson, 2004), as diferenças entre performance indexadas ao volume de casos só se fariam notar nos grupos de maior risco: doentes com maior grau de dificuldade. Estes teriam melhores resultados quando operados por cirurgiões e em hospitais com números provavelmente superiores a 139 casos/ano e certamente superiores a 85 casos/ano.

Não podemos ainda ignorar que sociedades profissionais como a STS americana, a Veterans Affairs Administration ou a EACTS Europeia, não constataram alteração de resultados até volumes cirúrgicos de cerca de 100 casos por ano (Clark, 1996 e Shroyer, 1996), podendo embora existir alguma deterioração do nível de performance para práticas mais reduzidas. O prestigiado American College of Surgeons recomenda o número mínimo de 100 a 125 casos por ano para manter a qualidade e, pelo menos, 200 para assegurar eficiência dentro da prática cirúrgica, sendo estas orientações gerais (Advisory Council for Cardiothoracic Surgery, 1997). A Sociedade Europeia de Cirurgia Cardiotorácica (EACTS) recomendou recentemente, através da sua secção pediátrica (EACHS), o número mínimo de 125 casos por cirurgião e 250 casos por centro cirúrgico (dois cirurgiões), como mínimo recomendável para a cirurgia cardíaca infantil (Daenen, 2003).

Para a cirurgia torácica, num estudo europeu muito recente, envolvendo cerca de três mil casos operados por neoplasia do pulmão não foram encontradas diferenças na taxa de mortalidade e morbilidade em função do número de casos operados (Shahian, 2004b). As mesmas conclusões haviam sido referidas em estudos do outro lado do Atlântico envolvendo lobectomias, parecendo estas intervenções pouco "operador dependentes" e ainda menos "hospital dependentes" (Birkmeyer, 2003)

172 | RISCO CLÍNICO – COMPLEXIDADE E PERFORMANCE

Os esforços para concentrar doentes nos centros com maior actividade não é de agora, a criação de centros de trauma e o encerrar, para concentrar recursos, de maternidades é uma realidade com que tomámos já contacto entre nós como o foi, por exemplo, na Suécia o encerramento de dois dos quatro centros cirúrgicos pediátricos existentes no país. O pretexto tem sido o da concentração de recursos, o do aumento da especialização e, naturalmente, a redução de custos (pela não multiplicação inútil de centros).

O pior é saber o que se fará com os hospitais e com os cirurgiões com menor actividade. No estado de Nova Iorque, por exemplo, a centralização da cirurgia coronária e a estratificação de risco, com divulgação de resultados, permitiram melhorias de qualidade sem par, com reduções de mortalidade ajustada de mais de 40%. Os cirurgiões com mais baixo volume melhoraram mesmo e significativamente a sua mortalidade nesta nova atmosfera de centralização de cirurgia coronária (Hannan, 1995), dado que passaram a operar mais. Esta atitude de "ensino" parece ser a mais saudável a encarar neste processo de concentração...

O volume de casos por si só é, contudo, um mau indicador isolado de qualidade, pelo que parecerá correcto liberalizar o número de casos, não o tomando como critério único de qualidade e atendendo antes a indicadores de performance e qualidade sempre correctamente indexados ao risco.

A relação entre qualidade e número parece existir, sobretudo relacionada com procedimentos muito diferenciados e operador-dependentes, no entanto práticas pequenas nomeadamente orientadas por cirurgiões experientes podem produzir resultados de elevada qualidade e este aspecto é fundamental. A regra deverá ser atender mais aos resultados ou "outcomes" do que cegamente aos números.... Luft, o pioneiro da reflexão sobre números e Qualidade em Saúde, concluía recentemente que:

Dado que o "volume" por si só não faz mais do que fornecer intervalos de confiança em torno de valores estatísticos estimados, as políticas que conduzam à exclusão ou proponham o fecho de centros são menos correctos do que aquelas que decidem baseadas na apresentação de resultados cirúrgicos ajustados ao risco, optando por referir doentes para os centros com resultados melhores do que o previsto, afastando-os dos centros com resultados aquém dos previstos. (Luft, 2001)

*Comparação de mortalidade ajustada da cirurgia coronária
em função do número de casos superior ou inferior a 500 casos*
Adaptado de Welke, 2005

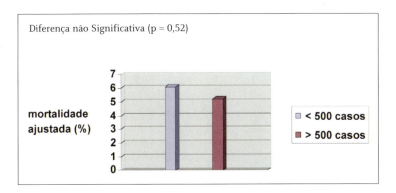

*Mortalidade ajustada por cirurgia em função do volume de casos
Cirurgia cardíaca e vascular*
Extraído de Birkmeyer, 2003

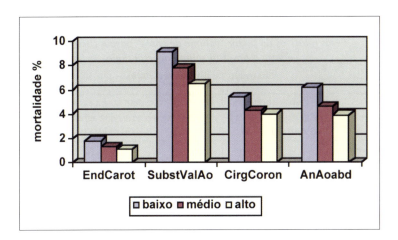

Notar que a mortalidade com a substituição valvular aórtica aumentou quase 40% nas práticas de baixo volume, o mesmo se passando com os aneurismas abdominais e, em menor escala, com a cirurgia coronária.

Mortalidade ajustada por cirurgia em função do volume de casos
Cirurgia Geral e Torácica
Extraído de Birkmeyer, 2003

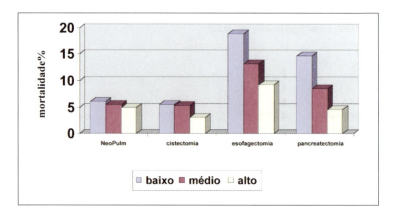

Notar que a mortalidade com a cirurgia pulmonar e com a cistectomia não parece afectada pelo baixo volume de casos. Já a cirurgia esofágica e pancreática vê os seus resultados agravados nas práticas de baixo volume.

Pesos relativos do factor "volume de casos" para o cirurgião
e para o hospital sobre a mortalidade
Extraído de Birkmeyer, 2003

Procedimento	n.º casos/cirurgião: n.º de vezes que agrava a mortalidade (x)	Relação % atribuível ao hospital	Volume hospitalar n.º de vezes que agrava a mortalidade (x)	Relação % atribuível ao cirurgião
Endartrectomia carotidea	1,64	0	1,04	sem significado estatístico
Substituição valvula aórtica	1,44	0	1,13	100
Bypass coronário	1,36	8	1,26	49
Aneurisma aorta abdominal	1,65	15	1,40	57
Cancro pulmão	1,24	34	1,29	24
Colecistectomia	1,83	46	2,06	39
Esofagectomia	2,30	38	2,23	46
Pancreatectomia	3,61	50	3,95	54

Será curioso notar que a mortalidade é afectada pelo factor volume de casos do cirurgião entre valores de cerca de 3,6 vezes mais para a pancreatectomia e 1,2 vezes mais para a pneumectomia por cancro (Birkmeyer, 2003). As percentagens deste peso atribuíveis ao hospital e ao cirurgião são diferentes, assim o peso do volume de casos no hospital é, em geral, maior para a cirurgia geral (maior ainda nas pancreatectomias), talvez pela necessidade acrescida de cuidados intensivos. O peso do factor "volume de casos do cirurgião" tem aqui menos peso determinante do resultado. Este "factor humano" é, no entanto, crucial para a substituição valvular aórtica (a 100%) e mas relevante ainda para a pancreatectomia (54%). Em resumo, existem procedimentos para os quais o factor volume de casos do cirurgião (factor humano isolado) é determinante na performance, por exemplo a mudança de uma válvula aórtica, enquanto que para outros tipos de cirurgia, como a pancreatectomia, quer o factor humano quer o hospitalar pesam, neste caso em percentagens iguais (cerca de 50%). A análise dos pesos relativos do factor casuística do cirurgião e experiência do centro deve assim contemplar a natureza do procedimento e o seu risco potencial.

Um outro facto que tornar difícil o estudo do impacto do volume de casos sobre a performance é o da avaliação estatística, no caso particular das amostras com pequeno volume. Naturalmente, quanto menor o número de casos mais largo é o intervalo de confiança e, logo assim, a dificuldade de valorizar resultados. Este fenómeno está muito bem ilustrado na figura abaixo, na qual a propósito dos resultados da cirurgia cardíaca pediátrica no Reino Unido (Stark, 2000) se percebe que volumes cirúrgicos inferiores a 150 operações por ano estão associadas a intervalos de confiança muito largos, tornando pouco credível a consideração de resultados individuais.

Em conclusão, não custará concluir que os números favorecem a qualidade de resultados, mas não se poderá estabelecer que números pequenos de cirurgiões ou de hospitais impliquem necessariamente maus resultados ou, muito menos, estabelecer limites rígidos abaixo dos quais a qualidade decai. Tal parece dependente da experiência do cirurgião, da complexidade do doente, do tipo de cirurgia e da necessidade de apoios peri-operatórios. Os grandes números potenciam a performance, mas não de modo uniforme, havendo práticas de pequeno volume com elevada qualidade. Os métodos, o chamado "processo", é mais determinante de qualidade do que os números isoladamente.

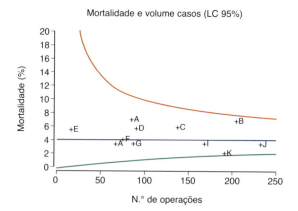

BIBLIOGRAFIA

Advisory Council for Cardiothoracic Surgery. *American College of Surgeons. Guidelines for standards in cardiac surgery.* Bull Am Coll surg 1997;82:27-29

Birkmeyer JD. *High risk surgery – follow the crowd.* JAMA 2000;283:1191-3

Birkmeyer JD, Stukel TA, Siewers AE, et al. *Surgeon volume and operative mortality in the United States.* N Eng J Med 2003;349:2117-27

Clark RE. *The Ad Hoc Committee on Cardiac Surgery Credentialing of The Society of Thoracic Surgeons. Outcome as a function of annual coronary artery bypass graft volume.* Ann Thorac Surg 1996;61:21-26

Daenen W, Lacour-Gayet F, Aberg T. *Optimal structure of a Congenital Heart Surgery Department in Europe by EACTS Congenital Heart Disease Committee.* Eur J Cardio-Thorac Surg 2003;24:343-351

Epstein AM. *Public release of performance data: a progress report from the front* JAMA 2000;283:1884-6

Flood AB, Scott WR, Ewy W. *Does practice make perfect? Part I: the relationship between hospital volume and outcomes for selected diagnostic categories.* Med Care 1984;22:98-114

Flood AB, Scott WR, Ewy W. *Does practice make perfect? Part II: the relation between volume and outcomes and other hospital characteristics.* Med Care 1984;22:98-114

Grumbach K, Anderson GM, Luft HS, et al. *Regionalization of cardiac surgery in the United States and Canada. Geographic access, choice and outcomes.* JAMA 1995;274:1282-1288

Halm EA, Lee C, Chassin MR. Appendic C. *How is volume related to quality in health care? A systematic review of the research literature.* In: Hewitt M, editor. Interpreting the volume-outcome relationship in the context of health care quality: workshop summary. Washington, DC: National Academy Press, 2000

Halm EA, Chassin MR. *Why do hospital death rates vary?* N Eng J Med 2001;345:692-694

Hannan EL, Siu AL, Kumar D, et al. *The decline in coronary artery bypass graft surgery mortality in New York State: the role of surgeon volume.* JAMA 1995;273:209-13

Hannan EL, Racz M, Kavey RE, et al. *Pediatric cardiac surgery: the effect of hospital and surgeon volume on in-hospital mortality.* Pediatrics 1998;101(6):963-969

Healthgrades – *The Healthcare Quality Experts* – http://www.healthgrades.com.

Healthscope – http://www.healtscope.org.

Kelly JV, Hellinger FJ. *Physician and hospital factors associated with mortality of surgical patients.* Med Care 1986;24:785-800

Luft HS, Bunker JP, Enthoven AC. *Should operations be regionalized? The empirical relation between surgical volume and mortality.* N Eng J Med 1979;301:1364-9

Luft HS. *Better for whom? Policy implications of acting on the relation between volume and outcome in coronary artery bypass grafting.* J Am Coll Cardiol 2001;38:1931-1933

Peterson ED, Coombs LP, DeLong ER, et al. *Procedural volume as a marker of quality for CABG surgery.* JAMA 2004;291:195-201

Shahian DM. *Improving cardiac surgery quality – Volume, Outcome, Process?* JAMA 2004;291:246-248

Shahian DM, Blackstone EH, Edwards FH, et al. *Cardiac Surgery Risk Models: A Position Article.* Ann Thorac Surg 2004(b);78:1868-77

Shroyer AL, Marshall G, Warner BA, et al. *No continuous relationship between Veterans Affairs hospital coronary artery bypass grafting surgical volume and operative mortality.* Ann Thorac Surg 1996;61:17-20

Stark J, Gallivan S, Lovegrove J, et al. *Mortality rates after surgery for congenital heart defects in children and surgeons' performance.* Lancet 2000;355:1004-7

Tu JV, Naylor CD. *Steering Committee of the Provincial Adult Cardiac Care Network of Ontario. Coronary artery bypass mortality rates in Ontario. A Canadian approach to quality assurance in cardiac surgery.* Circulation 1996;94:2429-2433

Welke KF, Barnett MJ, Sarrazin MS, et al. *Limitations of hospital volume as a measure of quality of care for coronary artery bypass graft surgery.* Ann Thorac Surg 2005;80:2114-20

CAPÍTULO 7

O ERRO COMO ANTÍTESE DA PERFORMANCE

O ERRO COMO ANTÍTESE DA PERFORMANCE

JOSÉ FRAGATA

Introdução

Errare Humano est

Esta frase tem permitido ao longo dos séculos desculpabilizar o erro humano. Com efeito, desde sempre se soube que toda actividade mediada por humanos tinha implicitamente associada a possibilidade da ocorrência de erros. Para Edgar Morin, no seu livro *O Paradigma Perdido*, o erro seria mesmo uma característica intrinsecamente humana, que faria com que, por "tentativa e erro" o Homem fosse aprendendo e progredindo sempre. Já aqui se encontrava um utilidade para a análise dos nossos erros e essa é, fundamentalmente, a da aprendizagem (Morin, 2000).

Mas o erro esteve sempre associado a pensamentos negativos, de falha, de frustração, de danos causados e, naturalmente também de culpa individual. O termo "erro" apresenta assim e invariavelmente uma conotação marcadamente negativa; no dizer do neurocirurgião Lobo Antunes, o erro em Medicina seria "sinistro na aparência, amargo no travo e cinzento na cor", para definir bem a carga negativa que o cometimento de erros arrasta (Antunes, 1996).

De facto isolado, de ocorrência vergonhosa mas totalmente natural e consequência da humanidade que existe em cada um de nós, o erro transforma-se num problema de grande escala quando ocorre em actividades com consequências gravosas, como os acidentes de transportes, aviação civil ou a Medicina. Nestas áreas, como em outras de grande impacto, os erros provocam danos, por vezes, permanentes e devastadores, perda de vidas humanas, perdas económicas e provocam ainda impacto negativo na opinião pública, com quebras graves de reputação e de credibilidade. O cientista Sobrinho Simões afirmava, em entrevista recente, que os erros na Medicina estariam, a par com os conflitos de interesses, entre os grandes temas da Medicina no século XXI e tem razão.

O impacto sobre a opinião pública americana e mesmo mundial que o relatório do Institute of Medicine (IOM) americano, intitulado "To Err

182 | RISCO CLÍNICO – COMPLEXIDADE E PERFORMANCE

is Human", baseado no Harvard Medical Practice study, teve quando revelou que 44 a 98 mil americanos morriam em cada ano por erros na prestação de cuidados de Saúde nos EUA foi dramático, tendo levado a administração Clinton de imediato a passar legislação que levasse ao levantamento dos erros nos sistemas de Saúde e criasse mecanismos de segurança para corrigir a sua tendência (IOM repport). Estes números seriam mesmo superiores ás fatalidades por Sida ou por acidentes de viação e representariam a oitava causa de morte nos EUA!

Os erros num qualquer sistema de Saúde são verdadeiramente materializados na figura de um enorme iceberg. Com efeito, são conhecidos muito menos erros praticados do que os que na realidade ocorrem, estes permanecem sob a linha de água do nosso conhecimento. A principal razão para este facto reside na culpabilização associada aos erros, o que faz com que a maior parte dos erros cometidos não seja divulgada. Por outro lado, os erros tanto podem ser por comissão (realização de um acto errado), como por omissão (não realização de tarefas a que estaríamos obrigados), mas será sempre mais fácil notar os primeiros do que os segundos. Além disso, a maior parte dos erros cometidos não conduz necessariamente a acidentes ou levará a implicações nefastas logo, tendem a passar despercebidos. Mesmo quando um erro determina uma trajectória de acidente, este poderá não chegar a concretizar-se se intervierem mecanismos que o recuperem a tempo; estes não serão acidentes mas "near miss" (quase perdas), estimando-se que por cada acidente ocorram cerca de sete "near miss". Estima-se que por cada 20 erros significativos, acidentes ou "near miss" ocorridos, só um venha a ser declarado e conhecido. A figura do *iceberg* faz assim todo o sentido.

Como consequência deste desconhecimento, indiscutivelmente associado à excessiva culpabilização, resulta o mau tratamento do erro enquanto tema que a todos interessará, na procura de mais e melhor segurança (Senders, 1994).

Não se sabem os números verdadeiros, mas estima-se que no universo de todas as admissões hospitalares possam ocorrer eventos adversos (episódios indesejáveis, relacionados com o tratamento e não com a doença) em 10 a 15% dos casos. Estes podem ocorrer e ocorrem em todas as especialidades médicas e cirúrgicas, sendo particularmente comuns nas seguintes:

• Prescrição de medicamentos
• Diagnóstico laboratorial

Capítulo 7. O ERRO COMO ANTÍTESE DA PERFORMANCE | 183

- Serviços de transfusão
- Anestesiologia
- Cuidados Intensivos
- Cirurgias em geral
- Cirurgias de alta tecnologia

A distribuição dos erros pelas diferentes especialidades possui tónicas diferentes, por exemplo na prescrição de medicamentos o erro tem características de dependência predominantemente humana, enquanto nas especialidades com forte envolvimento multidisciplinar e grande interface tecnológica, os erros passam muito pela equipa e pelo "sistema-organização". Como se compreenderá, as especialidades mais susceptíveis a este tipo de erros serão a anestesiologia, o intensivismo e as cirurgias de elevada tecnologia. Estima-se que na prática global da cirurgia ocorram eventos adversos em cerca de 4% das intervenções, sendo a sua ocorrência mais propensa quanto maior a complexidade dos casos (vide quadro anexo) (Rhodes, 2003). Por exemplo, poucos saberão talvez que o número de compressas ou instrumentos retidos no interior de doentes durante operações se cifra entre 1/9 000 e 1/19 000 operações, conforme o tipo de hospitais (Gawande, 2003), sendo esta uma manifestação de erro muito grosseira, sem grande contributo de conhecimento intelectual ou de técnica operatória, mas com enorme impacto nos doentes e instituições e conduzindo a um número elevado de processos médico legais. Igualmente as cirurgias no lado errado, que têm sido objecto de grandes medidas de combate e prevenção pela Joint Comission for Accreditation of Healthcare Organizations, nos EUA e em outros países, ocorrem ainda com frequência não negligênciável e representam erros grosseiros facilmente evitáveis (citado de Rhodes, 2003).

Eventos Adversos – 4% de todos os casos cirúrgicos

- 60% eram evitáveis
- 50% relacionados com aspectos técnicos

Incidência diferente conforme a complexidade:

- Cirurgia do arco aórtico   20%
- Cirurgia coronária   12%
- Colecistectomia   6%
- Apendicectomia   3%

184 | RISCO CLÍNICO – COMPLEXIDADE E PERFORMANCE

Inúmeros trabalhos têm abordado a prevalência dos erros em Saúde e, de modo geral, poderemos dizer que os números apontam para uma incidência de 10 a 17% de ocorrências nefastas por internamento (Wilson, 1995 e Vincent, 2001), das quais cerca de 14% conduziriam a danos permanentes e mesmo à morte em cerca de 5% dos casos. Mais importante do que todos estes números, e transversal a todas as séries, é o facto de em 50% das ocorrências (devidas a erros) o erro poder ter sido evitado. Com efeito, as definições do Harvard Medical Practice Study (HMPS), que gerou o relatório do IOM, colocam ênfase no facto de para a classificação de eventos adversos (acidentes em Saúde) se dever considerar sempre se estes poderiam ou não ter sido evitados. Na verdade, 74% dos eventos adversos nesse estudo relacionados com a cirurgia poderiam ter sido evitados, sendo este valor de 65% para a Medicina. O conceito de erro encara em si mesmo, como veremos, uma certa evitabilidade, isto é, se por um lado se sabe que os erros não se abolirão nunca existe, por outro lado, a consciência de que uma percentagem elevada (talvez 50%!) poderia ser prevenida.

A lição a tirar é de que a ocorrência de erros não se abolirá nunca enquanto forem seres humanos a exercer a Medicina, mas conseguir-se-á talvez reduzir o número e minorar as consequências dos erros eventualmente cometidos. Um exemplo do efeito de medidas correctas aplicadas à gestão do erro são os resultados iniciais conseguidos nos EUA, cinco anos após a publicação do IOM, com a obrigatoriedade de declaração do Erro e as práticas de segurança introduzidas no dia a dia da vida hospitalar e mediadas por organizações como o National Patient Safety Foundation (www.npsf.org), The National Quality Forum ([www.quality forum.org](www.qualityforum.org)) e o Institute of Medicine (www.iom.edu.org). Não se resolveu seguramente o problema, mas as estatísticas apontam para uma melhoria da ordem dos 20% no que respeita à ocorrência de eventos adversos (Altman, 2004).

Como erramos e porque erramos. Que tipos de erro cometemos ?

É bem certo que o nosso cérebro nos engana. Todos estamos familiarizados com as ilusões de óptica que não param de nos surpreender e constituem passatempo ligeiro nas revistas de lazer. A maior parte dos nossos erros são por ilusão de óptica dizendo respeito a dimensões de formas ou a cores. Não nos surpreenderá esse facto se considerarmos a visão como "input" dominante para a nossa apreensão da realidade. De um modo muito simples, poderemos considerar que o nosso cérebro possui uma memória de trabalho (equivalente à memória RAM de um computador), onde vamos buscar automaticamente a informação de que necessitamos para a realização das tarefas diárias do momento. Possui ainda uma memória profunda do conhecimento, da reflexão, o equivalente ao "disco rígido" de um computador. A memória de trabalho recebe aferências múltiplas, sendo as visuais prioritárias, e está preparada para tarefas simples, automáticas (por exemplo etiquetar amostras de laboratório, atar nós, fazer pisca-pisca e ultrapassar um carro, etc...), tarefas que dependem sobretudo da atenção, mas que não requerem conhecimento profundo. Outras tarefas, também realizadas pela memória de trabalho, assentam antes na identificação de padrões ou situações já vividas que, por procura de frequência (de acontecimento) ou de semelhança (padrão), tendemos a identificar para aplicar, sem grande esforço, uma solução que terá resultado noutras ocasiões semelhantes para o problema que julgámos ter reconhecido e identificado. Noutros casos, deparando com problemas de difícil solução ou face a soluções por aplicação de regras que não resultaram, lançaremos mão da reflexão profunda, usaremos o conhecimento e a nossa capacidade intelectual (processo muito mais consumidor de tempo e energia) para produzirmos uma solução. Nestes casos, desceremos à memória do conhecimento, podendo, contudo, errar o raciocínio (Reason, 1990 e Fragata 2004).

A performance humana encontra-se assim baseada em três factores fundamentais:

- Destreza
- Aplicação de Regras
- Aplicação de Conhecimentos

As duas primeiras utilizam a memória de acesso rápido ou de trabalho, sendo a destreza baseada na aplicação de instruções pré-programadas sem controle de consciência, dizendo respeito a gestos automáticos que executamos sem pensar.

Os erros resultantes são **Lapsos** ou **Falhas** tipicamente erros por desatenção cometidos, em geral, por défice de atenção no âmbito da absorção, cansaço ou distracção e, por isso mesmo, típicos das pessoas mais experientes, realizando múltiplas tarefas em simultâneo e não dando muita atenção a cada uma delas. Os erros técnicos envolvendo, por exemplo, a destreza cirúrgica ou a falha no intuito de puncionar percutaneamente uma veia subclávia, etc, são uma variante deste tipo de erros, sendo as falhas erros cometidos no contexto de uma omissão, como por exemplo ao etiquetar embalagens, o facto de saltar uma ou duas que ficarão sem rótulo.

Os erros que resultam da má aplicação de regras envolvem também a memória de trabalho e utilizam o reconhecimento de padrões conhecidos, aos quais, quando correctamente identificados se aplicarão soluções que se testaram anteriormente como adequadas. Estes erros são denominados **enganos por aplicação de regras** e são cometidos, em geral, por gente nova ou indivíduos com grande espírito prático que identificam em "quatro pinceladas" uma dada situação e aplicam, de imediato, a regra. Se a identificação for errada ou a regra escolhida a desadequada, surgirá um engano. Quanto mais experiente o indivíduo, maior número de regras e de excepções possuirá prontas a aplicar logo, menor a possibilidade de erro.

Os erros que se relacionam com o conhecimento e implicam a tomada de decisões reflectidas envolvem necessariamente a memória profunda e são de génese complexa. São cometidos por gente com menos treino e conhecimento, envolvem o conhecimento, a experiência e a capacidade de decisão numa computação muito complexa e potencialmente falível, determinando **enganos de conhecimento**. Tipicamente ocorrem quando nos apercebemos que uma regra falhou e pretendemos corrigir a actuação, inferindo então uma nova solução que, após muita reflexão, poderá sair errada.

Para que exista erro terá de *existir um plano* e o erro resulta do seu *incumprimento não voluntário*. Para qualquer sequência de plano existirão as fases de plano, de armazenamento e de execução e em quaisquer delas poderá ter origem o desvio que nos leva a errar. Os lapsos ocorrem na fase de execução podendo o plano estar totalmente correcto, os enganos por aplicação de regras acontecem na fase de armazenamento, podendo o plano estar também certo enquanto os enganos de conhecimento terão por detrás usualmente um plano errado.

Na prática da cirurgia cometemos com frequência erros devidos a duas situações tipicamente humanas e curiosamente muito comuns na nossa especialidade, que são:

- Erros por má identificação de problemas
- Erros por "visão em túnel"

Na maior parte das vezes não possuímos todos os dados de um problema: ou a visão, a exposição é incompleta ou o diagnóstico é parcelar ou a informação disponível é sectorial, o que faz com que a identificação da situação seja imperfeita. Neste quadro, que é frequente na cirurgia, procuraremos uma solução o mais aproximada possível, procurando por semelhança de padrões ou por frequência de acontecimento, rotular o quadro existente. Uma identificação incorrecta conduzirá à aplicação de uma regra certa, mas não aplicável naquele caso, ou seja, ao cometimento de um erro – um engano por aplicação de regras.

Noutros casos, identificamos uma situação e convencemo-nos de que essa identificação é a correcta, para dai em diante, negarmos quaisquer evidências externas de que possa não ser. Passaremos a ter uma "visão em túnel" que é perigosa por ser fechada e conduzir a decisões que podem estar erradas, dado não considerarem outras premissas ou opções. Este tipo de enganos têm a ver com o uso do conhecimento e ocorre frequentemente quando buscamos novas soluções para um problema, como por exemplo no decurso de uma intervenção cirúrgica sob a pressão do tempo e do stress.

James Reason chamou a atenção para os erros humanos ("human factors"), estes a que acima aludimos e para os erros imputáveis à organização em que operamos ("system errors"). A importância relativa de ambos na determinação de acidentes variará conforme a maior ou menor complexidade das tarefas; assim, um médico trabalhando no seu consultório fará mais erros com origem humana do que no sistema. Pelo contrário, um médico operando numa equipa multidisciplinar, com muita tecnologia, terá possibilidades de errar por si só e no contexto dos determinantes da organização. A teoria de Reason permite definir como causador de erro, o indivíduo operando no fim do sistema ("sharp end"), como por exemplo o piloto, o cirurgião e o sistema, a organização ("blunt end") com as suas defesas e o seu desenho condicionador. A teoria defende que os erros serão cometidos por pessoas que podem ser "boas ou más", mas trabalhando em sistemas com vícios de forma, logo responsáveis pelos erros. Falaremos assim em **erros individuais** e erros do **sistema** conforme as responsabilidades dominantes na sua ocorrência. O aspecto mais importante da teoria de Reason, a sua vantagem verdadeira, foi ter retirado o indivíduo do enfoque culpabilizante e único do erro, para centrar as responsabilidades no sistema. A isto se passou a chamar a "abordagem de sistema" na terminologia de erro. Existerão assim sistemas seguros e sistemas inseguros, organizações fiáveis e não fiáveis, voltaremos a este ponto mais adiante.

Nystrom afirmou, á luz das teorias de Reason, que o *"human error complicated by organizational factors was the main cause of accidents"* e esta afirmação é totalmente correcta. Com efeito, a componente organizacional responde por mais de 1/3 dos acidentes e este valor varia com as especialidades consideradas.

Erros Individuais, da Equipa e do Sistema

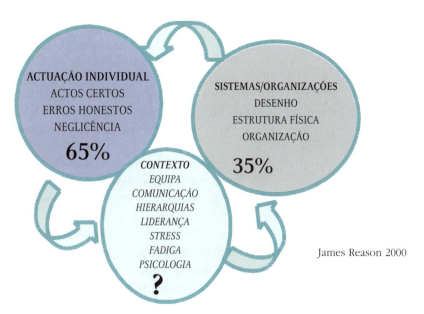

James Reason 2000

Uma implicação imediata desta teoria será a de tentar mudar o sistema para que, tornando-o mais seguro, permita uma redução na possibilidade de errarmos. Com efeito, James Reason sustentava que " *if we cannot change the human condition, we must attempt to change the conditions under which humans work".* Esta deverá ser, nos dias de hoje, a tónica para a gestão do erro. Quer na Medicina quer na vida diária existem inúmeros exemplos que ilustram bem o resultado dessa tentativa;

tomemos por exemplo as caixas Multibanco: quando fazemos uma operação de levantamento, o cartão de débito é o primeiro a ser devolvido antes do dinheiro ou do talão de levantamento; com este acto simples, o sistema Multibanco consegue que os cartões não fiquem perigosamente esquecidos, como ficam a maior parte dos talões; se não fosse assim, retiraríamos de imediato o dinheiro e esqueceríamos facilmente dos cartões. As máquinas de anestesia são outro exemplo: não só as cores dos tubos conduzindo os diferentes gases anestésicos se encontram tipificadas para evitar conexões erradas, como as próprias conexões não permitem nunca uma conexão discordante e insegura. Os sistemas e a sua organização, nas dimensões de hardware, de organização de trabalho e de gestão de equipas têm assim um papel dominante na redução do erro por causa humana e, por esta via, na redução dos erros em geral.

Se é certo que os erros possuem uma conotação negativa, também é verdade que são uma decorrência da nossa humanidade. Podemos assim definir os erros que cometemos, dada a nossa condição, como erros praticados por gente honesta ou "**erros honestos**" para os distinguirmos dos erros que ocorrem quando violamos as regras da boa prática, no contexto de actuações pontuais ou como resultado de actuações pouco seguras, praticadas com regularidade. Estes **erros por violação** em que não nos comportamos como devíamos e não correspondemos ao nosso "dever de tratar" quando o poderíamos ter feito são "**erros por negligência**", são erros feios e cabem no foro medico-legal. Não são, pela sua especificidade de matéria, o objectivo deste livro apesar de poderem estar por detrás de quebras graves de performance. O seu mecanismo é simplesmente muito diferente e as suas consequências muito mais dependentes do apuramento de culpa, característica que só por si desaconselharia a que os incluíssemos nesta análise do erro (Carvalho, 2004).

Erros e Performance – a antítese?

Os erros são falhas de plano dominantemente na sua fase de projecto ou de execução. A performance tem a ver com o desempenho de uma actividade e diz respeito ao modo mais ou menos escorreito como a desempenhamos. Se cometermos erros teremos uma má performance, mas isso não basta para que relacionemos erro e performance de modo linear. Com efeito, o erro é um desvio que registamos após a sua ocorrência enquanto a performance é um processo contínuo que se prende com a avaliação da qualidade. Para Chassin (Chassin, 1998), a prestação de cuidados de saúde com má qualidade ou deficiente performance tinha a ver com o seu pouco uso (under use), com o seu excesso (over use) e com a sua inapropriada utilização (misuse). Ora, em cada uma destas formas ilustradoras de má performance em Saúde, encontraremos exemplos discordantes de erro; assim o excesso no uso de cuidados de Saúde (oversuse) será um erro em termos gerais de performance, mas não implica que quem os pratique tenha cometido lapsos ou falhas, podendo tê-lo feito por excesso de zelo, medicina defensiva, etc. No caso do mau uso ou aplicação (misuse), podemos encontrar quaisquer das formas de erro atrás descritas (má indicação terapêutica, por engano de conhecimento, má aplicação técnica por engano de regras e mesmo má execução por lapso).

Alguns aspectos que não determinam imediatamente o erro podem, no entanto, condicionar a performance e fazem parte da relação complexa entre nível de performance e ocorrência de erros. É o caso dos seguintes factores:

- Fadiga
- Stress
- Pressão do tempo
- Fixação de ideias
- Influência da Equipa

A fadiga de que os médicos e, em especial, os cirurgiões tendem a não se aperceber (Gaba, 2002), limita a performance e predispõe a erros sobretudo de atenção e captura: os lapsos e falhas. A fadiga facilitará ainda a visão em túnel, que conduz facilmente aos erros de decisão. Na realidade, só a profissão médica permite ainda o trabalho ao longo de horas sucessivas sem repouso, tal não é mais permitido nas organizações ditas "fiáveis", como a aeronáutica. A redução do número de horas de trabalho para médicos juniores é, como veremos neste livro, um princípio que se espera acabe por limitar os erros.

A relação entre o stress e a ocorrência de erros é bem mais difícil de estabelecer por ser mais incerta. O stress é uma forma (*necessária*) de reagir, mas o stress excessivo comprometerá a capacidade de decidir, favorecerá a visão em túnel, precipitará a aplicação de regras erradas e poderá comprometer, no extremo, a execução técnica com a necessária destreza, por tremor, por atabalhoamento, etc. Poderemos dizer que o stress excessivo condicionará negativamente a performance e predisporá ao erro, pelo que a gestão do stress deveria ser encarada também na Medicina como o tem sido noutras indústrias, de modo a impedir que afectasse o desempenho. Aqui, a organização em geral e a equipa em particular, desempenham um papel crucial.

A realização de tarefas sobre pressão do tempo induzirá o stress, mas promoverá igualmente a desatenção que facilita os lapsos ou falhas, sobretudo no desempenho de tarefas que se prendem com monitorização e vigilância por períodos longos (ou mesmo curtos!), sabendo-se que os seres humanos são particularmente maus nessas tarefas, onde as máquinas fazem um melhor trabalho. A atribuição correcta de tarefas é uma das responsabilidades da liderança da equipa, responsabilidade que, a ser bem executada, muito reduzirá a possibilidade de ocorrência de erros.

A fixação de ideias é verdadeiramente perigosa, não tanto para o desempenho como para a produção de erros. Quando qualquer um de nós parte de uma atitude pré-estabelecida, seja em relação a um diagnóstico, seja a uma terapêutica, as possibilidades de erro serão maiores. É uma situação um pouco distinta da visão em túnel, que poderá vir a desenvolver-se no contexto de uma decisão, por exemplo intra-operatória; trata-se verdadeiramente de uma viciação de raciocínio desde o início, baseada em experiências individuais passadas, na adopção de tratamentos, menos adequados, só com base no risco, etc... A fixação de ideias predispõe ao erro, sobretudo a nível cognitivo profundo, sendo por tal extremamente perigosa. A forma de combatê-la será consultando toda a evidência disponível, discutindo os casos com colegas, solicitando outras opiniões e mantendo sempre um espírito aberto que não centre o doente nas nossas preferências mas que flexibilize as indicações, sempre que possível, com base em evidências.

A equipa e a performance individual interagem nos dois sentidos: o indivíduo é influenciado pela equipa e influencia-a ele próprio, por sua vez. O factor equipa é fundamental tanto para a dinamização da performance quanto para a prevenção dos erros e, esta matéria que foi abordada já, noutro local deste livro, merece contudo algumas considerações adicionais no presente contexto. Assim, existem aspectos dentro de uma equipa, seja ela cirúrgica ou de uma qualquer outra área, que pesam de forma marcante no resultado conseguido (o padrão de hierarquia, a

192 | RISCO CLÍNICO – COMPLEXIDADE E PERFORMANCE

comunhão de objectivos, a atribuição de tarefas e a comunicação), todas estes poderão incluir-se sob o chapéu de uma liderança correcta.

O estilo do exercício da hierarquia é fundamental, assim sabe-se que o excesso de informalidade e a excessiva proximidade entre chefias e subalternos acaba por minar a autoridade, por abalar a assumpção de responsabilidades e por impedir a correcta tomada de decisões. Por outro lado, o excesso de autocracia desencoraja as iniciativas individuais e impede a liberdade de actuação nomeadamente em situações de crise. Esta liberdade é fundamental para a descoberta de novas soluções, qualidade sem a qual a adaptação a crises, tal como a inovação cirúrgica ficarão comprometidas. As hierarquias "flat" permitem, por definição, que os juniores acedam os níveis mais altos de comando, comunicando as suas sugestões, sem receios. Esta prática não é usual no terreno cirúrgico, mas foi encorajada e desenvolvida nos cockpits de avião, onde em conjunto com o treino de equipa, desempenha hoje um papel fundamental na segurança de voo (Sexton, 2000).

Numa equipa, a atribuição de tarefas e a comunhão de objectivos são fundamentais e estão interligadas. Ambas são responsabilidade do líder da equipa que deverá pugnar para que os objectivos a atingir estejam, para todos, bem identificados. Isto é verdade para a realização de uma operação como para a obtenção dos objectivos num serviço cirúrgico. Uma vez clarificados os objectivos, caberá ao líder atribuir tarefas, distribuindo-as, mas não só, fazendo com que todos os membros da equipa saibam qual o seu papel dentro dela. Este objectivo é, por vezes, muito difícil de conseguir.

O "cimento" que une todos estes factores de performance e de combate ao erro na equipa será a comunicação. Nenhuma informação circulará sem uma correcta transmissão e esta deverá ser tridireccional – do líder para a equipa, entre os membros da equipa e dos subalternos para o líder. A comunicação apoia-se em tecnologias de tele-comunicação e informáticas, mas não menos na existência de protocolos e "checklists". Fundamentalmente a comunicação será pessoa a pessoa e traduzida numa forte predisposição para comunicar. Para tal é fundamental quebrar barreiras hierárquicas, abolir o medo de sanções em caso de erro e favorecer a atmosfera correcta. As falhas de comunicação dentro da equipa são frequentemente apontadas como causa de erros ou eventos adversos em Saúde, pelo que se deverá investir seriamente nessa área.

Como se passa do erro ao acidente em Saúde?

Erros e acidentes representam duas fases não obrigatoriamente evolutivas de um mesmo processo. Como já referimos, a maior parte dos erros não provoca acidentes, mas quando um acidente acontece é normalmente devido a uma sucessão infeliz de erros. Assim se passou com o naufrágio do *Titanic* e assim se passa também nos hospitais.

Mais uma vez, deve-se ao psicólogo James Reason a teoria multifactorial dos acidentes que estabelece que para um dado acidente ocorrer, um conjunto de causas ou "buracos de segurança" terão de se alinhar, num dado momento no tempo. Num sistema, seja um bloco operatório ou um hospital, existirão constantes oportunidades de desastre ou falhas. Estas podem ser cometidas por humanos, operadores finais no sistema – são as "falhas activas" representadas por lapsos, falhas ou enganos, mas também por violação negligente de regras. Existem ainda as "falhas passivas", silenciosas que são os patogéneos residentes do sistema, da organização. Estas por si só não causarão acidentes, mas facilitam-nos, como é o caso da má gestão de pessoal, das horas excessivas, da má liderança, dos defeitos de desenho ou de circuitos funcionais, da falta de protocolos, da escassez de meios, etc... Devem ainda existir, construídas na organização, defesas e mecanismos de recuperação, alarmes, equipas de reanimação móvel, planos de salvamento, em caso de crise emergente, etc..., prontos a actuar na eminência de um desastre.

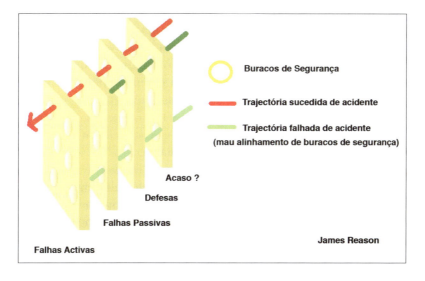

Falhas Activas, Falhas Passivas e faltas de Defesas criam no seu jogo dinâmico buracos de segurança, pois estão sempre a mudar de posição entre si. Se se alinham numa trajectória linear possível, ocorrerá um acidente (uma linha que logrou atravessar os diversos buracos, sem que uma qualquer defesa lograsse impedi-la) – vide figura . Os sistemas em que as fatias deste modelo de "queijo suíço" sejam do tipo *"flamengo"* (poucos buracos) serão menos propícios a acidentes, ou seja, mais seguros; pelo contrário, os sistemas em que as fatias sejam do tipo *"emental"*, serão bem mais perigosas!...

As determinantes de acidentes são assim múltiplas – falhas activas e passivas, defesas falíveis e provavelmente também... o acaso. Talvez o factor "acaso", na margem da complexidade e na orla de comportamentos caóticos incertos, desempenhe um papel na intercepção de todos estes factores de erro. Justamente é na auto-adaptação destas complicadas estruturas organizacionais da Saúde, protagonizadas por humanos, que as trajectórias complexas se desenham, produto das mudanças pequenas, nas condições iniciais e sensíveis à aplicação de ansas de feedback recorrente. Sempre prontas a partir em direcções inesperadas e que determinam resultados finais muito distintos, face a uma dada trajectória de acidente (vide capítulo sobre "Complexidade em Saúde").

Para prevermos os acidentes teremos que actuar sobre todas as suas determinantes começando no Sistema, passando pela equipa (a meio caminho entre este e os indivíduos) e terminando nas acções individuais, o chamado "factor humano". O acaso, esse será mais difícil de abordar, não só pela definição, como pelo facto de talvez não possuir existência definida própria (?), correspondendo antes ao que resta de tudo o que por não ser linear não entendemos ainda... Para já, a melhor maneira de tornear o acaso será actuar sobre o que já compreendemos e isso é a abordagem "sistémica" dos erros e acidentes.

Terminologia do erro e dos acidentes em Saúde

Parece agora oportuno que se apresente uma terminologia, um léxico próprio, para o erro e para os acidentes. Na verdade, só poderemos gerir os erros se possuirmos uma linguagem, uma definição correcta para os eventos indesejáveis em Saúde.

• Eventos Adversos

Qualquer evento negativo (indesejável) que ocorra em consequência do tratamento, mas não da doença ou das co-morbilidades associadas (*por exemplo, uma hipoglicémia que se origine porque o doente ficou em jejum por demasiado tempo não será um evento adverso, a não ser que tenha resultado duma prescrição de um hipoglicemiante oral*). Os eventos adversos podem ser de três tipos:

◦ *Incidentes* – são situações em que nos desviámos do plano terapêutico previsto, da trajectória programada, mas em que o resultado final não ficou comprometido. Podemos ter perdido tempo, podemos ter tido de alterar a estratégia usando alternativas de recurso, mas não deixámos de cumprir o plano final. *Exemplo de um incidente: durante uma cirurgia, a laceração inadvertida de um ramo arterial, obrigará ao isolamento de ramos a montante e a juzante, para controle, laceração que se repara então, facilmente, com duas suturas de nylon, sem mais consequências locais ou gerais. Perdeu-se tempo, utilizámos alternativas, mas o resultado final não ficou comprometido.*

◦ *Acidentes* – situações em que nos desviámos do plano inicial, mas em que se produzem danos que comprometem o resultado final previsto, ou seja, se produzem consequências nefastas permanentes. *Se, por exemplo, durante uma reoperação de cirurgia cardíaca, ao fazermos a reentrada no esterno, laceramos o ventrículo direito ou a aorta, seremos forçados a instituir bypass cardiopulmonar emergente, por canulação femural. Se, apesar destas medidas, não conseguirmos impedir uma hipotensão prolongada, que determine porventura danos neurológicos permanentes, teremos provocado um acidente, dado que ficará comprometido o resultado funcional do doente.*

◦ *"Near Miss"* – Trata-se de uma situação de clara trajectória de acidente. Tudo se alinhou para que o acidente se produzisse, poderemos mesmo dizer que "estamos já em queda", mas que a nossa capacidade de *recuperação* (existente em nós, a título individual, seja por experiência, sangue frio, capacidade, etc.., ou presente na organização, seja por trabalho de equipa, existência de protocolos de crise, disponibilidade de equipas seniores, etc...), permitiu recuperar, fazendo inverter a tendência e logrando impedir um mau resultado permanente ou seja recuperando o acidente. Os "near miss" possuem um interesse fundamental para o estudo do erro e para a prevenção dos acidentes. Com efeito, são em tudo acidentes, mas sem as suas consequências negativas destes e por isso mesmo são também mais fáceis de relatar e de confessar espontaneamente. *Como exemplo de um "near miss", teremos o de uma breve paragem cardio-respiratória que decorre de um conjunto de erros de manejo de uma via aérea difícil durante uma anestesia, mas que é recuperada a tempo por manobras de reanimação adequadas e pela disponibilidade existente no serviço de uma equipa experiente em entubações difíceis, equipa que consegue entubar a traqueia do doente por técnica fibroscópica. O desfecho seria previsivelmente mau, mas a capacidade dos indivíduos e da organização ("serviço") permitiria recuperá-la. O doente sobreviveu, não houve queixas, não houve danos, mas o caso permitiu, sem dúvidas, aperfeiçoar a política de entubações difíceis, de modo a que, numa próxima oportunidade, sejam tomadas as medidas que impeçam que se chegue tão longe em termos de risco para os doentes.*

• *Erros* – O erro é um desvio em relação a um plano pré-concebido, um desvio que é involuntário que não resulta do acaso, desvio em relação a algo que fizemos (comissão) ou deixámos de fazer, mas deveríamos ter feito (omissão). Este desvio impede-nos de alcançar o resultado (diagnóstico ou terapêutico) esperado e traduzirá algo indesejável e negativo. Os erros possuem na sua determinação uma fase de plano, uma fase de armazenamento e uma fase de execução, de uma acção que acabamos por não conseguir concluir. Os erros têm sempre associado, por definição, o conceito de evitabilidade. Erro será algo que poderíamos ter evitado, aliás o Harvard Medical Practice Study, que esteve na base do relatório do IOM americano, considerava os erros como preveníveis ou não preveníveis, podemos dar exemplos: *um doente que se apresenta para ser operado e a quem se pergunta se sofre de alergias e responde que não, sofrerá de um erro "não evitável" quando ao ser injectado com penicilina experimentar uma reacção anafilática da qual poderá não sobreviver. Contudo, se o cirurgião ou o anestesista, não tiverem feito a pergunta ou se apesar do doente ter informado que era alérgico á penicilina ministrarem, por incaução, esse fármaco, com as consequências já descritas, este erro teria sido "evitável" e configura mesmo prática negligente.* Os erros podem ser de diferentes tipos:

  ◦ *Erros "Honestos" – aqueles que se cometem porque somos humanos e falíveis, agindo de acordo com as boas regras. Estes erros deverão sempre ser desculpabilizados, colocando a ênfase no Sistema e não nos indi-*

víduos que os cometem. Só assim poderão ser reduzidos, talvez nunca serão abolidos.

*○ **Erros por Negligência** – aqueles que são cometidos no contexto da violação de regras de segurança ou quando faltámos à nossa obrigação de tratar podendo tê-lo feito. São erros "feios", passíveis de procedimento disciplinar e médico-legal, saem do contexto deste livro, apesar poderem comprometer gravemente a performance*

*○ **Erros Humanos** – são os erros directamente cometidos por humanos, actuando no final ou "sharp end" do sistema. Estes erros determinam as variações nos resultados, ditas de causa especial, variações que comprometem a performance e que podem ser imputáveis à acção individual de humanos. Os erros do cirurgião, os erros de pilotagem são erros deste tipo.*

*○ **Erros de Sistema** – são os erros que ocorrem no âmbito da variação dita de causa comum, sem que possam ser atribuídos necessariamente à acção de um operador humano final. São antes, o resultado do mau desenho organizacional do sistema, são gerados a nível do "blunt end" de James Reason. Poderá eventualmente existir uma acção humana, mas as causas reais residirão sempre no sistema ou organização a montante. É útil, em termos de gestão de erro, colocar a ênfase nos erros de sistema e despenalizar os erros individuais porque só mudando todo o sistema se contribuirá para uma maior segurança.*

A Recuperação dos Erros

Toda a terminologia do erro é negativa, a própria designação de "erro" comporta uma carga depressiva que envolve sempre a falha ou a frustração que sente quem não conseguiu cumprir um dado plano. Mas o erro não consta só de falhas, lapsos e enganos, de perdedores humanos imperfeitos, o erro contém em si, implícita e forte, a possibilidade de recuperação. A recuperação dos erros é uma nova disciplina na gestão do erro que é protagonizada pelos heróis e salvadores potenciais que somos todos nós. Se é impossível abolir completamente os erros, será sempre possível e desejável recuperar os que vamos fazendo; dessa postura resultará, pelo menos, a transformação de muitos acidentes em "near miss" sem consequências ou a minorização dos danos de um eventual acidente.

RISCO CLÍNICO – COMPLEXIDADE E PERFORMANCE

A recuperação dos erros vive, a nível individual e organizacional, de ajustamentos, de compensações e de improvisações que permitirão finalmente a recuperação. Quando pensamos, por exemplo, na Fórmula 1, quão raras são as fatalidades mesmo em colisões a alta velocidade, percebemos o peso da recuperação na minimização dos danos. A construção dos veículos, os dispositivos de segurança (airbags, cintos segurança, resistência de habitáculos, etc), são tudo exemplos de mecanismos de desenho do sistema que favorecem a recuperação de acidentes. Encontraremos na área médica exemplos subejos. A preparação dos condutores de Formula 1 na condução em derrapagem a alta velocidade, a experiência em simuladores e os protocolos de gestão de crise, tão ao estilo da aeronáutica, são exemplos de mecanismos de recuperação a nível humano. Do mesmo modo, a experiência de um cirurgião e a sua senioridade permitirão que recupere mais situações de risco do que um cirurgião mais novo; a segurança do hospital, a disponibilidade de cuidados intensivos, a maquinaria para re-infusão (*cell saver*), os suportes de vida, o *back up* de sangue permitirão a nível organizacional que se recupere mais, salvando mais vidas. É sabido que os melhores hospitais não são os que têm menor número de acidentes, antes os que estão preparados para recuperar melhor os seus acidentes, minimizando as consequências nefastas.

Como recuperamos erros e acidentes? Fazê-mo-lo por duas vias distintas: **compensando** as tendências para acidente na sua origem e **corrigindo** os erros ou desvios declarados quer pela nossa capacidade de **utilização** do conhecimento quer pela nossa capacidade de **exploração** de novas alternativas. Idealmente por ambas.

• **Compensação** – Num qualquer acto cirúrgico, ocorrerão sempre (é só estarmos atentos...) dois tipos de eventos que poderemos classificar, por simplicidade, em eventos *minor* (os que não põem directamente em causa o resultado e muito menos, a vida do doente) e aos quais não damos, em geral, muita atenção passando despercebidos.

Por outro lado, existem situações mais raras (cerca de 7 a 10 vezes menos frequentes do que os eventos *minor)* que, por serem dramáticas, colocam desde logo a vida do doente em perigo ou ameaçam comprometer o resultado final: são os chamados eventos *major (*estes são facilmente notados). Estes eventos podem ser deixados sem compensação ou serem alvo de medidas de compensação (correcção) antes de produzirem danos. Assim se dirão eventos compensados ou não compensados. Os eventos *major* terão de ser sempre compensados (pelo menos deveremos tentar compensá-los), caso contrário, conduzirão a fatalidades ou a danos permanentes; os eventos *minor* poderão ou não ser alvo de compensação. Valerá a pena compensar eventos *minor*?

Desde os trabalhos de Carthey e deLeval (de Leval, 2003), envolvendo estudos comportamentais de cirurgiões, em torno da operação de "switch" para tratamento da transposição arterial em recém-nascidos, se sabe que os eventos major serão compensados com sucesso em mais de metade dos casos, pelo que e apesar da sua gravidade, apresentam uma fraca correlação com a morte, acidentes de consequências finais graves ou mesmo "near miss". Por outro lado, os eventos *minor* ocorrendo na grande maioria dos casos estudados serão frequentemente não compensados e o seu número possui uma fortíssima associação com a morte ou a ocorrência de um "near miss". Os eventos *minor* parecem potenciar-se, tendo um efeito multiplicativo: quanto maior o número, maior a possibilidade exponencial de ocorrer um desaire cirúrgico grave.

É sabido que a frequência de eventos durante um procedimento afectará o seu resultado final, a compensação de eventos *major* elimina o risco de morte ou acidentes graves; a não compensação de eventos *minor* mina a performance cirúrgica e acabará com base no seu número de ocorrências, mas não na sua gravidade individual por comprometer o resultado. A lição será que os "bons compensadores" ou "heróis" terão bons resultados e os maus compensadores terão maus resultados. Os eventos *minor* representam o "ruído de fundo" de um bloco cirúrgico ou de um serviço, prendem-se com a desordem das mesas de instrumentos, as falhas de comunicação, as desatenções, a má atribuição de tarefas, a indisciplina de marcações cirúrgicas, as horas e as "más horas" do serviço, entre outras... Todos temos a intuição de que um bloco destes não será seguro, ficamos a saber agora que isso é rigorosamente certo e de que valerá a pena ter mecanismos de protocolo de crise para responder aos eventos *major*, mas não valerá menos a pena investir na compensação de eventos minor. No final do dia, serão estes que conduzem em silêncio ao acidente e comprometem a segurança.

Tomemos agora alguns exemplos no bloco operatório: *durante uma cirurgia cardíaca, o cirurgião entra em circulação extra-corporal sem ter perguntado ao anestesista se a heparina foi ministrada e se o valor da hipocoagulação conseguida foi verificado. Este será um evento minor sem consequências imediatas (só potenciais) que representa uma quebra de segurança. No decurso da operação, caiem diversos instrumentos ao chão, perde-se um pequeno "clamp buldog", não se sabe o paradeiro de uma compressa grande (que não poderia, dado o tamanho, ficar nunca retida no campo cirúrgico) e surgem diversos erros de comunicação entre a enfermeira instrumentista e a circulante, que abre, repetidamente, material inadequado para a mesa, por ter percebido mal os pedidos da instrumentista. Como a sala tem muito barulho de fundo, os ajudantes gracejam por diversas vezes entre si e o cirurgião não consegue impor liderança efectiva. Assim o cirurgião pediu suturas de tamanho 7 "zeros" e a instrumentista forneceu, por não ouvir bem, um tamanho diferente. O cirurgião não recusa essas suturas, limitando-se a protestar "não era isto que eu queria", mas utiliza-as (não compensando)! Em dada altura do caso, a conexão da linha arterial que estava laxa, salta e a circulação extra-corporal tem de ser interrompida num mar de sangue dentro da sala. O que até aqui tinha sido uma sucessão de eventos minor que ninguém compensara, transformou-se num evento major que, se não for corrigido de imediato, provocará a morte. O cirurgião, de forma expedita, toma o controle da sala, que não tivera até ai, manda parar a bomba, clampa a linha aferente da máquina de CEC e a linha aórtica que vai ao doente, pede ao anestesista que coloque o doente com a cabeça e o tronco reclinados para evitar entrada de ar na circulação cerebral, reconecta o circuito a que retira o ar, fixa as conexões, desta feita com uma cinta apropriada e, retoma ao fim de um longo (...) minuto e meio o circuito, dando ordens ao perfusionista para retomar a circulação e resolvendo assim este evento major que compensou devidamente.* Temos, nesta sequência hipotética, exemplos de múltiplos eventos *minor* que ninguém se preocupou em compensar, temos um evento *major* prontamente compensado, mas é importante que se entenda que foi o ambiente lascivo daquele bloco operatório e a liderança pobre daquele cirurgião que predispuseram a que o evento *major* tivesse ocorrido (mau aperto por descuido da junção entre tubos de tanta responsabilidade). Parecerá muito mais útil e seguro evitar os eventos major em grande parte pela compensação obstinada dos eventos minor, do que ter de actuar, *in extremis*, compensando eventos *major*. Temos que pensar que a capacidade de compensar eventos *major* dependerá mais da experiência do cirurgião e a capacidade de compensar eventos *minor* poderá ser ditada como "lei orgânica" no sistema. Se o fizermos, se formos rigorosos na disciplina dos blocos e serviços, estes serão mais seguros e, prevendo eventos *major* não teremos de confiar na experiência de uns poucos para corrigir o que poderíamos ter evitado. Tornaremos os blocos mais seguros também para o trabalho dos médicos e enfermeiros mais jovens e inexperientes.

• **Correcção** – Quando estamos perante uma situação inesperada de crise ou ainda, por exemplo, sofremos uma complicação intra-operatória ou nos deparamos com um quadro que não estava previsto no diagnóstico inicial, teremos que produzir uma solução nova. Tal é feito à custa de duas determinantes fundamentais de recuperação: a *utilização* de conhecimentos e a *exploração* de novas ideias ou alternativas. Se nos refugiamos só na utilização do conhecimento, por muito que ele seja, teremos o que se chama "visão em túnel" ou fixação de ideias, ou seja, iremos em frente... Se a solução assente nessas bases for a adequada, tudo bem, caso contrário, será um desastre! Por outro lado, se a base de conhecimentos for reduzida, tentaremos improvisar uma ideia nova, pouco sólida e assente em conhecimento pouco sustentado, logo perigosa... uma espécie de "vagabundagem diagnóstica". Se não possuirmos nem conhecimentos nem capacidade de inovar, o doente estará perdido: uma associação balanceada de "utilização & exploração" parece ideal para uma boa recuperação de erros ou trajectórias de acidente num bloco operatório (vide ilustração abaixo).

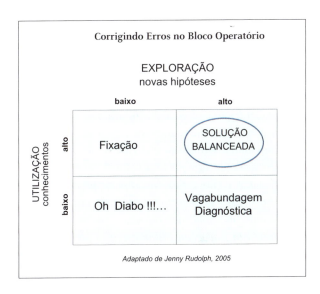

202 | RISCO CLÍNICO – COMPLEXIDADE E PERFORMANCE

Apresentamos agora um exemplo real do recurso balanceada da utilização/exploração para solução de uma situação inesperada no bloco operatório:

No decurso de uma cirurgia cardíaca programada para realização de triplo bypass coronário e substituição complementar de válvula aórtica, o autor apercebeu-se, baseado na palpação intra-operatória, que toda a face posterior da aorta e parede lateral desta se achavam muito densamente calcificadas. Tal desaconselhava a abertura da aorta para mudar a válvula (cuja lesão era simplesmente uma regurgitação moderada, motivo pelo qual, sendo a indicação principal a doença coronária, o procedimento valvular seria recomendável e complementar, mas não necessariamente imprescindível). Decidimos então optar por realizar só a cirurgia coronária e fazê-la sem utilizar circulação extra-corporal. Foram assim realizadas anastomoses distais com mamária interna para a artéria descendente anterior e com veia safena para um ramo obtuso e para a artéria descendente posterior. Faltava finalmente realizar as anastomoses proximais das veias à aorta. Como a parede anterior da aorta se encontrava livre de cálcio, numa pequena área, o autor resolveu, pese embora com algum risco, aplicar um clamp tangencial nessa zona para realizar as anastomoses de veia. Apercebeu-se durante a realização do enxerto que provinha da obtusa marginal, que a parede da aorta era muito frágil e, com efeito, na desclampagem, toda a anastomose ficaria avulsa, provocando hemorragia profusa. Aqui, o autor teve consciência de um problema real e perigoso: a aplicação no local de suturas adicionais, que foi tentada por diversas vezes, contribuía para mais e maiores áreas de laceração na aorta e com maior hemorragia. Decidiu então, usando do conhecimento e experiência, e ponderando os riscos, entrar em CEC (circulação extra-corporal), para resolver, com a "rede" desse método, este grave problema. Para tal canulou a aorta ao nível do arco distal que mobilizara entretanto e, com o coração a bater, foi aplicando suturas na região lacerada (utilizando até aqui o conhecimento e a experiência que detém). Claramente, a tensão na aorta promovia sempre mais hemorragia e a laceração atingia já a zona da aorta profusamente calcificada, percebeu então o autor que chegara ao limite na sua utilização do conhecimento e decidiu passar à fase de exploração/ improvisação. Partindo do princípio de que uma cinta de contenção em redor da aorta reduziria a pressão e minimizaria a tracção radiária em torno da anastomose de veia, facilitando a hemostase no local, decidiu aplicar um largo remendo de pericárdio bovino (material de remendo usado comumente na cirurgia cardíaca) que suturou, com pontos largos à adventícia (camada conjuntiva externa) da aorta, num raio periférico de 4 a 5 cm da anastomose de veia que emergia da parede aórtica. O remendo foi fixado com cola biológica e fortemente fixado à parede aórtica, com pontos de nylon; no final, a veia emergia por uma pequena abertura central no remando, como um colo rodeado por uma "gola alta". A anastomose do segundo enxerto venoso foi já feita termino-lateral-mente, de forma directa (veia-veia) para este enxerto venoso, cuja ligação aórtica tantos problemas causara. A saída de CEC foi fácil sem hemorragia e perante o espanto contido do autor, enquanto os assistentes, em tom elogioso, exclamavam passado o perigo: "nunca tinha visto o professor usar esta técnica" e o autor em silêncio pensava "eu também não!...".

O doente teve alta sem qualquer complicação e ficou certamente a dever a sua vida à combinação balanceada do conhecimento utilizado e da exploração de novas ideias. Se tivéssemos persistido no uso de suturas e mais suturas (visão em túnel) o resultado seria outro.... se tivéssemos embarcado logo na exploração de novas ideias, teríamos sido pouco sólidos, pois o método que acabámos por utilizar com sucesso, não havia pelo menos por nós, sido testado até então.

Gestão do erro – Aprendendo com os erros

> *"We want a surgical team that faces each error, each mishap, straits up names it, and takes steps to prevent its recurrence"....*
>
> FRANCIS MOORE, 1913-2001

Um dos aspectos mais fascinantes do erro prende-se com a utilização das suas trajectórias para a aprendizagem, que conduzirá a uma maior segurança. Um dos melhores exemplos desta utilização é o da indústria aeronáutica. Com a introdução dos aviões a jacto tornou-se óbvia a necessidade de evoluir em termos de segurança, pois ficava muito cara a perda de aparelhos, o desperdício de vidas humanas e o impacto negativo na reputação. Estes esforços levaram a que a aviação civil seja hoje uma das actividades humanas mais seguras, reduzindo o número de fatalidades de 0,5 por milhão de voos entre 1967 e 1976 para 0,125 por milhão nos anos noventa. Houve seguramente melhoramentos técnicos mas uma das áreas onde o investimento foi maior foi no treino das tripulações enquanto equipas e na gestão dos erros cometidos. A declaração voluntária de eventos negativos a organismos próprios, como o "Aviation System Reporting System", e a análise séria da performance, isenta de culpabilização individual, deram um contributo crucial para a melhoria de segurança conseguida como se refere em capítulo dedicado mais adiante neste livro. Mas nem só a aviação, também a indústria tomou como bandeira de Qualidade a produção sem erros, aqui a segurança entende-se mais como redução de custos de produção, fiabilidade e reputação; lembremos, por exemplo, a imagem de fiabilidade de marcas da indústria automóvel no Japão ou de empresas internacionais como a General Electric ou a Motorola que trabalham ao nível, que em Qualidade se denomina de seis sigma, ou seja, os seus produtos apresentam menos de 3,4 falhas (erros ou defeitos) por cada milhão produzido, valor notável para qualquer actividade humana (Chassin, 1998).

Na área médica, a anestesiologia é, sem margem para dúvidas, a actividade mais segura, tendo começado com um número de fatalidades de duas por 10.000 anestesias. A anestesiologia, enquanto especialidade de apoio à cirurgia, não podia dar-se ao luxo de perder doentes. Representando, na maior parte dos casos, um meio para permitir a realização de um propósito cirúrgico e lidando muitas vezes com pessoas saudáveis do ponto de vista geral, a anestesiologia desenvolveu desde cedo uma prática de segurança. Hoje em dia a anestesiologia tem um número de fatalidades muito reduzido, de cerca de um para 300.000 anestesias, o mais próximo de seis sigma que se conhece em qualquer actividade que não a indústria (Eichhorn, 1989).

Sabe-se que as determinantes que influenciam o comportamento de um avião serão mais previsíveis do que os que condicionam um resultado médico, ou seja, será mais difícil prever em Medicina do que "no ar"; assim sendo, como pôde a anestesiologia atingir um grau de fiabilidade tão elevado? A resposta encontra-se no desenho, cada vez mais seguro, das máquinas de anestesia, no treino e actuação em equipa, na redução de passos humanos, no recurso a protocolos de verificação e de actuação, na implementação do uso de alarmes, etc...

Na boa gestão dos erros existem duas fases distintas: a da *prevenção* e a da *análise* do erro. Poderemos dizer que a análise dos erros ocorridos acabará por conduzir também á prevenção de erros futuros pelo conhecimento das suas possíveis trajectórias.

De um modo geral, poderemos centrar-nos na regulação de "**Eventos Adversos**", sempre que estes ocorram e *sejam conhecidos* ou na medição da "**Performance**".

1. Avaliação retrospectiva de Eventos Adversos:

Os eventos só serão conhecidos por declaração, podendo esta ser compulsiva (como acontece com o "Patient Tracking System" no estado de Nova Iorque), ou voluntária, podendo esta ainda ser anónima ou identificada. A declaração compulsiva, se for personalizada, conduzirá a repetidos "ciclos de medo", com fugas sucessivas e maior retracção á revelação de erros futuros e não será, por certo, a ideal. A declaração voluntária implica a existência de toda uma cultura de risco, desculpabilizadora e responsável, voltada para a aprendizagem dentro da organização e não para a perseguição de culpados directos. Idealmente deverão e até que a cultura germine, coexistir as duas formas de relato de eventos, sendo esta a melhor solução de compromisso para o levantamento do problema (Leape, 2002). Indicamos adiante as características ideais a que deverá obedecer um sistema de relato voluntário de eventos adversos em Saúde.

Características ideais para um sistema de relato de eventos adversos
(adaptado de *Leape, 2002*)

> * *Não Punitivo*
> * *Confidencial*
> * *Independente*
> * *Análise por Peritos ("peer review")*
> * *Agindo a Tempo*
> * *Orientado para o "SISTEMA"*
> * *Respondendo no exterior a recomendações*

Como poderemos tomar conhecimento de eventos adversos ?

* Pelo relato voluntário ou compulsivo de eventos seja anónimo ou identificado.

206 | RISCO CLÍNICO – COMPLEXIDADE E PERFORMANCE

- Pela realização de conferências de Mortalidade e Morbilidade – estas são muito úteis nos serviços, mas servem fundamentalmente propósitos de rigor e de ensino, dado que, sendo ocorrências ou casos escolhidos, não traduzem a realidade total dos serviços.
- Análise de queixas de doentes e de famílias – são, sem dúvida, importantes mas terão de ser ponderadas e filtradas dada a sua natural subjectividade.
- Análise pormenorizada de eventos por "Root Cause Analysis" – RCA, de que trataremos em seguida.

Quando um erro acontece é fundamental que se proceda a uma análise das suas causas, quer próximas quer remotas, uma análise que vá à raiz do problema – "Root Cause Analysis" ou RCA. Esta tentará desenhar todo o percurso das actuações que terminaram em erro definindo retrospectivamente até ao 5° ou 6° nível as suas causas, identificando as responsabilidades humanas (idealmente não personalizadas) e as que se devem ao sistema, bem como, os locais no trajecto onde poderiam ter sido introduzidos mecanismos de recuperação (Fragata, 2004 e IOM, 2004). Este RCA, fazendo parte das recomendações de segurança da JCAHO, não deverá ser um inquérito factual puro será, antes, um instrumento de análise dirigida ao evento, mas sobretudo preocupado com as suas causas e mecanismos, mas também com os resultados e as suas consequências de impacto. O resultado de um RCA pretende fundamentalmente moldar o sistema para que os seus vícios que, alegadamente predispuseram ao erro, possam ser finalmente corrigidos. Por este motivo, a atenção ás saídas ou mecanismos de recuperação tem sido tão considerada na análise das raízes do erro. A JCAHO elaborou mesmo um manual para a investigação dos erros, segundo a metodologia da RCA (Spencer, 2000). A realização de inquéritos do tipo da RCA, que são, afinal, inquéritos dirigidos a eventos, deverá ser suplementada por auditorias, estas dirigidas à performance em geral, durante um dado intervalo de tempo. A análise de eventos adversos deverá ser cuidadosamente efectuada, dado que, sempre que é personalizada, acaba por iniciar um "ciclo de medo" e de fuga, por receio de represálias. É muito mais fácil avaliar performance, desempenho geral do que incidir sobre "outliers" (indivíduos fora dos limites aceitáveis). Veremos adiante como avaliar preferencialmente a performance.

Exemplo de uma "Root Cause Analysis"

Descrição do Evento • Quem directamente ? (função) • Como ? (circunstâncias: narração) • Fase de ocorrência • Quem secundariamente? (função)	....
Factores Contribuintes (mecanismos causais)	Evento Evitável **?** __ Evento Não Evitável __ Ambiente __ Organização __ Equipa __ Humanos __ Doente?
Consequências **Classificação**	Consequências: Sem Danos __ Danos Organização __ Danos Doente __ Danos Transitórios __ Danos Permanentes __ Morte __ Acções desencadeadas: Nula __ Queixa Oficiosa __ Queixa oficial __ Queixa Legal __ Gravidade ....pts (1/4) Frequência ....pts – QxF..... pontos Acidente __ Incidente __ Near Miss __
Análise Causas até 5º/6º nível (hipóteses recuperação em cada nível)	1º . . . . 2º . . . . 3º . . . . 4º . . . . 5º . . . . 6º . . . .

2. Avaliação da Performance

Como já referimos, será bem mais vantajoso avaliar desempenhos gerais do que "outliers" numa dada organização. Poderemos sempre, a partir dos indicadores do desempenho geral, baixar à avaliação da variação especial – responsabilidade dos operadores humanos. Esta avaliação de performance abre a porta também á prevenção do erro, faculta a aprendizagem de segurança e torna-se sempre mais fácil dentro do grupo, por ser desligada da culpabilização individual que a identificação de eventos negativos sempre acarreta. Pode ser feita por diversos meios:

• Auditorias, sejam internas ou externas, deverão ambas coexistir, dado que, as auditorias internas permitem corrigir a variação dita especial no seio do grupo, mas as externas (possuem mais poder) serão mais independentes e facultam sempre a oportunidade de "benchmarking", pois são feitas por pares.

- Monitorização de Performance Humana (curvas de desempenho, do tipo CUSUM, como indicamos num capítulo atrás).
- Análise (Proactiva) das trajectórias de risco de erros: A FMEA ("Failure Mode and Effect Analysis) e FTA ("Fault Tree Analysis") ou análise do "pior cenário". Este tipo de análises pretende antever uma trajectória de erro ou de acidente antes deste ocorrer (Luís Martins, 2004). A mais conhecida é a FMEA aplicada à Saúde ou seja a "Health" FMEA" (HFMEA). Esta análise foi introduzida primeiro no exército americano no final da 2ª Guerra Mundial e depois aplicada com sucesso na NASA, nos anos sessenta. A JCAHO viria a introduzi-la na avaliação da Saúde nos anos noventa e a confirmar a sua utilização mais recentemente em 2001. Para a JCAHO existiriam as seguintes obrigações, envolvendo a necessidade de analisar, pelo menos um processo por ano, para tal, deveria ser:

  - *Seleccionado* um processo de alto risco
  - Identificados pontos de falha potencial
  - Estabelecida a RCA das falhas hipotéticas
  - Redesenhado o circuito
  - Testado e implementado um novo desenho
  - Monitorizada a eficácia do novo desenho
  - Introduzida estratégia de manutenção da mudança

A HFMEA tenta identificar zonas de fraqueza ou vulnerabilidade numa dada sequência de operações, no intuito de a tornar mais segura. Sempre com atenção ás áreas em que uma recuperação alternativa poderia minimizar os danos que possam ocorrer. Indicamos abaixo uma sequência típica de HFMEA aplicada, por exemplo, à chamada de um doente para o bloco operatório (neste exemplo hipotético verificava-se intensa demora entre a chamada do doente e a chegada).

Será possível, estudando este diagrama de HFMEA, muito simples e orientado para um problema elementar, perceber onde podem residir as demoras numa má comunicação, falta de macas, etc... Em cada passo serão identificadas possibilidades de introduzir alterações que optimizem a função.

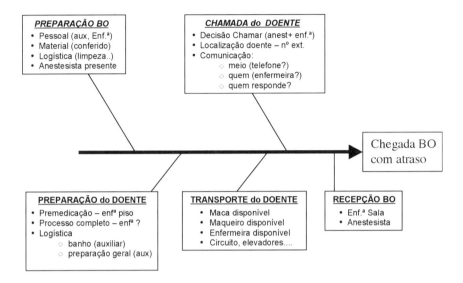

O cenário do "pior caso" tenta prever o que de mal pode acontecer num dado procedimento, como por exemplo, durante uma cirurgia se ocorre uma laceração vascular grave com hemorragia. Quem pede o sangue, que telefones prioritários se usam e se falham, que expansores de plasma existem e vias largas de acesso venoso, quem faz o quê, quem lidera?

- Inquéritos de Satisfação de Clientes – são importantes para, antes mesmo das queixas, percebermos se estamos ou não a corresponder às expectativas dos "clientes" da Saúde. Serão, porventura, mais importantes para indagar indicadores administrativos do tipo: facilidade de contacto telefónico a partir do exterior, tempo de espera por uma consulta, facilidade na inscrição e no pagamento de serviços, conforto, atenção do pessoal, do que para indagar matéria clínica. Também podem ser tão gerais como o clássico: "Recomendaria este hospital a um familiar próximo?", "Sem dúvida, talvez, nunca". Sendo importantes, serão certamente sempre generalistas em demasia.
- Falámos do levantamento de eventos adversos (falhas concretizadas) e da avaliação da performance (indicadores de desempenho em relação ao esperado), mas conviria aqui relembrar o papel fundamental dos "near miss" ou eventos sentinela na prevenção de

acidentes. Como vimos, um "near miss" é um "acto de comissão ou omissão que podia ter causado danos ao doente, mas que não o fez por acaso, por prevenção ou por correcção atempada (Van der Schaff, 1992). Os "near miss" pressupõem uma situação perigosa (risco), uma falha inicial (erro), defesas inadequadas (sistema) e uma recuperação atempada (quase sempre humana). Os "near miss" e os acidentes são o mesmo eixo continuo, mas aqueles são excelentes indicadores de erro e sem provocarem danos, sendo ainda muito mais fáceis de comunicar e de gerir. Num bloco operatório será muito importante, para cada cirurgião, habituar-se a anotar, de modo simples, as tendências negativas que decorrem nos seus casos. Para tal registará os eventos major e minor e anotará se foram ou não compensados. Uma grande quantidade de eventos minor sugere um mau "ambiente" cirúrgico e aconselha a tomar medidas, pois é usualmente premonitório de alguma desgraça...

Como construir uma "atmosfera de segurança" ?

...A "fiabilidade" (segurança) é um "não evento" (bom resultado) dinâmico

KARL WEICK

A segurança e a fiabilidade de actuações são apanágio de actividades de risco como o tráfego aéreo, a actividade que envolve a energia nuclear e naturalmente também os hospitais (consciência recente). Existem três modalidades diferentes para promover a segurança devendo, contudo, ser referido que não se trata de indicar medidas avulsas, mas da necessidade de toda uma cultura de risco-segurança que, aliás, também negamos na estrada, nos locais de trabalho, etc... Assim, para a segurança poderemos eleger as seguintes vias de abordagem:

- "ACCOUNTABILITY" – Esta será, na sua forma mais tradicional, a pior maneira de promover a segurança. Baseia-se no encontrar das "bad apples" (ou "outliers") em todo o sistema, para sobre eles actuar disciplinarmente. Como referimos repetidamente esta atitude só gera medo e não contribui para a abertura necessária á boa gestão de erros. Modernamente, e como veremos adiante, a desig-

nação "accountability" compreende de forma mais lata, não a "accountability" como equivalente de culpa e litigância mas outra atitude, como revelação para uma maior responsabilidade colectiva (Sharpe, 2004)
- INCENTIVOS – Este modo de incentivar a performance, bem como aqueles que não cometem falhas de segurança, está em moda nos EUA no presente e será abordado em capítulo dedicado neste livro. Será seguramente difícil definir boas práticas (baseadas em evidência e com impacto no resultado) e será difícil a sua escolha seja por doentes ou por pagadores, como será difícil estabelecer as remunerações incentivadoras. Para já, os incentivos parecem poder desempenhar um papel na remuneração da prestação com Qualidade, mesmo no incentivar das boas práticas, mas os seus méritos totais, facilmente perceptíveis em todos os ramos da actividade, terão ainda que ser provados, na sua exequibilidade também na área da Saúde.

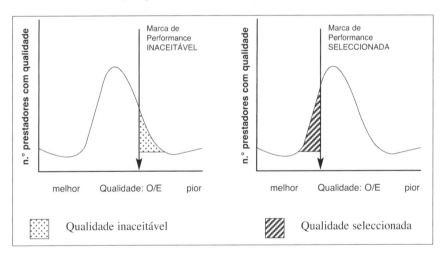

Accountability" e "Aprendizagem"
(Adaptado de Patient Safety – IOM 2004)

- RE-DESENHO do SISTEMA – a tónica na aprendizagem no re-desenho do sistema parece a mais válida na promoção da segurança. Trata-se não de escolher as "bad apples", os "outliers" negativos, centrando-nos no que se passou de mal, nos eventos adversos, mas antes seleccionar os melhores dentro do grupo, elegendo a "best performance" que se aponta como exemplo. (IOM, 2004). É certamente a imagem do copo, "meio cheio, meio vazio", mas será muito mais útil eleger os dez melhores do que os dez piores hospitais ou serviços ou cirurgiões. Esta atitude permite o exemplo, fomenta a aprendizagem e é a que deveremos adoptar, conforme se sugere no esquema anexo. Os gráficos parecem iguais, mas existe um mundo de diferenças no modo como reagimos ao facto de estarmos entre os dez melhores ou entre os dez piores, sobretudo se alguém disser publicamente que estamos nessa posição!...

Quais os obstáculos que se levantam ao desenvolvimento de uma "atmosfera" de segurança ?

...."Aim defines the System"...

W DEMING 1988

Num trabalho recentemente publicado Leape (Leape, 2005) reflectia sobre o que se tinha aprendido e conseguido melhorar após a publicação histórica do "To Err is Human", pelo IOM americano. A linguagem, essa, mudou e o erro entrou definitivamente no léxico médico e foi gradualmente posta ênfase no Sistema e retirada "culpa" aos indivíduos, ainda que, nesta área que é essencialmente de definição cultural, exista um longo caminho a percorrer ainda. Nos EUA foi feita legislação, investidos milhões e o Estado assumiu as suas responsabilidades na promoção de uma Medicina mais segura; a JCAHO no sector público e o grupo privado Leapfrog no sector privado, a par com o National Quality Forum (NQF), têm-se empenhado na promoção da segurança da Saúde americana. Tal como afirmava Deming, *"qualquer sistema acha-se perfeitamente desenhado para produzir os resultados que atinge"*, pelo que os passos até agora dados permitem antever que estamos no caminho certo, mas os resultados concretos são ainda poucos. Em boa verdade existem factores pró e factores contra a nossa cultura de segurança e o modo como as reformas poderão ser implementadas (vide quadro anexo).

Factores Pró	Factores Contra
• Pressão da Opinião Pública	• Falta de Consciência de que o Erro existe – "Infalibilidade"
• Pressão da Legislação	• Excesso de Culpabilização
• Necessidade de Recertificação Profissional	• Receio de litígio médico-legal, se houver revelação de erros
• Pagamento Diferenciado por Qualidade e Segurança	• Falta de meios e de incentivos para buscar maior segurança
	• Falta de Cultura de Segurança

Sem dúvida que a cultura de risco ou a falta dela, é o que mais pesa na dificuldade em promover mais e melhor segurança. A cirurgia é disso um bom exemplo: o cirurgião é tradicionalmente o "capitão do navio", com total autonomia e um sentido de infalibilidade ancestral que começa na admissão à Faculdade, com notas entre as mais elevadas e se perpetua no acumular de prestigiantes sucessos cirúrgicos. O cirurgião é um alvo fácil para quem, gestor ou doente, não vê realizadas todas as suas expectativas. É mais fácil culpar, numa instituição de saúde, o cirurgião e não o hospital, do mesmo modo que uma companhia aérea será mais facilmente accionada do que o piloto do aparelho. Essa cultura de culpabilização ou "accountability" individual em nada ajuda a abertura que se requer para a auto-declaração dos nossos erros. As nossas práticas cirúrgicas decorrem hoje no seio de equipas extensas, complexas e com forte pendor de especialização tecnológica. Nunca os nossos doentes dependeram tanto de outros, como agora, pelo que vai sendo tempo de se olhar todo o Sistema como responsável principal, isto não para desresponsabilizar os médicos, mas para possibilitar a aprendizagem de uma nova atitude em relação às nossas falhas.

Todo o ressarcimento de danos está, entre nós, dependente de uma responsabilização baseada na atribuição de uma culpa e no encontrar de um culpado. Não tem de ser necessariamente assim, a compensação automática na base de seguros, sem necessidade de um culpado, tem resultado, por exemplo, em países do norte da Europa e tem permitido indemnizar prontamente (ainda que com montantes, em regra menores), os doentes, sem as consequências em tempo, despesas e perda de reputação, que a tradicional litigância medico-legal comporta para todas as partes envolvidas (Studdart, 2001).

Para muitos, o tema da Qualidade e Segurança só se resolverá quando o interesse económico passar por aí. Seria necessário demonstrar que "fazer sem erros" sai mais barato, mas tal não é difícil de provar, todos o sabemos. Mais difícil é ainda definir para quem reverterão as vantagens do que se poupa. Os gestores e os pagadores acham, naturalmente, que esses ganhos lhes pertencem, enquanto os médicos se acham com direito a incentivos em nome da Qualidade (Galvin, 2001 e Leatherman, 2003). Como já referimos, a definição de indicadores seguros de qualidade não será senão uma das componentes da dificuldade em remunerar por boa performance, os quantitativos e quem recebe o quê serão certamente dificuldades importantes. Aliás, o pagamento de cuidados de Saúde não está historicamente orientado para a boa performance, pagam-se antes dias de internamento, pagam-se complicações, mas não se recompensa quem faz melhor, não se pagam diferencialmente as práticas de excelência nem na óptica clínica nem tão pouco na administrativa. Em boa verdade, poderão perguntar-nos, de um sub-sistema de Saúde, porque esteve internado um doente alguns dias a mais, tempo que nos pedem que justifiquemos (trata-se de identificar "outliers" negativos – "bad apples") mas não nos reforçam, nunca, o pagamento ou sequer reconhecem administrativamente, um tempo de internamento inferior ao que havíamos pedido, quando tudo correu de forma célere e sem complicações (identificação de Qualidade). É a questão da "accountability" versus "aprendizagem", de que falámos acima e que, por motivos culturais, levará muito tempo a mudar, como cultura.

Como poderemos alterar e apressar esta tendência? Poderemos tomar algumas medidas de fundo que me parecem importantes e que para simplicidade se indicam na lista que se segue:

- *Liderança médica* na mudança da Cultura de Segurança
- Cultura Segurança – usando o modelo da aeronáutica
  - Treino em Equipa
  - Relato de erros, "near miss" e acidentes
  - Idealmente voluntária, anónima e *sem culpabilização*
  - Uso regular de "briefings" e "checklists"

- Ensino de teoria de "*Erro* e *Performance*" aos mais novos
- Introdução nas nossa práticas médicas de:
  - Registos electrónicos (processo electrónico)
  - Difusão de procedimentos seguros, MBE, (JCAHO/ NQF)
  - Revelação *completa* de erros, acidentes e "near miss"
  - Monitorização de eventos minor e de "near miss", como sinais de vulnerabilidade do sistema
  - Auditar, Detectar, Corrigir e Re-auditar.

Se procedermos deste modo, se nos preocuparmos mais em centrar a nossa atenção e os nossos esforços em "acidentes de Saúde" do que em "erros Médicos", se investirmos no ensino de uma cultura de risco aos nossos alunos, desde o início dos anos clínicos e se continuarmos esse ensino, com o exemplo das nossas práticas (Volpp, 2003), negando a infalibilidade e aprendendo antes com os erros, contribuiremos para a aprendizagem e a mudança que se nos impõe, em nome da Qualidade. Nenhuma frase fecharia melhor este capítulo dedicado ao erro, enquanto antítese da performance, do que a frase do filósofo contemporâneo Karl Popper sobre o erro e a aprendizagem.

> "...*Knowledge does grow here and there by accumulation. Yet far often knowledge grows by the recognition of error....*"
>
> KARL POPPER

BIBLIOGRAFIA

Altman DE, Clency C, Blendon J. I*mproving patient safety* . five years after IOM report. N Eng J Med 2004;351:2040-3

Antunes L. *Um modo de Ser*. Gradiva, 1996

Carvalho DP. *O Erro Médico na perspectiva jurídica*. O Erro em Medicina, Almedina, 2004

Chassin MR, Galvin RW. The urgent need to improve health care quality: Institute of Medicine National Roundtable on health care quality. JAMA 1998;280:1000

Chassin M. I*s health care ready for Six Sigma quality?* Milbank Q 1998;76:565

de Leval M. *Beyond Flatland*. J Thorac Cardiovasc Surg 2003;125:12-19

Eichhorn JH. *Prevention of intraoperative anesthesia accidents and related severe injury through safety monitoring*. Anesthesiology 1989;70:572

Fragata J, Martins L. *O Erro em Medicina*, Almedina, 2004

216 | RISCO CLÍNICO – COMPLEXIDADE E PERFORMANCE

Gaba DM, Howard SK. *Fatigue amoung clinicians and the safety of patients.* N Eng J Med 2002;347:1249

Galvin RS. *The bussiness case of quality.* Health Aff 2001;20:57

Gawande A, Studdert DM, Orav EJ, et al. *Risk factors for retained instruments and sponges after surgery.* N Engl J Med 2003;348:229

IOM (Institute of Medicine). 2004. *Patient Safety: Achieving a new standard for care.* The National Academies Press, Washington, D.C.

Leape LL. *Reporting of Adverse Events.* NEJM 2002;347: 1633-1638

Leape LL, Berwick DM. *Five Years After "To Err Is Human": What Have We Learned? JAMA*, 2005, 293 (19): 2384–90

Leatherman S, Berwick D, Iles D, et al. *The bussiness case of quality: case studies and na analysis.* Health Aff 2003;22:17

Martins L. In: O Erro em Medicina, Almedina, 2004.

Morin E. (2000) – *O Paradigma Perdido: a natureza humana.* Publicações Europa-América, 6ª Edição.

Reason JT. *Human Error.* Cambridge University Press, Cambridge, England, 1990

Rhodes RS. *Patient Safety in surgical Care: A Systems Approach.* ACS Surgery 2003

Citado em Rhodes, 2003 – *Hospital quotas raise likely errors, doc says.* Florida Times-Union, June 11, 2001

Senders JW. *Medical devices, medical errors, and medical accidents.* Human Error in medicine. Bogner MS, Ed. Lawrence Erlbaum Associates, Inc, Hillsdaler, New Jersey, 1994, p159

Sexton BJ, Thomas EJ, Helmreich RL. *Error, stress, and teamwork in medicine and aviation: cross sectional surveys.* BMJ, 2000; 320: 745 – 749

Sharpe VA. 2004. *Accountability – Patient Safety and Policy Reform.* Georgetown University Press, Washington, D.C.

Spencer FC. *Human error in hospitals and industrial accidents: current concepts.* J Am Coll Surg 2000;191:410

Studdart DM, Brennan TA. *No fault compensation for medical injuries.* JAMA 2001;286:217

Van der Schaff TW. *Development of a near miss management system at a chemical process plant.* In: Van der Schaff TW, Hale AR, Lucas DA, eds. *Near miss reporting as a safety tool.* Oxford: Butterworth-Heinemann, 1991

Vincent C, Neale G, Woloshynowych M. *Adverse events in British hospitals: preliminary retrospective record review.* BMJ, 2001; 322: 517 – 519

Volpp KGM, Grand D. *Residents' suggestions for reducing errors in teaching hospitals.* N Eng J Med 2003;348:851

Wilson RM, Runciman WB, Gibberd RW, et al. *The quality in Australian health care study.* Med J Aust 1995;163:458-71

CAPÍTULO 8

CULTURA DE SEGURANÇA
– O EXEMPLO DA AERONÁUTICA

CULTURA DE SEGURANÇA – O EXEMPLO DA AERONÁUTICA

SEABRA SANTOS [1]

Em Novembro de 1783 realizou-se a primeira viagem de balão tripulado. Dois homens afastaram-se da superfície terrestre em Chateau de la Muette, Paris, num balão de ar quente e aterraram 25 minutos depois, deslocando-se 8 quilómetros e alcançando a altitude de 900 metros. A deslocação de balões na superfície terrestre dependia, e ainda hoje se mantém, do contexto atmosférico envolvente, nomeadamente da existência de vento que providencie força para a deslocação horizontal.

Nessa época tornou-se óbvio a necessidade da introdução de um dispositivo de impulso, tornar a deslocação do artefacto independente do contexto envolvente, e isso só era possível num modo de transporte mais pesado do que o ar.

O primeiro voo humano numa máquina voadora mais pesada que o ar, o começo da aviação moderna, teve lugar em Kittyhawk no ano de 1903, quando Orville Wright realizou um voo de 12 segundos. Este voo, de curtíssima duração, catapultou uma era na qual surgiram os maiores avanços tecnológicos do que em qualquer outro período da história da humanidade.

Com o avião surgiram os acidentes de aviação. Nas primeiras décadas do século passado a maioria destes acidentes tinham como causa primária as falhas dos equipamentos ou outras falhas fora do controlo humano da operação pelo piloto. Nos últimos 30 a 40 anos, porém, a causa primária dos acidentes da aviação está relacionada com os factores humanos.

A tecnologia tornou-se mais fiável, os motores modernos e os equipamentos acessórios raramente falham, os equipamentos de navegação (nos aviões e no chão) tornaram-se mais poderosos e precisos, permitindo um grau de precisão inimaginável aos pioneiros da aviação. Todos estes avanços tecnológicos, e a disponibilidade de cada vez mais infor-

---

[1] TAP Portugal. Correspondência para: TAP Portugal, Quality Manager, Aeroporto de Lisboa, 1074-801 Lisboa. rjsantos@tap.pt

mação ao piloto nos ambientes de *cockpit*, aliado ao melhor conhecimento do contexto envolvente, através de previsões meteorológicas mais precisas, deveria diminuir os acidentes de aviação. Tal não sucedeu. O factor que não mudou foi o modo de estar do Ser Humano. É frequente ser anunciado em relatórios de acidentes de aviação que a causa primária foi "erro do piloto", mas, é claro, a mais correcta causa deveria ser "erro humano" da tripulação.

Na aviação, a razão de acidentes por milhões de descolagens desceu de um factor 10 na década de 60 para cerca de 1,6 e que se mantém desde a década de 80 até hoje. Esta descida abrupta em 20 anos deveu-se à introdução da aviação a jacto, mais fiável, à evolução e fiabilidade da tecnologia, à maior e crescente divulgação de informação técnica, a melhores equipamentos de segurança a bordo e em terra, a procedimentos técnicos melhor estruturados e ao maior investimento na formação técnica dos pilotos, especialmente com a introdução de simuladores de voo.

Com a horizontalidade, desde 1980, da razão de acidentes de 1,6 por cada milhão de descolagens, em que aparentemente a Segurança da aviação não melhorou, com a previsão do crescimento do tráfego aéreo de 5% ao ano, o número de acidentes de aviação passaria por ano de uns meros 30 na década de 80 para a previsão de cerca 66 no ano de 2010. Mais de um acidente de aviação por semana. Mais do que um acidente por semana envolvendo aviões nas primeiras páginas dos jornais e tema de abertura de telejornais!

Reconhecendo que a causa primária dos acidentes de aviação já não é a tecnologia (com cerca de 14%), nem a manutenção (com cerca de 5%), nem fenómenos meteorológicos (com cerca de 5%), nem o controlo do tráfego aéreo (com cerca de 6%), mas sim os pilotos com cerca de 66% (os restantes 4% são atribuídos a causas desconhecidas e não classificadas) a comunidade aeronáutica e, principalmente, os fabricantes dos aviões manifestam a sua preocupação com os executantes da operação, os pilotos. Reconhecem que a tecnologia deu passos de gigante e que o factor humano não a acompanhou lado a lado. A tecnologia foi introduzida, imposta, exigindo uma interacção homem-máquina rápida, diferente e exigente, sem acautelar a normal adaptação temporal do factor humano e a resistência à mudança, tão característica dos seres humanos.

Seguindo os modernos métodos de aprendizagem de tecnologia, em que a formação técnica (saber fazer), obriga a uma formação comporta-

Capítulo 8. CULTURA DE SEGURANÇA – O EXEMPLO DA AERONÁUTICA | 221

mental (saber ser) e a uma formação organizacional (saber estar), a formação dos pilotos evoluiu da aprendizagem única das técnicas de pilotagem, num âmbito restrito e individual do "saber fazer", para incluir um "saber ser" piloto, ensinando-o a integrar-se numa tripulação composta por outros elementos com várias funções a bordo, e um "saber estar" numa cultura e política organizacional, com a sua missão, visão e objectivos, materializada em empresas de transporte aéreo.

O treino formal de tripulantes de aviões em factores humanos começou nos anos 70. Frank Hawkins iniciou na KLM um programa de treino de formação em factores humanos baseado no modelo SHELL[2] de Elwyn Edwards, modelo conceptual simples, que explica o relacionamento entre o piloto (o mais valorizável e flexível componente do sistema) e todos os outros factores com que ele se relaciona na sua actividade de voo diária. Com a divulgação e o sucesso deste modelo, um número de diferentes cursos sobre factores humanos começaram a surgir no início dos anos 80 para pilotos. O foco principal era as áreas de conhecimento humano, comportamentos e atitudes, com muita ênfase na revisão dos factores humanos envolvidos em acidentes de aviação, com o objectivo de mudar atitudes para obter uma adequada gestão de recursos no *cockpit*. Nestes cursos eram utilizadas apresentações, vídeos, exercícios e testes para um auto-conhecimento sobre conceitos genéricos de processos de trabalho em grupo. O primeiro curso de factores humanos integrado na formação técnica dos pilotos foi desenvolvido pela *United Airlines*. O curso denominado *Command, Leadership and Resource Management* foi desenvolvido pelo departamento de formação da *United*, pela Associação de Pilotos de Linha Aérea americana e por psicólogos sociais, incluindo noções de comunicação, resolução de conflitos, processo de tomada de decisão, liderança, personalidade, comportamentos e atitudes, factores humanos, e análise e revisão das acções e decisões tomadas em *case studies* no ambiente de *cockpit*.

No fim dos anos 80 uma segunda geração de formação comportamental surge na *Pan American World Airways* e na *Delta Airlines*, incluindo no curso os aspectos organizacionais e a sua influência nos comportamentos e atitudes na condução da operação do voo.

---

[2] Modelo conceptual – Software, Hardware, Environment, Liveware (Edwards, 1972)

RISCO CLÍNICO – COMPLEXIDADE E PERFORMANCE

Embora a iniciativa desta formação e o desenvolvimento dos seus conteúdos programáticos tenham surgido, inicialmente, através das companhias aéreas, os fabricantes de aviões mostraram-se curiosos e interessados por esta temática, já que poderia ser uma via de contribuição para a redução de acidentes envolvendo os seus modelos de fabrico.

O fabricante europeu de aviões *Airbus* introduz no ano de 1990 pela primeira vez em cursos técnicos para pilotos o conceito AIM (*Aircrew Integrated Management*), só dedicado a pilotos, evoluindo em 1997, e de acordo com a legislação aeronáutica americana e europeia, para o conceito CRM (*Crew Resource Management*), dedicado agora não só aos pilotos, mas envolvendo também os elementos de cabina, num conceito alargado de tripulação.

Recentemente surgiu a terceira geração de formação comportamental. Continua a dar-se foco aos aspectos iniciais do factor humano, aos factores individuais e dinâmica de grupo, mas agora incluindo factores múltiplos como a cultura organizacional e, principalmente, distinguindo a formação e avaliação técnica dos pilotos e a formação CRM, ambas obrigatórias pela legislação aeronáutica, e incluídas em qualquer fase de qualificação dos pilotos, quer a inicial quer ao longo da sua carreira.

O "C" de CRM tem hoje nas empresas modernas de aviação um conceito ainda mais alargado. Evoluiu de *cockpit* (pilotos) para *crew* (tripulação) e deste para *corporate* (empresa), e fala-se já de *country* (interempresas nacionais), num conceito alargado de inter-relação entre os elementos que constituem o meio aeronáutico.

A Segurança de voo continua dependente da tecnicidade da execução da operação feita pelos pilotos. Mas a Segurança envolve mais do que o avião. Envolve os pilotos, com certeza, mas também todos os colaboradores que desempenham as suas funções na execução da operação do voo, como sejam os elementos de cabina, os elementos da manutenção, os elementos do despacho do voo, os elementos de assistência no aeroporto e outros que garantem os serviços indirectos associados à realização de um determinado voo. É por isto que hoje se fala na dimensão humana da Segurança.

Se é aceite pela comunidade aeronáutica que 66% dos acidentes em aviação resultam de um desempenho deficiente do factor humano, versão tradicionalista, então a boa notícia é que reside igualmente no factor humano, está nas suas mãos, a capacidade de melhorar o desempenho para obter a Segurança do voo, versão contemporânea. Se os pilotos têm através da sua formação específica a perícia técnica para o controlo do avião, têm a ajuda dos sistemas de navegação, têm o suporte do serviço de tráfego aéreo, têm os serviços operacionais da empresa ao seu dispor, têm membros da tripulação tecnicamente proficientes, então só têm que usar estes recursos com eficácia. Os recursos existem, estão disponíveis e é só saber utilizá-los apropriadamente. E é aqui que o factor humano falha. E se falha no uso dos recursos disponíveis, então existe um grande potencial de melhoria para alcançar a Segurança do voo, através de uma melhor gestão dos recursos disponíveis. Cada piloto pode fazê-lo através da formação e de treino apropriado. É o objectivo do CRM. Fornecer aos pilotos uma ferramenta prática para a gestão dos recursos disponíveis e, simultaneamente, reconhecer, aceitar e lidar com os limites de desempenho do ser humano e os constrangimentos do contexto envolvente à operação. A grande apetência dos pilotos para a formação, valorizando-a, considerando-a o pilar estruturante na sua profissão e reconhecendo os seus aspectos positivos, foi determinante para a aceitação da formação e treino em CRM, criando um impacto positivo no comportamento e atitudes dos elementos de uma tripulação de voo e interferindo na melhoria da Segurança da aviação.

Se caracterizarmos os acidentes por fase de voo verificamos que 27% dos acidentes da aviação surgem na descolagem e subida para nível de cruzeiro, 6% em cruzeiro e 62% na descida e aterragem. Os restantes 5% ocorrem na fase de rolagem no aeroporto. As fases de maior interacção homem-homem e homem-máquina, envolvido num contexto de proximidade com outros aviões e terreno, incluindo obstáculos, são os propícios para a ocorrência dos acidentes em aviação. São as fases em que o desempenho humano, técnico e de equipa, é fundamental. As decisões a tomar têm que ser rápidas e eficazes, e a divisão de tarefas, o princípio do trabalho em equipa, deve estar clara e previamente definida.

Após uma investigação profunda da causa dos acidentes da aviação resultou a conclusão que os erros cometidos em técnicas de pilotagem eram mínimos, e as circunstâncias do contexto não eram de excepção. Na maior parte dos cenários analisados não era necessário o "superhomem" técnico para evitar o acidente. A tripulação do voo poderia prevenir a existência daquele acidente, se tivessem "simplesmente" gerido os recursos disponíveis de um modo diferente.

Mas que recursos? O piloto não executa a sua pilotagem sozinho e não está só aos comandos do avião. A tripulação técnica mínima dos aviões comerciais modernos é de dois pilotos. A incapacidade técnica ou psicológica, temporária ou permanente, de um dos pilotos em voo obriga o outro piloto a declarar emergência, sem hesitação. Os outros elementos da tripulação, tripulantes de cabina, são também recursos para os pilotos e os pilotos recursos deles. Os sistemas do avião são fontes de informação. Informação é recurso. A documentação técnica do avião, incluindo os manuais, são também recursos que os pilotos podem utilizar. Os procedimentos técnicos que dão respostas às emergências, contingências e, até mesmo, a situações normais de voo, o serviço de controlo aéreo, os elementos dos serviços de manutenção, os elementos dos serviços de assistência em terra, os elementos das operações da respectiva companhia aérea, e o mais importante dos recursos, o outro piloto, são recursos que se devem utilizar quando apropriado.

Num ambiente de *cockpit* na gestão de recursos humanos consideram-se três factos. O primeiro, que as tripulações são equipas. Segundo, o comandante do voo é o líder da equipa. Terceiro, os pilotos interagem fortemente com a sua empresa, com a tecnologia do avião e com o contexto da operação envolvente.

Saber gerir os recursos é fundamental. Sendo os pilotos conhecedores dos recursos e sabendo que estão disponíveis, basta utilizá-los de um modo coordenado para alcançar o objectivo comum: uma operação de voo segura e eficiente. A eficiência da operação de voo é alcançada através da gestão do erro, do conhecimento e consciência da situação envolvente, do trabalho de equipa, da comunicação eficaz e do processo de tomada de decisão. Mas há ainda um factor que pode ser o crítico, o elo fraco na cadeia de valor para alcançar a Segurança de voo: o próprio conhecimento do desempenho e das limitações, técnicas e comportamentais, de cada piloto.

Erro, Segurança e Desempenho dos Pilotos

O reconhecimento da existência do erro em aviação tem uma importância fundamental para a comunidade aeronáutica. Lida-se diariamente com o erro e a sua existência é inevitável. Os pilotos cometem erros, e reconhecem que os cometem, quando as suas acções se desviam do que é a sua intenção, ou quando a sua intenção não é a apropriada para a situação. Um erro, pela sua natureza, nunca é intencional. Cometendo o mesmo erro, as suas consequências podem variar segundo o contexto momentâneo da operação. É necessário saber separar o erro da sua consequência. Estatisticamente os pilotos cometem inúmeros erros na sua vida operacional sem terem um incidente ou acidente. Mas por vezes basta um único erro, num determinado contexto, para causar o incidente ou o acidental fatal. A formação em CRM dos pilotos considera que "errar é humano". Esta definição inclui dois significados: primeiro, que pilotos experientes e muito hábeis tecnicamente também cometem erros e, segundo, que os pilotos aprendem com os erros, próprios e dos outros, e adaptam o seu desempenho para não cometerem mais erros. Do erro resulta uma adaptação de comportamento. Quando os pilotos reconhecem a existência do erro ou o risco de errar, então o comportamento adapta-se ao contexto para manter ou melhorar o desempenho. O comportamento altera-se com o aumento das margens de actuação, aumentando os níveis de atenção e concentração e melhorando a monitorização da situação. Quando o erro é detectado, no imediato, o desempenho é adaptado à situação. No longo prazo, o desempenho é melhorado (efeito de aprendizagem). Os simuladores de voo são uma excelente ferramenta de aprendizagem. São o local apropriado para se cometerem erros na execução dos procedimentos. Habilitam os pilotos a detectar melhor os erros no futuro e propiciam um melhor desempenho na sua correcção.

Erros propiciam novos erros. Com o tempo um erro existente cria mais e mais efeitos negativos, crescentes e com difícil gestão. O erro propicia condições para errar, iniciando um ciclo vicioso que, se não se interromper, pode contribuir para o acidente.

O princípio fundamental da gestão do erro é que o erro é aceite como uma componente do comportamento humano, mas não se deve dar espaço e tempo ao erro para afectar negativamente a Segurança do voo, usando adequadamente as apropriadas defesas.

A indústria aeronáutica reconhece a existência do erro nos ambientes de *cockpit*. Desenvolve tecnologia como ferramentas de defesa introduzindo nos aviões sistemas resistentes, tolerantes e de aviso para o erro. Os sistemas resistentes não permitem, em condições normais, as acções erradas dos pilotos. Os sistemas tolerantes providenciam protecção contra as consequências dos erros cometidos. Os sistemas de aviso apenas ajudam os pilotos a detectar os seus erros alertando-os, avisando-os que têm que tomar uma acção imediata. Mas, por mais evoluída que seja a tecnologia ao seu dispor, a melhor ferramenta de gestão do erro é a própria tripulação, a nível individual e de equipa. A gestão do erro a nível de tripulação inclui a prevenção, monitorização, detecção e recuperação do erro. Tudo a um nível individual e de equipa.

Na aviação civil moderna e profissional o conceito de "erro do piloto" foi também modernizado. Hoje lidamos com "erros da tripulação" num conceito alargado de responsabilidades em que o piloto que executa o voo, que tem o controlo do avião, é permanentemente monitorado por outro piloto, com semelhante capacidade e perícia técnica, ambos os dois formando uma equipa homogénea, conhecedora de todas as informações e com um planeamento táctico e estratégico previamente analisado e discutido a dois. Sem dúvidas e com um objectivo partilhado e aceite mutuamente.

A prevenção do erro no *cockpit* passa por não exceder a própria perícia técnica do piloto, saber estabelecer as prioridades, gerir o tempo e a carga de trabalho adequada à situação (cerca de 50% dos acidentes ocorreram em voos com atraso, NTSB[3] 1994), saber trabalhar em equipa (comunicando, partilhando intenções e tarefas) e participar posteriormente a experiência da ocorrência (pilotos aprendem com outros pilotos).

A monitorização do erro significa a verificação contínua de que o resultado das acções do piloto vão ao encontro da sua intenção ou que a sua intenção é a apropriada à situação.

O resultado relevante das acções dos pilotos é frequentemente evidenciado nos instrumentos dos sistemas de controlo e de navegação do avião. *Checks* e *cross-checks* permitem continuamente detectar os erros mais usuais que ocorrem em situações normais e padronizadas.

A monitorização do voo é um trabalho de equipa. Monitorizando em equipa complementa a monitorização individual. Alguns erros são rapidamente detectados quando feitos por outros. A monitorização em equipa é suportada por *call-outs*, *cross-checks*, *briefings*, procedimentos e *checklists*. Os *call-outs* ajudam a detectar diferenças entre a situação actual do voo e o que os pilotos estão a entender. O *cross-check* significa a verificação do resultado da acção feita pelo outro piloto, com o que é expectá-

---

[3] NTSB – National Transportation Safety Board (USA)

vel acontecer. A utilização desta técnica é muito eficaz na monitorização do voo em condições críticas de operação, como seja a aproximação e aterragem em condições de visibilidade reduzida. Os *briefings* permitem partilhar informação, um objectivo comum e a consciência situacional do contexto envolvente, ajudando a organizar a actividade de voo.

Baseando-se na experiência de milhares e milhares de horas de voo, os procedimentos facilitam a prevenção dos erros, porque estão construídos para minimizar o risco de errar, e facilitam a detecção dos erros e a sua recuperação, porque sendo uma referência de conhecimento comum pelos pilotos, permitem uma rápida detecção dos desvios feitos na execução do próprio procedimento. Os *check-lists* são uma ferramenta de detecção do erro cometido pelo piloto que não se tenha detectado num processo de monitorização natural e normal (a nível individual e de equipa).

Consciência Situacional dos Pilotos

A maior causa de fatalidades em acidentes de aviação é o *Control Flight Into Terrain (CFIT)* (2169 fatalidades entre 1982 e 1991). CFIT é um avião sem qualquer problema técnico, pilotado por pilotos tecnicamente hábeis, e que colide contra o terreno devidamente assinalado nas cartas de navegação que estão a ser utilizadas pelos pilotos. Se o avião está sob controlo e colide com o terreno, significa que os pilotos perderam a sua consciência situacional relacionada com a envolvente ao avião.

A falha de controlo do avião é o número três de causa de fatalidades (1387 no mesmo período). Falha de controlo do avião resulta frequentemente também da perda da consciência situacional (falha na vigilância da velocidade, do estado técnico do avião, do aparecimento de gelo, dos sistemas do avião, etc.). Ter a consciência situacional é, em teoria, conseguir uma representação compreensiva e coerente da situação envolvente, acompanhar a sua contínua actualização e projectar para o que poderá ocorrer no curto prazo, se as condições se mantiverem. Uma definição prática é conseguir uma compreensão clara e actualizada do que rodeia o avião e estarem os pilotos aptos a responder a qualquer situação inesperada e relevante a qualquer momento. Os pilotos executam a sua actividade profissional num ambiente dinâmico. Os aviões modernos deslocam-se a 82% da velocidade do som, cerca de 900 km/h. A situação envolvente muda constantemente. Para os pilotos manterem-se actualizados, terem uma boa consciência situacional e estarem aptos a actuar a qualquer momento, necessitam de desenvolver imagens mentais do que está a acontecer à sua volta. Os pilotos desenvolvem mentalmente, e continuamente, perguntas e respostas de contexto (como está o tempo no destino?, que obstáculos me rodeiam?, qual a autonomia do voo?, onde estou?, para onde vou? posso confiar no que vejo?), sobre os sistemas do avião (o que é que o piloto automático está a fazer?, qual o seu modo de actuação?, o que ele irá fazer a seguir?, o que eu quero que ele faça?, posso confiar nele?) e sobre os elementos da tripulação (qual o clima de trabalho?, quem poderá executar esta tarefa?, posso fazer isto?, posso confiar nele(a)?).

O principal princípio para a compreensão da situação é que um piloto não é um computador alimentado de dados e de instruções. É ele próprio que obtêm os dados ouvindo, olhando e fazendo a selecção entre milhares e milhares de dados envolventes. Como os selecciona para o uso adequado à situação? Através de uma acção pró-activa de imaginação do que se irá passar, incluindo antecipação e previsão da evolução da situação (futuro curto-prazo), através da aprendizagem e referência a situações vividas anteriores e similares (passado), e através de um reconhecimento que a racionalidade humana é limitada e, portanto, os pilotos devem resolver um assunto de cada vez, prioridizando-os.

Com os resultados obtidos de voos anteriores, base da sua experiência profissional, os pilotos desenvolvem acções mentais orientadas com referência a situações genéricas do passado. Sendo um piloto experiente a sua memória inclui conhecimento e perícia técnica para resolver a situação actual e incorpora intenções correctas para gerir o momento. Essas acções mentais são ferramentas de compreensão e um plano real de acção que incluem o que se deve fazer, qual a acção seguinte, qual a sequência de gestos, quais as intenções, quais as falhas típicas, quais os constrangimentos, quais as suas defesas e o que deve monitorar. Existindo milhares de acções na memória dos pilotos é necessário implementar uma delas eficientemente, com pró-actividade, antecipando as situações.

Reconhecendo que cada piloto desenvolve a sua acção mental, que elas incorporam diferentes informações e sequências de acções, é necessário ajustá-las, tentando torná-las idênticas. Para obter essa semelhança os pilotos usam como método de trabalho os *briefings*. Eles permitem

Capítulo 8. CULTURA DE SEGURANÇA – O EXEMPLO DA AERONÁUTICA | 229

que os elementos da tripulação partilhem o mesmo plano de acção, ajustem as suas acções mentais e partilhem a informação disponível, que é a condição de trabalho em equipa.

Porque existem limitações mentais – pouca capacidade de memória e fraca habilidade para gerir muitas tarefas ao mesmo tempo – os pilotos consideram a resolução de apenas um assunto a cada momento. Focando-se num assunto é-lhe dado tempo, atenção e prioridade. Esta atenção é governada pelas acções mentais que incluem as rotinas, expectativas, intenções e referências a elementos externos ao avião (os obstáculos naturais e elementos meteorológicos).

O desenvolvimento da tecnologia e do automatismo dos sistemas de condução do voo têm efeito na antecipação, atenção e nas acções mentais dos pilotos. O desenvolvimento dos automatismos e a nova geração da tecnologia, que proporciona mais e mais informação, tem os seus aspectos positivos e negativos. Nos aspectos positivos realça-se o bom suporte, através da informação disponibilizada, para uma melhor consciência situacional. Nos aspectos negativos realça-se a necessidade de uma boa compreensão, conhecimento e interpretação da actual informação disponibilizada, e dos resultados obtidos das acções dos pilotos, para manter a Segurança do voo. Através da gestão dos recursos, os pilotos podem retirar as vantagens próprias dos sistemas e automatismos e protegerem-se dos vários aspectos negativos dos mesmos. A introdução dos automatismos no ambiente de *cockpit* permitiu que os sistemas ficassem providos de autonomia. Executam tarefas que se alteram sequencialmente sem uma acção ou validação do piloto, embora previamente conhecidas e inicialmente validadas. Esta eficiente e confiável sequência de acções podem provocar uma atitude de complacência por parte do piloto (uma tendência de não monitorar, acompanhar e controlar o voo com precisão) em relação à condução do voo. Esta falta potencial de monitorização e acompanhamento momentâneo, pode provocar uma menor compreensão do que está a acontecer e o piloto pode ficar sem expectativa do que se irá passar. Aqui surge o risco da falha de controlo da situação. Realça-se a necessidade de estabelecerem-se os objectivos claramente, actualizá-los com regularidade e mantê-los vivos, actuais.

Quando os pilotos estão a perder a consciência situacional a técnica que se utiliza é tentar não compreender tudo a todo o custo, porque não há tempo para tal, e existem outras acções para fazer e situações para resolver. Deve-se tentar manter a situação actual do voo estável, simples e segura. Deve-se comunicar, expressar as dúvidas e preocupações, e ouvir os outros, incluindo pilotos, controladores de tráfego aéreo, com uma escuta activa para compreender o que dizem de relevante. Deve-se evitar fixação em problemas já passados e olhar em frente para gerir a situação actual. Deve-se analisar a situação à posterior, quando houver tempo para tal, discutindo o que se passou e reflectindo sobre as soluções que se implementaram.

Manter a situação estável, simples e segura é voar o avião como uma tripulação. Cada um dos pilotos deve executar as suas tarefas, como descrito nos procedimentos, partilhar as informações, verificar a navegação do avião e seguir os procedimentos documentados apropriados. Quando se verificar que os sistemas e automatismos fornecem informação não adequada, os pilotos mudam as fontes de informação usando informação básica, procurando informação visual do exterior, afastando-se mentalmente do ponto ou situação actual tentando abranger globalmente todo o processo e iniciá-lo de onde se tem a certeza que a informação estava correcta. Se possível altera-se o modo de actuação dos automatismo para obter perspectivas diferentes e, se necessário, executa-se o voo manualmente com os automatismos desligados.

Trabalho em Equipa

O desempenho da tripulação de voo, obviamente, depende do desempenho individual dos seus elementos. Se pretende uma boa equipa, é necessário bons "jogadores". Mas nem sempre precisamos dos melhores. Os melhores "jogadores" nem sempre fazem uma boa equipa. Dois pilotos não qualificados para um determinado avião, ou voo, nunca fazem uma boa equipa. Mas dois pilotos, ambos qualificados, podem também não fazer uma boa equipa. O desempenho alcançado pela tripulação poderá ser superior à soma do desempenho individual dos seus elementos. É o efeito de sinergia. Num *cockpit*, quando os pilotos não trabalham em plena cooperação, a sinergia é má. O desempenho alcançado pela tripulação é inferior à adição do desempenho individual. Ao contrário, quando a sinergia é boa, obtém-se um desempenho extra. Para existir este desempenho extra (trabalhar com sinergia) é necessário um líder, uma correcta distribuição das tarefas, um objectivo partilhado e entendido, uma boa vontade própria de cada piloto para trabalhar em equipa e uma boa adaptação entre as pessoas. Uma correcta distribuição das tarefas no *cockpit* está especificada nos procedimentos. Um objectivo partilhado e entendido é feito através da comunicação aos elementos da tripulação do que se pretende fazer. Essa comunicação incorpora o que se vai fazer, quais as intenções, as falhas típicas que podem ocorrer por fase de execução e o que se deve monitorar, usando *briefings* específicos para divulgar essa informação.

Para trabalhar em equipa é necessário criar uma atmosfera cooperativa. Para alcançar um clima cooperativo o primeiro contacto entre as pessoas é crucial. O comandante é quem deve dar o tom, o exemplo. Mas, claro, pode não ter sucesso, se os outros elementos da tripulação não mostrarem uma boa vontade em cooperar. Cooperação é, no mínimo, um processo entre pessoas.

Todas as equipas necessitam de um líder. Nas tripulações de voo o líder é o comandante. Mas não basta ser comandante para ser líder. Liderança vem de autoridade, mas também incorpora características pessoais. A personalidade, as atitudes, a experiência, a idade, as capacidades, a habilidade técnica e a imagem podem influenciar no reconhecimento de liderança. No controlo dos comandos do voo ser comandante e ao mesmo tempo o executante do controlo, pode enfraquecer o trabalho de monitorização do outro piloto, porque este sente-se confiante na condução do voo pelo comandante, minimizando a sua função de co-piloto. Mas isto não pode ocorrer. Duas cabeças são sempre necessárias. O comandante deve encorajar a colaboração e a monitorização do outro piloto. Isto implica que o co-piloto deve ter características de "seguidor". As características de "seguidor" são dar apoio, ser assertivo, fornecer informações, poder questionar, etc. De acordo com a FAA[4] ser "seguidor" é possuir uma boa vontade em cooperar, respeitando a autoridade do comandante e subordinando-se a preferências pessoais. Mas um bom co-piloto não deve seguir o comandante cegamente. Ser "seguidor" é dar apoio e ser assertivo. Se pensa que a sua solução é a melhor deve dizê-lo clara e eficazmente. Mas deve dizê-lo no momento certo. Nem muito cedo, deixando o comandante descobrir a melhor solução, nem demasiado tarde (não esperar que o acidente aconteça).

---

[4] FAA – Federal Aviation Administration, USA.

232 | RISCO CLÍNICO – COMPLEXIDADE E PERFORMANCE

O nível de assertividade em que os pilotos se devem expressar deve ser o adequado e o adaptado à cultura do ambiente do *cockpit*. Um bom "seguidor" deve também saber questionar. Tem que saber, e compreender, as decisões e as acções do comandante. Se não o fizer, há o risco de perder a consciência situacional e a monitorização do que está a ocorrer naquele momento. Em 81% dos acidentes de aviação, investigados pela NTSB entre 1978 e 1990, o comandante era quem voava o troço de voo do acidente. Na maioria dos cenários, uma análise posterior, indicou que existiram erros tácticos do comandante e uma má monitorização do co-piloto. Erros tácticos do comandante porque ser o comandante (responsável pelo voo, no seu todo, e executar uma boa gestão estratégica do mesmo) e ser o piloto daquele troço (voar no momento actual e tentar executar uma boa gestão táctica do voo) pode não ser tarefa fácil. O risco é grande porque monitorar o que o comandante está a executar é um papel fundamental que o co-piloto deve executar. A correcta distribuição de tarefas assim o exige. Mas esse papel poderá ficar fragilizado perante a personalidade do comandante.

A sinergia da tripulação poderá ser afectada pela diferença de *status* e de hierarquia entre os pilotos. Ser o comandante do voo e exercer na empresa a função de, por exemplo, Chefe de Frota, Piloto-Chefe ou Director das Operações de Voo, poderá criar dificuldades ao co-piloto júnior, inibindo-o, em expressar as suas dúvidas pelas acções e decisões do comandante. O mesmo se poderá passar num voo de verificação de proficiência técnica, de treino ou de ensaio. Algo semelhante poderá ocorrer num *cockpit* quando o comandante é reconhecidamente muito experiente e o co-piloto recém largado. Em *cockpits* multiculturais ou quando a língua-mãe não é a comum entre os pilotos poderá haver um problema de entendimento, causando a redução de comunicação e afectando o trabalho de equipa. Ansiedade, *stress* e conflitos interpessoais entre pilotos podem também afectar a sinergia e dificultar a criação de uma atmosfera propícia a um bom trabalho em equipa.

Lidar com o *stress* e com a ansiedade é saber reconhecer que se está em *stress* e dizê-lo ao outro piloto. Mais fácil de dizer do que fazer, mas igualmente essencial. Um fogo num motor de um avião ou na cabina poderá desencadear uma reacção de *stress*. Aumento do ritmo cardíaco e dificuldades de concentração são bons indicadores de *stress*. Sentindo *stress* é necessário simplificar a situação e resolver o mais importante. Voar o avião, seguir uma trajectória básica (velocidade, altitude, rumo,...), compreender os factos aceitando a situação como ela está a ocorrer, seguir os procedimentos apropriados, porque ajudam a priorizar as tarefas e a lidar com a situação, partilhar a carga de trabalho dividindo as tarefas, utilizar os automatismos e os sistemas do avião quando e como necessário. O humor é um grande redutor do *stress* numa atmosfera tensa e, principalmente, nunca desistir. Em muitos dos acidentes da aviação, havia uma solução, mas a tripulação de voo desistiu antes de a descobrir.

Qualquer conflito entre dois pilotos num *cockpit*, obviamente, resultará numa diminuição do seu desempenho. A sinergia diminuirá imediatamente quando o trabalho do piloto, individual ou em equipa, é descontinuado. Muito dos conflitos são expressos através da comunicação (não existe ou é inadequada). Nos aviões modernos, a interacção dos pilotos com os sistemas (interacção homem-máquina) requer *cross-check* e *call-outs*, para os quais o uso da comunicação entre pilotos é crucial. Quando um conflito interpessoal surge na actual geração de aviões a Segurança de voo é posta em risco.

Como gerir apropriadamente o conflito? Voar o avião em primeiro lugar. Parar de argumentar e ouvir o outro piloto atentamente e com respeito. Praticar a escuta activa. Compreender o que o outro piloto quer dizer-nos. Tentar restaurar a comunicação usando uma linguagem profissional. Não pensar em termos pessoais. Focar nos factos e na informação disponibilizada e não na pessoa. Não tentar descobrir quem está certo, mas o que está certo.

Os sistemas dos aviões modernos interagem com os pilotos. A informação disponibilizada pelos sistemas é cada vez em maior número e mais precisa. Para executar o voo é necessário comunicar com os sistemas. Os pilotos consideram os sistemas como "um elemento da tripulação". O desempenho dos pilotos depende do desempenho dos sistemas e estes do desempenho dos pilotos. Esta interacção homem-máquina poderá alterar a interacção e comunicação homem-homem. Nos aviões de tecnologia moderna, rotulados de *glass-cockpits*, existe um princípio básico de partilha de tarefas em que, a qualquer momento, há sempre um piloto a voar, a controlar o avião. Mais precisamente, quem tem o controlo actual do avião deve estar claramente entendido. Há momentos do voo em que um dos pilotos está a introduzir dados e informação nos sistemas, através dos respectivos teclados, mas o outro piloto deverá estar vigilante ao voo e ao seu controlo.

Os pilotos necessitam de saber e de compreender os modos de actuação dos sistemas. Quando tal não se está a passar, a Segurança de voo poderá ficar comprometida. Os pilotos devem ter uma compreensão comum do que se está a passar. Os painéis indicativos de informação do controlo do avião fornecem dados que ajudam os pilotos a ter a compreensão do que se está a passar. Estes painéis de dados nem sempre são chamativos e atraem a atenção dos pilotos, como desejado. Mas a sua compreensão é um trabalho em equipa. Cada alteração dos dados dos painéis do controlo do voo deve ser anunciado, para haver um entendimento comum pelos pilotos dos modos de actuação dos sistemas de voo activos no momento ou naquela fase de voo.

Comunicação

Há dois aspectos da função comunicação que são particularmente relevantes para o desempenho dos pilotos. O primeiro, que a comunicação é claramente um meio pelo qual os pilotos executam as suas funções. Eles coordenam acções através de comandos, estados de intenção e enviando e recebendo informação. Neste sentido, a comunicação é uma perícia que pode ser o resultado da cultura da organização (através dos procedimentos normais da empresa) e desenvolvida em acções de formação. O segundo, é como os assuntos ou informações são comunicadas (em oposição do que é dito) e refere-se à qualidade e ao estilo da interacção dos pilotos.

No conceito de CRM há, pelo menos, cinco aspectos da comunicação que são relevantes. Em alguns casos, é o actual conteúdo da comunicação que é importante, e noutros casos, a maneira como a comunicação é feita:

1 – Comunicação fornece informação;
2 – Comunicação estabelece relações interpessoais;
3 – Comunicação estabelece padrões comportamentais;
4 – Comunicação mantém a atenção para a tarefa e monitorização;
5 – Comunicação é uma ferramenta de gestão.

De acordo com os contextos a comunicação desempenha várias funções ao mesmo tempo, sendo tipicamente multifuncional.

A comunicação nos ambientes de *cockpit* é necessária para os pilotos partilharem objectivos comuns e o contexto envolvente, sincronizarem acções, criarem uma atmosfera cooperativa (condição básica para obter sinergia), partilharem informação, clarificarem ambiguidades e evitarem e resolverem conflitos interpessoais. Pelo descrito, a comunicação no *cockpit* é essencial. Mas não é uma tarefa fácil. A comunicação é uma função complexa. Parte do significado do que se quer dizer não está na nossa mensagem, mas sim no contexto e entendimento do receptor. O significado da mensagem deve ser dirigido ao contexto do receptor. A terminologia técnica de um piloto (emissor) pode ser diferente do outro piloto (receptor). E a comunicação não é só verbal. A comunicação pode incorporar gestos, atitudes e silêncios, transmitindo não só ideias e conceitos, mas também sentimentos e emoções. Sendo a comunicação um modo de transferência de informação ela é biunívoca. Comunicação é também ouvir. Escuta activa é dar atenção ao outro piloto e à sua mensagem captando, assim, mais informação (não só a verbal). Também no *cockpit* existem barreiras e filtros à comunicação que dificultam o processo da comunicação entre os pilotos. Algumas individuais como atitudes pessoais de não-comunicação (não olhar para o emissor quando este fala, recusar em ouvir ou a responder), hierarquia (não se comunica da mesma forma com um colega piloto ou com o Piloto-Chefe), conflito entre as palavras e a linguagem corporal (quando o significado da linguagem corporal é diferente do significado da palavra, a comunicação fica comprometida) e outras barreiras que dependem mais do contexto como, por exemplo, grandes cargas de trabalho, culturas muito diferentes (o contexto e o significado das palavras podem ser diferentes), ruído, calor, frio e *stress* (provocam tendência para falar menos) são as barreiras mais comummente aceites.

A comunicação também distrai os pilotos. Comunicar, como qualquer outra actividade, necessita de recursos. Os recursos dos pilotos na sua actividade profissional, no *cockpit*, são limitados, e podem não ter os recursos necessários para desempenhar a tarefa e comunicar ao mesmo tempo. Os pilotos devem proteger as suas tarefas e somente aceitar a comunicação de outros elementos da tripulação quando a tarefa o permitir. Os pilotos devem usar uma linguagem profissional, darem retorno (*feedback*) no fim da comunicação e, o mais importante, devem reportar qualquer informação ou assunto que afecte a Segurança do voo.

Durante o *briefing* antes do voo, o comandante deve transmitir e partilhar as informações respeitantes ao voo com os restantes elementos da tripulação. Ao comandante cabe dar o tom e o "estilo" da comunicação entre os elementos da sua tripulação. Sendo ele o líder deve preocupar-se em informar e obter informação dos restantes elementos da tripulação e saber partilhar as expectativas gerais e os objectivos comuns, porque sem estes não há sinergia.

Os *cockpits* modernos têm muito mais informação que os tradicionais. Esta informação e os automatismos "obrigam" que os sistemas do avião "façam parte da tripulação". É necessário comunicar com eles. Porque a informação é abundante, e altera-se à medida que o avião progride no seu voo, é necessário comunicar com o outro piloto para partilhar o mesmo contexto e para ser possível coordenar as acções. Como nos *cockpits* modernos há poucos gestos dos pilotos (os sistemas do avião e os automatismos são fiáveis, e na falha de um subsistema outro entra em funcionamento por redundância), esta falta de comunicação gestual deve ser compensada pela comunicação verbal.

Para tornar a comunicação eficaz os pilotos utilizam ferramentas para facilitar a comunicação e a coordenação das acções entre eles. Essas ferramentas são os *briefings*, os *call-outs* e os procedimentos. Os *briefings* são ferramentas para partilhar um objectivo comum e um determinado contexto. Eles ajudam a organizar a actividade dos pilotos no *cockpit*. Existem dois tipos de *briefings*. Os *briefings* generalistas, longos e dedicados a conceitos estratégicos e os *briefings* curtos, particularizados e dedicados a um contexto táctico e de curto-prazo. Os *briefings* têm um duplo objectivo. O primeiro objectivo é relativo à memória. É um modo de carregar e preparar a memória de curto prazo dos pilotos. Permite o ensaio e a preparação de reacções em caso de contingências. O segundo objectivo é organizacional. Permite a partilha de um objectivo comum e de um contexto entre os pilotos, organizando uma determinada actividade, e são um modo de partilhar informação. Os *briefings* devem ser apropriados à situação, curtos, concisos e claros.

Os *call-outs* são ferramentas para melhorar a comunicação entre os pilotos. Devem ser concisos e não ambíguos. Permitem que os pilotos fiquem informados das alterações do estado actual dos sistemas do avião e permitem aos pilotos a detecção do erro. Existem quatro regras de ouro na aplicação dos *call-outs*. Devem ser feitos quando se alteram os modos activos dos sistemas do voo, quando se alteram os dados significativos para a gestão do voo, quando se executam acções significativas pelos pilotos e não devem ser feitos de uma maneira rotinada, mas sim chamativa para despertar a atenção e entendimento do outro piloto.

Os procedimentos são ferramentas para serem utilizados para melhorar a comunicação. Seguir um determinado procedimento é o melhor caminho para partilhar um determinado contexto entre os pilotos. Os procedimentos não são ambíguos, porque garantem aos pilotos o mesmo contexto (literalmente seguem a "mesma página") e ambos falam a mesma linguagem. Os procedimentos são vitais em emergências quando não existe *feedback* visual do resultado das acções (exemplo, procedimento de falha de comunicações, procedimento de evacuação do avião no chão, etc.).

Os procedimentos podem ter várias interpretações e implementações. Para evitar esta situação, e porque uma implementação errada pode ser perigosa e contribuir para o acidente, é necessário que cada um dos pilotos execute a correcta implementação dos procedimentos no *cockpit*. Os procedimentos protegem os pilotos de cometerem erros e estes têm que saber implementá-los para prevenir os erros.

As condições que os pilotos têm para garantir uma correcta implementação dos procedimentos são a compreensão da situação, a compreensão do procedimento, o treino e prática para obter experiência na execução, a perícia e a habilidade, e a adequada gestão do tempo para a correcta implementação.

Durante a fase de implementação obtém-se bons resultados lendo o procedimento e não tentar fazê-lo de memória (de ouvido), verificar sempre os resultados das acções, usar os *call-outs*, *cross-checks* e os *checklists* como anteriormente descrito e estar motivado para participar no trabalho em equipa (alcançar um objectivo comummente aceite).

Compreender o procedimento é um elemento muito importante que os pilotos têm que garantir para uma correcta implementação. Compreender os "porquês" do procedimento é obter:

- a compreensão e o entendimento porque é necessário o procedimento;
- as principais razões da utilização do procedimento;
- as consequências das acções que permitem aos pilotos terem a decisão adequada à situação.

Os pilotos executam uma sequência para uma boa implementação:

- ler o procedimento e não tentar fazê-lo de memória;
- pensar, avaliar a situação e confirmar os resultados das acções como uma equipa;

238 | RISCO CLÍNICO – COMPLEXIDADE E PERFORMANCE

– actuar, usando os *call-outs* e *cross-checks* para minimizar o erro;
– verificar se os resultados obtidos resolvem a situação.

Os procedimentos estão hierarquizados pela sua importância. Existem procedimentos para situações normais, situações de contingência e situações de emergência.

Nos aviões da última geração, os sistemas de informação no *cockpit* fornecem aos pilotos a informação segundo o conceito *need-to-see*, existindo uma sequência pré-estabelecida para fornecer a informação relevante para a fase de voo que os pilotos estão a voar.

No entanto, os procedimentos são uma ferramenta de ajuda aos pilotos e não substituem o conhecimento, a perícia, o julgamento e bom senso do piloto na implementação das acções. Os pilotos são os seres pensantes, e não os computadores, e devem pensar antes de actuar.

Na aviação tradicional, usando aviões de geração mais antiga, na resolução de uma falha técnica, existia uma grande carga de trabalho no piloto. Devido a esta carga de trabalho muitas empresas de transporte aéreo tinham a filosofia ou a prática comum de ser o comandante a ter o controlo do voo durante a avaria ou a emergência. Este método de trabalho poderá não ser o mais correcto e seguro.

Hoje nos aviões modernos a maior carga de trabalho poderá estar no piloto que não tem o controlo do voo naquele momento. Dependendo da avaria, da emergência e do contexto, o controlo do avião poderá ser assumido pelo comandante ou pelo co-piloto, de acordo com a distribuição correcta das tarefas descrita nos procedimentos adequados à situação.

Processo de Tomada de Decisão

Os pilotos ao longo da sua actividade aérea diária tomam vários tipos de decisões. Decisões técnicas e decisões comerciais. Decidir em alternar para um aeroporto diferente do destino quando o tempo está marginal, executar uma "aproximação falhada" (*go-around*) em caso de aproximação instável a uma pista, descontinuar uma descolagem por anomalia técnica, lidar com o mau funcionamento de um sistema do avião, qual dos pilotos executará a aterragem ou a descolagem, aceitar um passageiro ou carga especial, esperar por passageiros atrasados devido a ligações, etc. 47% dos acidentes em aviação envolveram um julgamento e um processo de tomada de decisão dos pilotos (relatório da NTSB, 1994). Lidar com a decisão é lidar com a Segurança de voo. Algumas decisões podem ser muito más. Mas não tomar decisão pode também ser mau.

Alguns factores externos podem contribuir para a tomada de uma decisão errada por parte dos pilotos. Mas existem factores internos do Ser Humano, como as atitudes que podem contribuir para um processo de tomada de decisão errado.

Num processo sequencial de tomada de decisão os pilotos começam por uma definição do problema em si. Ter acesso ao problema é fundamental para tomar uma decisão. Quando o problema estiver definido é necessário inventariar as soluções possíveis. Cada solução deverá ser analisada pelos elementos da tripulação considerados apropriados, incluindo também os tripulantes de cabina. O objectivo da análise é seleccionar uma das soluções possíveis para, após a escolha da melhor solução, passar à acção para resolver o problema inicial, fazendo sempre um controlo e uma avaliação dos resultados alcançados. Se esta sequência é teórica, o "mundo real" obriga a outra mais prática. Os pilotos perante um problema técnico que necessita de uma decisão imediata, podem passar directamente para a fase de acção, sem passarem pelas anteriores, porque são treinados e sabem que aquela acção é a única que devem e podem tomar perante aquela falha técnica e perante a disponibilidade do tempo necessário para a resolução. Os pilotos tomam atalhos para responder rapidamente a problemas urgentes, em situações de emergência que necessitam de uma acção imediata, sem hesitação.

Para se obter uma boa decisão é necessário ter acesso ao problema para obter todas as informações possíveis, analisar os riscos e a pressão do tempo para a implementação, estabelecer objectivos, estabelecer prioridades começando pelas emergências e seguindo para as contingências, estabelecer limites temporais de actuação por níveis críticos de Segurança, gerir as cargas de trabalho como uma equipa, referenciar os procedimentos adequados à situação não inventando caminhos nem atalhos, considerar as consequências não-óbvias das situações e gerir o tempo para uma correcta implementação.

Embora todos os elementos da tripulação possam ser envolvidos no processo de tomada de decisão, providenciando informação, perguntando, apoiando e reflectindo sobre as soluções possíveis e analisando-as, a responsabilidade pela selecção da solução é do comandante.

A Formação em CRM dos Pilotos

Todos estes conceitos de gestão comportamental estão incluídos nos cursos para pilotos de linha aérea. Durante a sua formação básica nas Escolas de Pilotagem é-lhes ministrado o curso "Multi-Crew Cooperation" em módulos e cujo conteúdo programático inclui noções de:

- atenção e vigilância;
- percepção, memória e processamento da informação no Ser Humano,
- erro humano e confiança;
- processo de tomada de decisão;
- consciência situacional e Segurança;
- cooperação e comunicação,
- personalidade e atitudes;
- *stress*, fadiga e gestão do *stress*;
- automatismos avançados no *cockpit*, suas vantagens e desvantagens;
- gestão das cargas de trabalho.

Estes cursos generalistas ministrados pelas Escolas de Pilotagem têm como objectivo fornecer noções de interacção humana, sem especificar as culturas operacionais e de Segurança das Empresas de Transporte Aéreo e sem desenvolver as práticas e procedimentos próprios de cada empresa, específicos do voo em linha aérea.

Quando os pilotos já formados concorrem às Empresas de Transporte Aéreo para exercerem a sua profissão, e voarem os aviões-tipo que a empresa aérea possui na sua frota, é-lhes ministrado um curso CRM inicial cujo conteúdo programático inclui:

- erro humano, cadeia do erro, prevenção e detecção do erro;
- cultura de Segurança do operador, procedimentos normais e factores organizacionais;
- *stress* e gestão do *stress*;
- fadiga e vigilância;
- processo de aquisição da informação, consciência situacional e gestão das cargas de trabalho;
- processo de tomada de decisão;
- comunicação e coordenação, dentro e fora do *cockpit*;

- liderança, comportamento grupal e sinergia;
- automatismos e filosofia do uso dos automatismos;
- *case studies.*

Todos estes elementos do CRM são integrados em todas as fases apropriadas do refrescamento anual dos pilotos e cada módulo específico de CRM é repetido num período que não exceda os 3 anos, com cada vez maior profundidade e abordando os temas em todas as suas vertentes.

Quando os pilotos têm a sua progressão de co-piloto para comandante é-lhes igualmente ministrado um curso de CRM com conteúdo adequado para o exercício das novas funções.

Como na obtenção de outras perícias, a formação comportamental (CRM) requer uma prática activa através de métodos de aprendizagem. O trabalho em sala de aula pode incluir componentes experimentais (exercícios de grupo, demonstrações, comentários de filmes e vídeos), mas não há substituto para exercitar estas perícias como a operação real e, quando possível, durante simulações operacionais de voos ou treinos orientados para a operação do voo em linha. O uso dos simuladores é claramente uma poderosa ferramenta de formação, porque é a oportunidade para fornecer aos pilotos a prática de voo de linha, com a tripulação completa e num contexto real. Os pilotos aprendem como lidar numa sequência realista de cenários, incluindo rotinas da operação normal e situações de contingência e de emergência. É neste cenário que aprendem e praticam a perícia de gestão de recursos no *cockpit*, incluindo a coordenação da tripulação, o processo de tomada de decisão e a comunicação.

A formação comportamental de CRM não substitui a formação técnica dos pilotos. Esta é cada vez mais necessária e adaptada à nova tecnologia dos aviões modernos. Mas uma inter-relação humana necessita de um espaço de aprendizagem, e de uma janela de oportunidade para a sua prática, que o CRM pode contribuir para obter o primado da aviação: a Segurança do voo.

CAPÍTULO 9

INCENTIVOS E RETRIBUIÇÃO COM BASE NA PERFORMANCE

INCENTIVOS E RETRIBUIÇÃO COM BASE NA PERFORMANCE

ANA SOFIA FERREIRA [1]

Introdução

Nos países ocidentais os sistemas de saúde assentam basicamente no financiamento público da prestação de cuidados. Estes sistemas têm, desde o final da década de 80, passado por um movimento generalizado de **reforma** (Ferreira, 2004b), em grande medida influenciado pelo *new public management*. O paradigma da "nova gestão pública", com uma importância crescente nos últimos 20 anos, defende, em traços gerais, uma cultura de gestão dos serviços públicos centrados no cidadão-utente, com forte tónica na eficiência e eficácia da acção pública, na regular avaliação externa do desempenho e na consequente responsabilização dos funcionários ao serviço do Estado e respectivas chefias (Osborne e Gaebler, 1992).

O impacto do *new public management* nas reformas da saúde reflecte-se em aspectos como (Ferreira, 2004): o desenvolvimento de "mercados" internos e/ou quase-mercados entre as entidades prestadoras de cuidados; a clara separação entre as instituições (normalmente públicas) financiadoras e as instituições (públicas e/ou privadas) prestadoras; a promoção da descentralização no sistema e da contratualização, num quadro de incentivos responsabilizador e de regular avaliação; o ensaio de novas formas de retribuição dos profissionais, mais flexíveis e motivadoras; a tentativa de incorporar mecanismos de *empowerment* dos utentes face ao sistema (na tripla vertente de direitos, participação e escolha), e em diversas inovações e experiências ao nível organizacional das instituições prestadoras.

É este o contexto em que emerge um escrutínio crescente sobre a **eficácia da actividade dos recursos humanos da saúde**, e em que se desenvolve a questão dos sistemas de incentivos associados ao pagamento aos profissionais de saúde, em particular aos **médicos**, relacionada com a avaliação da sua *performance*.

---

[1] Correspondência para: asofia-ferreira@clix.pt

246 | RISCO CLÍNICO – COMPLEXIDADE E PERFORMANCE

Incentivos e sistemas de pagamento a médicos

Num trabalho anterior (Ferreira, 2003), procedemos a uma revisão da evidência empírica disponível sobre o impacto dos sistemas de incentivos na actividade dos médicos, cujos aspectos essenciais vale a pena relembrar.

Os **sistemas de incentivos** concebidos para os profissionais de saúde, e em particular para os médicos visam, idealmente, atingir 3 aspectos: motivar os médicos para uma gestão mais criteriosa dos recursos, estimular a qualidade da prestação de cuidados e dos resultados em saúde e contribuir para um maior nível de satisfação profissional.

Do ponto de vista teórico, é inútil questionar se um sistema de incentivos específico influencia as decisões e a actividade dos médicos, porque tal sucede com qualquer sistema, sendo antes pertinente questionar **em que sentido tal influência se faz sentir** e, em concreto, se afecta negativamente, e em que grau, a qualidade dos cuidados ou diminui a satisfação profissional, por comparação com outro sistema aplicável.

Por **eficiência** na utilização dos recursos entende-se uma relação óptima entre a minimização dos custos e a maximização das receitas, idealmente avaliáveis a partir de benefícios ou ganhos em saúde. A **qualidade** pode ser entendida quer em termos da avaliação técnica da qualidade do acto médico e dos seus efeitos, quer numa visão mais alargada, de qualidade do serviço ou da organização. A **satisfação profissional** sucede quando os médicos têm sentimentos positivos face a diversos aspectos da sua actividade profissional na organização em que prestam serviços.

Um sistema de incentivos não é mais do que um **conjunto de regras que influenciam** as atitudes dos médicos em termos da utilização eficiente dos recursos de que dispõem, da referenciação de doentes para outros níveis de cuidados ou serviços, ou da qualidade dos seus actos, entre outros aspectos no âmbito organizacional.

Em termos de contexto, podemos considerar diferentes tipos de organizações prestadoras de cuidados (públicas – empresariais ou não –, privadas, sociais, etc.) e distintos níveis de cuidados (cuidados de saúde primários, saúde pública, cuidados hospitalares, continuados, domiciliários), e variados tipos de relação laboral entre médicos e as organizações prestadoras / empregadoras. Convém ainda sublinhar que a especificidade dos cuidados, no âmbito dos quais os incentivos se aplicam, pode ser diversa, incluindo cuidados preventivos ou curativos, e tanto médicos como cirúrgicos.

Os sistemas de incentivos podem ter **componentes financeiras**, ligadas às formas de remuneração da actividade, e **componentes não financeiras**, relacionadas com aspectos como o regime de trabalho, o horário de trabalho, as possibilidades e formas de progressão na carreira, a carga e tipo de serviço de urgência, a possibilidade de desenvolver investigação científica e de investir em formação, ou a utilização de *clinical guidelines*.

Os sistemas de incentivos financeiros decorrem, pois, das formas de **pagamento** a médicos, quer do pagamento base do trabalho médico, como dos pagamentos que acresçam à remuneração-base, com importância relativa variável face àquela. Em geral, há um incentivo financeiro (positivo) quando o rendimento do médico aumenta em função do cumprimento de certo critério de *performance*, objectivamente mensurável.

As **formas de pagamento** a médicos são, na sua essência, de **três tipos**: o salário (um pagamento fixo num período de tempo de referência, tipicamente mensal, dependente do cumprimento de um horário de trabalho previamente estipulado e normalmente independente da dimensão da "produção" médica), a capitação (um pagamento por cada doente que faz parte da lista do médico, ajustado em função de factores de risco populacional, como a idade ou o sexo, assumindo o médico a gestão das despesas de saúde em que o doente incorrer), e o pagamento por serviço ou acto (*fee for service*: a partir de cada unidade de cuidados de saúde prestada – p.ex. consulta, vacina, prescrição de meios complementares de diagnóstico e terapêutica -, eventualmente ajustados também por factores de risco associados ao doente).

No entanto, em organizações e sistemas concretos, é habitual o uso de modelos de pagamento **mistos**, em que estas formas de pagamento surgem combinadas de vários modos possíveis.

Generalizou-se, em especial nas organizações norte-americanas de cuidados de saúde geridos (*managed care organizations*), o uso de incentivos financeiros que acrescem à remuneração base do médico com o objectivo de condicionar a sua prática, e que podem materializar-se de várias formas: num bónus ou numa partilha de lucros da organização de saúde, em função do cumprimento de objectivos diversos, como sejam a poupança de recursos face a uma norma média, a elevada produtividade individual ou de grupo, a avaliação da satisfação dos doentes, ou o cumprimento de metas de qualidade. Mas a a influência dos incentivos financeiros pode também fazer-se sentir negativamente, com a retenção pela organização de saúde de uma parte da remuneração do médico, e com a sua posterior entrega àquele condicionada ao cumprimento de metas pré-estipuladas do tipo das referidas acima, ou com penalizações financeiras no caso de incumprimento.

Empiricamente, estes incentivos podem contrariar ou reforçar a racionalidade implícita na remuneração-base, dependendo das situações concretas.

A controvérsia relacionada com o efeito destes incentivos reside no facto de eles poderem induzir os médicos a tomar decisões clínicas diferentes das que tomariam num cenário (irreal) de ausência de incentivos, baseados apenas no interesse do doente e no seu julgamento técnico puro. Em último caso, a controvérsia está também ligada ao impacto diverso das várias formas de incentivo na satisfação profissional dos médicos e na ampliação, a médio prazo, dos efeitos dos incentivos nos resultados de saúde, na qualidade dos cuidados e na satisfação dos doentes.

Vale pois a pena sintetizarmos alguns dados de revisão de literatura sobre o impacto empiricamente comprovado dos incentivos financeiros em diferentes dimensões da actividade dos médicos.

Em termos do efeito dos incentivos financeiros na **utilização de recursos, eficiência e custos**, Rice (1997) comparou os efeitos do pagamento a médicos assente na capitação face ao pagamento ao acto (PA) em perto de 80 organizações norte-americanas prestadoras de cuidados de saúde, e constatou que, com o PA, os médicos eram sensíveis a alterações do preço dos serviços que prestavam, aumentando o volume de serviços, diminuindo a referenciação para outros médicos e/ ou serviços hospitalares e, inclusivé, mudando para organizações empregadoras que lhes ofereciam PAs mais elevados. No entanto, sublinhe-se que o efeito global deste esquema de pagamento tendia a ser reduzido porque, ao nível dos cuidados primários, uma reduzida parte das organizações estudadas usavam o PA como método preferencial de pagamento a médicos.

Já o pagamento por capitação tendia a ter efeitos contrários, funcionando o médico como "micro-segurador" dos cuidados de saúde do doente, o que aumenta o risco de sub-utilização de cuidados de saúde e gera comportamentos dos médicos no sentido de maximizar as suas listas de doentes. Comparando com o PA, Rice constatou uma diminuição das consultas por doente, das taxas de hospitalização e a diminuição da demora média nos internamentos. Neste caso, a maioria das organizações estudadas eram financiadas deste modo, embora nem todas o usassem no pagamento aos médicos que contratavam.

Adinolfi (1998) estudou 10 hospitais italianos, avaliando os efeitos do seu sistema de incentivos para médicos, que, embora complexo, se baseava no PA. Como o pagamento do trabalho dos médicos depende do volume de cuidados individualmente prestados aos doentes, particularmente no ambulatório, tal gerou um efeito negativo no financiamento do sistema, com um aumento marcado da despesa com saúde e indução de procura. Os efeitos do PA na eficiência, no entanto, tinham resultados positivos com melhorias na demora média, rotação por cama e outros indicadores de eficiência operacional.

Gosden et al. (2001), compararam os efeitos do pagamento por capitação e do pagamento por salário, ambos por referência ao PA numa metanálise que incluiu 6 estudos de casos de países com sistemas de saúde tão diversos como os EUA, a Dinamarca, o Canadá ou o Reino Unido. Concluíram que o pagamento assente na capitação tendia a restringir a quantidade de cuidados primários e secundários prestados pelos doentes (menor número de consultas, menor número de hospitalizações, menor referenciação para consultas de especialidade), por comparação com esquemas de PA previamente estabelecidos nos casos analisados. O impacto final destes distintos graus de utilização dos cuidados de saúde (sobre-utilização no PA e / ou sub-utilização no pagamento por capitação ?) no volume global de despesas de saúde total era, no entanto, incerto, dada a interacção de diversos factores organizacionais e políticos, de complexa especificação. Os autores concluíram também que o pagamento por salário surgia associado a um menor número de consultas (referenciadas) e a menor continuidade de cuidados do que o sistema de PA.

Em geral, os sistemas de pagamento têm **efeitos distintos** na utilização global dos recursos, e na sua eficiência, com o pagamento por capitação a tender a gerar uma sub-utilização dos recursos, o salário a desincentivar a produtividade individual e global (pelo menos no horário normal de trabalho), e o PA a incentivar alguma indução de procura pelo médico, com a consequente sobre-utilização de recursos e um aumento tendencial de custos a prazo.

Quanto ao efeito dos incentivos financeiros na **qualidade dos cuidados prestados e na satisfação profissional dos médicos**, o trabalho de

250 | RISCO CLÍNICO – COMPLEXIDADE E PERFORMANCE

Rice (1997) considerou que o PA podia ter efeitos qualitativos perversos nos cuidados de saúde, através de indução de procura, originando um aumento de até 30% de consumo de serviços não estritamente necessários em termos médicos. Já quanto aos efeitos do pagamento por capitação sobre a qualidade dos cuidados, o mesmo estudo considerou que eles são incertos.

A metanálise de Gosden et al. (2001) concluiu que os níveis de "consumo" de cuidados preventivos e de promoção de saúde pareciam ser comparativamente menores com pagamento por salário do que com PA. Portanto, o pagamento por salário não beneficia a qualidade dos cuidados (e resultados) de saúde, nem a continuidade de cuidados, por comparação com o PPS (mas que, no entanto, podia originar alguma indução de procura).

Grumbach et al. (1998), num estudo com perto de 800 médicos norte-americanos, verificaram que de entre os médicos que sentiam pressão por parte da(s) organização(ões) que os empregava(m) para limitar o número das referenciações que podiam autorizar, quase um quinto sentiam-na comprometedora da qualidade técnica dos cuidados que prestavam. E no grupo dos médicos que declararam sentir-se pressionados para aumentar a sua produtividade, 1/4 achavam que esta pressão comprometia a qualidade dos cuidados. Da sua análise, também vale a pena reter que os médicos para os quais o sistema de incentivos financeiros estava ligado à avaliação da sua produtividade, tendiam a estar menos satisfeitos do que os outros com a sua prática profissional, mas os médicos para os quais o sistema de incentivos financeiros estava ligado à qualidade dos cuidados que prestavam ou à satisfação dos seus pacientes, tendiam a estar (duas vezes) mais satisfeitos profissionalmente. Interessante igualmente é o resultado de os médicos que beneficiavam de incentivos de grupo, sentirem uma menor pressão comprometedora da qualidade dos cuidados do que aqueles para quem os incentivos dependiam da *performance* individual.

Gaynor et al. (2001), num estudo norte-americano, concluiram que os incentivos financeiros explicitamente ligados a medidas de qualidade clínica dos cuidados – relacionadas com a promoção de cuidados preventivos de saúde, ligadas à satisfação dos pacientes, ou decorrentes de auditorias regulares -, geravam melhores resultados quer na satisfação dos profissionais, quer na qualidade global da prestação de serviços na organização. Este trabalho demonstrou que um sistema bem concebido de incentivos, pode, simultaneamente, favorecer a contenção dos custos e o aumento da qualidade, desde que haja investimento na formação e informação dos médicos.

No entanto, se os incentivos financeiros de que os médicos usufruam forem sentidos como uma pressão para reduzir serviços, Hadley et al. (1999) verificaram que tal gera muito mais insatisfação (3,5 vezes mais) do que quando os médicos sentiam os incentivos como neutrais quanto à sua produção e prescrição de cuidados.

Por fim, é útil abordar algumas conclusões sobre o impacto dos **aspectos não financeiros** dos sistemas de incentivos na satisfação profissional dos médicos.

Scott (2001) avaliou a influência de factores não financeiros que afectavam a satisfação profissional de médicos de clínica geral escoceses e ingleses, condicionantes do nível de stress no trabalho, a satisfação intelectual, a autonomia profissional e a reputação, relacionados com a dimensão ética do trabalho médico. O seu estudo debruçou-se sobre a valorização de factores como a extensão do horário de trabalho normal, o dedicado a serviço de chamada ou de urgência, a dimensão da lista de doentes (indicador da carga de trabalho), a oportunidade para desenvolver trabalho académico e de investigação, o tempo dispendido em actividades administrativas, ou a existência e utilização de práticas clínicas estandardizadas, e constatou que havia preferências mensuráveis por empregos com menor lista de doentes, menor horário de trabalho normal (e menor carga de horas de serviço de urgência ou chamada), maior possibilidade de desenvolvimento de trabalho de investigação (especialmente por médicos em início de carreira) e com maior utilização de práticas clínicas estandardizadas. Nada demasiado surpreendente, mas é interessante o facto de os médicos se mostrarem dispostos a prescindir de rendimento (em escalas variáveis) para gozarem de modo mais intenso destas "características não monetárias" do seus empregos. Interessante é também o facto de os médicos (sobretudo as mulheres e os jovens) preferirem empregos em locais de trabalho em que a utilização de *clinical guidelines* fosse comum, aparentemente pelo seu impacto positivo esperado na qualidade dos cuidados prestados.

Deckard (1995) na sua análise sublinhou que os aspectos comunicacionais entre gestores de organizações prestadoras norte-americanas e os médicos, podiam incentivar a satisfação profissional destes. Se as políticas de gestão incentivassem a participação dos médicos nas decisões de gestão da organização e os libertassem de trabalho burocrático, tal compensaria as percepções negativas e a insatisfação que os sistemas de incentivos financeiros, isoladamente considerados, podiam gerar nos médicos.

Também Flood et al. (1998) avaliaram aspectos organizacionais da racionalização da prestação de cuidados por médicos norte-americanos. Os autores concluiram que as estratégias organizacionais que favorecem a contenção de custos de saúde, passavam por um pacote bem desenhado de incentivos financeiros mas acompanhado por factores como: melhor comunicação organizacional e negociação relacionadas com as características dos tratamentos custo-efectivos; a existência de um sistema de informação eficaz; um conjunto de regras pré-definidas para avaliação, e um *feed-back* regular sobre os indicadores e resultados da avaiação da actividade médica. Um conjunto alargado de estratégias organizacionais encorajava uma utilização mais racional dos recursos pelo médico, e com maior qualidade, contribuindo muito mais para a satisfação dos profissionais do que um pacote de incentivos financeiros individualmente considerado.

Retribuição com base na performance

A **retribuição com base na performance** (RBP) ocorre quando o pagamento dos médicos, ou parte dele, depende claramente de critérios de avaliação do desempenho, tipicamente ligados à prestação de cuidados de saúde de elevada qualidade.

Não é mais do que a atribuição de incentivos financeiros condicionada pelo cumprimento de metas mensuráveis de *performance* (e/ou penalizações financeiras no caso de incumprimento).

Nos Estados Unidos da América, a RBP tem-se generalizado como método de pagamento individual condicionado pelo atingir de objectivos de qualidade específicos, num contexto de práticas de *benchmarking* e de uniformização das práticas clínicas, e tende a assumir uma importância crescente como sistema de incentivos nas organizações prestadoras de cuidados.

Na Europa, o uso da RBP é, comparativamente, mais modesto e tendencialmente usado sobretudo como forma de premiar trabalho de equipa, mais do que exclusivamente práticas individuais. No Serviço

Nacional de Saúde britânico, a RBP está associada ao enfoque e desenvolvimento da ***clinical governance***, enquanto processo dinâmico de melhoria contínua da qualidade na procura de excelência clínica nos serviços de saúde publicamente financiados. O objectivo desta linha de reforma organizacional é, igualmente, a redução da variação nas práticas clínicas, ou seja, uma procura de estandardização da actuação técnica, de acordo com princípios consensuais. Neste contexto, os incentivos são encarados como instrumento de promoção da qualidade clínica e do serviço nas organizações prestadoras (Ferguson, 2001), exigindo uma convergência dos objectivos clínicos com os objectivos de gestão, tendo estes objectivos que ser claramente explicitados dentro das organizações de saúde e apreendidos pelos profissionais.

Independentemente dos casos nacionais, a finalidade última da RBP é estimular melhorias duradouras da *performance*, quer no curto, como no longo prazo, conduzindo a saltos qualitativos nas organizações (Epstein, 2004). Em última análise pode mesmo argumentar-se que a finalidade da RBP deveria ser a **redução da carga de doença** nos doentes tratados pelos profissionais que usufruem da RBP (Bufalino et al., 2006), uma vez que as metas passam por minimizar o erro médico e cirúrgico, reduzir a morbilidade e a mortalidade e favorecer a efectividade dos cuidados e a qualidade de vida dos doentes durante e após o tratamento. Isto pressupõe que a dimensão relativa do incentivo financeiro para a melhoria de qualidade é significativa e capaz de induzir alterações de comportamento profissional sustentáveis.

Menos consensual é a questão do impacto deste tipo de incentivos financeiros na eficiência da prestação de cuidados e na redução de custos. Embora se possa argumentar que a RBP procura também dar resposta ao incremento tendencial dos custos com a saúde, visando "*better value for money*", a revisão de estudos de caso demonstra que a RBP (quando bem concebida) tende a ter efeitos positivos e mensuráveis na melhoria da qualidade, mas tem um impacto incerto (e, nalguns casos, mesmo potencialmente negativo) no aumento dos custos e na eficiência global. A relação entre as variações da qualidade e as variações nos custos e na eficiência não é, como sabemos, e como vimos na secção anterior, nada linear.

Por outro lado, a RBP tende a ter impactos mais positivos na satisfação profissional dos médicos (grupo fortemente sensível às questões da melhoria da qualidade) do que os incentivos para redução da utilização de recursos que, contrariamente, tendem a gerar insatisfação profissional.

Um forte investimento é necessário em sistemas de informação que permitam acompanhar e entender os efeitos deste tipo de incentivos nas várias dimensões a ter em conta. O facto de estes sistemas serem cada vez mais fiáveis e de utilização simplificada, permite uma medição da *performance* progressivamente mais sofisticada, e ajuda a explicar a grande ênfase que tem sido dada à RBP, nos anos recentes.

A *American Heart Association*, reconhecendo a importância crescente da RBP no domínio do tratamento das doenças cardiovasculares, entendeu recomendar um conjunto de **princípios** que devem ser tidos em conta na concepção e aplicação de programas de incentivos deste tipo (Bufalino et al., 2006, p. 2). Dada a sua pertinência, vale a pena referi-los. Em síntese, esta Associação recomenda que a RBP:

1. Promova cuidados de saúde seguros, efectivos, centrados no doente, atempados, eficientes e equitativos;
2. Utilize metodologias rigorosas na medição da qualidade dos cuidados, devidamente ajustadas ao risco (aspecto indispensável para neutralizar eventuais incentivos à selecção de doentes), standardizadas e baseadas na evidência;
3. Promova a qualidade sistémica (na globalidade das organizações, entre distintos grupos profissionais e diferentes níveis de cuidados) e a qualidade das infra-estruturas (das instalações e das tecnologias)
4. Esteja associada à implementação de mecanismos de avaliação que meçam de forma clara o grau de prossecução dos objectivos do programa, e que alertem para eventuais efeitos adversos do mesmo.

Procurando concretizar, podemos **tipificar e dar exemplos de variados programas de incentivos assentes na RBP**. Esta pode ser aplicada a domínios como:

- **Qualidade clínica**: nos cuidados preventivos (p.ex.: taxas de rastreio de cancro da mama/prescrição de mamografias; taxas de vacinação específica em populações mais vulneráveis, como idosos ou crianças; rastreios de cancro do colo do útero), nos cuidados a doentes crónicos (sobretudo ligada à avaliação da efectividade a médio prazo da acção médica no apoio à gestão da doença p.ex.: na gestão da diabetes, da asma, da hipertensão ou da hipercolesterolémia), ou ainda em situações agudas, tanto médicas como cirúrgicas, seja em ambulatório ou internamento (p.ex.: preparação anestésica; taxas de readmissão médica e cirúrgica; prescrição de medicação preventiva pré-cirurgia; taxa de ambulatorização dos cuidados; tipo de *follow-up* pós-alta).

- **Satisfação dos doentes**: avaliada a partir da medição de satisfação com aspectos comunicacionais, acesso atempado ao cuidados, tempos de espera, etc, ou através de avaliações globais de satisfação.
- **Investimento e utilização de novas tecnologias e sistemas de informação:** utilização do processo electrónico, quantidade e fiabilidade de registos médicos diversos no sistema de informação, uso de lembretes electrónicos para seguimento de situações clínicas, sistemas de suporte à decisão, uso do sistema de informação para a coordenação entre distintos níveis de cuidados, entre outros aspectos.

Vale a pena sublinhar que, em qualquer dos exemplos acima, a RBP pode ser usada enquanto incentivo **individual** ou incentivo a uma **equipa** (seja de médicos ou multi-profissional). Normalmente os incentivos de grupo (grupos com um número restrito de médicos) são considerados superiores aos incentivos estritamente individuais, por estimularem um espírito de cooperação na actividade clínica, mais custo-efectivo, mais favorecedor da satisfação dos médicos e com menores custos administrativos.

O incentivo inerente à RBP também pode ser sempre visto pela **negativa**, ou seja, como uma perda de rendimento (ou, no mínimo, um rendimento não ganho), quando os objectivos de *benchmarking* não são atingidos.

Naturalmente, a RBP pode ter **efeitos perversos** que devem ser acautelados aquando da sua concepção, implementação e monitorização, nomeadamente, o dos elevados custos administrativos, devido ao peso de requisitos de informação e registos eventualmente excessivos. Em segundo lugar, sempre que os incentivos à qualidade gerem impactos perversos na (in)eficiência ou (sobre)utilização de recursos, ou que levem a uma divergência entre os objectivos clínicos e os da organização, pode gerar-se uma situação potencialmente problemática. Por outro lado, programas de incentivos assentes em RBP podem ser excessivamente dispendiosos e orçamentalmente incomportáveis para algumas organizações quando o nível de qualidade (que se pretende estimular) for, à partida, baixo, ou o valor relativo do incentivo for elevado. Incentivos que se apliquem a percentagens reduzidas da população de doentes tratados também poderão ter um impacto potencialmente inferior (porque mobilizarão menos o esforço médico) do que incentivos que se apliquem à generalidade da lista de doentes. E incentivos que se apliquem a populações muito delimitadas poderão conduzir a uma tendência para a selecção adversa de doentes. De referir também que se não houver uma cuidadosa negociação da RBP, ela pode gerar nos médicos um sentimento de interferência na sua autonomia e ética profissional e na sua capacidade de julgamento técnico, potenciando a insatisfação profissional. Por fim, a utilização de demasiados indicadores de performance ou de sistemas de RBP excessivamente complexos, torná-los-á pouco transparentes e, em consequência, pouco entendíveis pelos médicos e ineficazes.

Algumas conclusões

Os médicos são efectivamente influenciáveis e influenciados por sistemas de incentivos, económicos e não-económicos, relacionados com a sua actividade. Esta actividade é, portanto, sempre "distorcida" face à que existiria num quadro de inexistência de incentivos. No entanto, todos os sistemas de pagamento, e todas as formas de gestão de organizações prestadoras têm associados incentivos específicos de forma intrínseca, ou seja, não há sistemas neutros.

Os incentivos económicos têm efeitos (quantitativos e qualitativos) distintos, ao nível da quantidade de serviços de saúde utilizados (em termos de custos e de produtividade), da qualidade dos cuidados e da satisfação profissional dos médicos, conforme a sua concepção de base (esquemas PAS, capitação ou salário), bem como conforme a proporção de incentivo que acresce à remuneração base, no caso de se tratar de RBP, condicional ao cumprimento de certos objectivos, provando-se a sensibilidade dos médicos ao risco económico (Ferreira, 2003).

Os "melhores" modelos de pagamento a médicos tendem a ser os de tipo misto, combinando adequadamente remuneração-base com remuneração-extra, e com objectivos quantitativos e qualitativos bem explicitados.

A RBP tem ganho uma importância crescente na última década, enquanto sistema de incentivos financeiros impulsionador da melhoria de qualidade e mesmo da excelência clínica, mas não é isenta de problemas, nomeadamente o perigo de conduzir a um aumento dos custos (em especial, os administrativos) e exigir sistemas de informação fiáveis e com alimentação de dados irrepreensível.

Finalmente, os incentivos não financeiros à actividade dos médicos (como sejam um horário de trabalho adequado, a formação contínua, estímulo à investigação e a existência de práticas clínicas estandardizadas, ou a participação na formulação de objectivos da organização prestadora) têm um importante papel na sua motivação, autónomo e complementar face aos incentivos financeiros.

BIBLIOGRAFIA

ADINOLFI, P. – "Performance-related pay for health service professionals: the Italian experience". Health Services Management Research, 11:4 (1998), 211-220.

BARNUM, H.; KUTZIN, J.; SAXENIAN, H. – "Incentives and provider payment methods". International Journal of Health Planning and Management, 10 (1995), 23-45.

BUFALINO, V. et al. – "Payment for quality: guiding principles and recommendations (Principles and recommendations from the American Heart Association's reimbursement, coverage and access policy development workgroup)". Circulation (Feb 2006), 1-4.

DECKARD, G. – "Physician responses to a managed environment: a perceptual paradox". Health Care Management Review, 20:1 (1995), 40-46.

EPSTEIN, A; LEE, T.; HAMEL, M. – "Paying physicians for high-quality care". The New England Journal of Medicine, 350:4 (2004), 406-10.

FERGUSON, B.; LIM, J. – "Incentives and clinical governance: money following quality?" Journal of Management in Medicine, 15:6 (2001), 463-487.

FERREIRA, A. – "Impacto de sistemas de incentivos na actividade dos médicos: um olhar sobre a literatura com base empírica recente?" Revista Portuguesa de Saúde Pública, 21:1 (2003), 7-16.

FERREIRA, A. – "Regulação em saúde e regulação das *utilities*: que diferenças?" Revista Portuguesa e Brasileira de Gestão, 3:1 (2004), 42-52.

FERREIRA, A. "Do que falamos quando falamos de regulação em saúde?" Análise Social, XXXIX:171 (2004b), 313-337.

FLOOD, A. (et al.) – "How do HMSs achieve savings? The effectiveness of one organization's strategies". Health Services Research, 33:1 (1998), 79-99.

FORSBERG, E.; AXELSSON, R.; ARNETZ, B. – "Financial incentives in health care. The impact of performance-based reimbursement". Health Policy, 58 (2001), 243-62.

GAYNOR, M., REBITZER, J., TAYLOR, L. – "Incentives in HMOs". National Bureau of Economic Research Working Paper 8522 (2001), 33p.

258 | RISCO CLÍNICO – COMPLEXIDADE E PERFORMANCE

GOSDEN, T. (et al.) – "Impact of payment method on behaviour of primary care physicians: a systematic review". Journal of Health Services Research and Policy, 6:1 (2001), 44-55.

GRUMBACH, K. (et al.) – "Primary care physician's experience of financial incentives in managed care systems". The New England Journal of Medicine, 339:21 (1998), 1516-1521.

HADLEY, J. (et al.) – "Perceived financial incentives, HMO market penetration, and physicians' practice styles and satisfaction", Health Services Research, 34:1 (1999), 307-321.

JONES, R.; BROWN, C.; OPELKA, F. – "Surgeon compensation: 'Pay for performance', the American College of Surgeons National Surgical Quality Improvement Program, the Surgical Care Improvement Program, and other considerations". Surgery, 138:5 (2005), 829-836.

KOUIDES. R. (et al.) – "Performance-based physician reimbursement and influenza immunization rates in the elderly". American Journal of Preventive Medicine, 14:2 (1998), 89-95.

OSBORNE, D.; GAEBLER, T. (1992), Reinventing Government: how the entrepreneurial spirit is transforming the public sector. Addison–Wesley Publishers, Reading, MA.

RICE, T. – "Physician payment policies: impacts and implications". Annual Review of Public Health, 18 (1997), 549-565.

SCOTT, A. – "Eliciting GPs' preferences for pecuniary and non-pecuniary job characteristics". Journal of Health Economics, 20 (2001), 329-347.

ST. JACQUES, P.; PATEL, N.; HIGGINS, M. – "Improving anaesthesiologist performance through profiling and incentives". Journal of Clinical Anesthesia, 16 (2004), 523-528.

TOWN, R. (et al.) – "Economic incentives and physicians' delivery of preventive care. A systematic review". American Journal of Preventive Medicine, 28:2 (2005), 234-240.

WHYNES, D.; BAINES, D. – "Income-based incentives in UK general practice". Health Policy, 43 (1998), 15-31.

CAPÍTULO 10

ANÁLISE DE EFICIÊNCIA EM CIRURGIA

ANÁLISE DE EFICIÊNCIA EM CIRURGIA

PEDRO PITA BARROS[1]

1. Introdução

A análise de eficiência tem, em economia, diversas interpretações e abordagens metodológicas. No caso de serviços hospitalares, há várias alternativas de medição de eficiência, indo de perspectivas muito desagregadas (a optimalidade de cada decisão individual), até uma visão agregada do impacto do serviço nos custos globais do hospital.

A análise de decisão a decisão médica é passível de ser realizada apenas quando existe uma informação muito detalhada sobre os custos e benefícios das opções disponíveis em cada caso clínico. Supõe-se que o decisor crucial (geralmente, o médico ou a equipa médica) toma as suas decisões por forma a obter o melhor resultado possível, pelo que se torna relevante definir o que será o seu objectivo. Se o objectivo do médico for o alcançar o maior benefício possível para o doente, independentemente dos recursos utilizados, então poderá existir uma divergência entre uma avaliação social dessas decisões e a avaliação feita pelo médico em cada momento.

Basta pensar no exemplo em que o médico decide, por não ter em conta os custos da sua decisão, levar a cabo uma intensidade de tratamento que tem um benefício adicional positivo mas muito baixo. Nessas circunstâncias, de um ponto de vista social seria preferível aplicar esses mesmos recursos numa utilização alternativa (noutros doentes, por exemplo).

A análise de eficiência segundo estas linhas, adequação de decisões individuais, é normalmente designada por avaliação económica, ou análise custo–benefício. Surge normalmente sob a forma de uma decisão tipo na literatura especializada, acabando usualmente numa recomen-

---

[1] Faculdade de Economia, Universidade Nova de Lisboa e Centre for Economic Policy Research (London). Correspondência para: Faculdade de Economia, Universidade Nova de Lisboa, Campus de Campolide, 1099-032 Lisboa.

dação de acção. Frequentemente surge na actividade médica por via de orientações clínicas, ou difusão de melhores práticas. A análise de eficiência seria aqui sobretudo uma análise da conformidade das decisões tomadas em cada caso concreto com as previstas pelas orientações de melhor prática (sendo estas definidas com base na contribuição para uma medida de valor social).

Este tipo de análise tem, apesar das suas vantagens, dois pontos fracos como instrumento de avaliação de desempenho: por um lado, exige uma riqueza de informação, e um detalhe no seu tratamento, que normalmente não se encontra disponível ou que é dispendioso de obter; por outro lado, obriga a conhecer os detalhes de cada caso concreto para avaliar se o desvio na utilização de recursos face ao "normal" é adequado, ou não.

Uma alternativa é utilizar uma visão mais agregada, e olhar para um serviço como uma unidade de decisão. Para avaliação de eficiência de unidades de decisão a teoria económica fornece-nos vários conceitos úteis. Adicionalmente, têm sido desenvolvidos, ao longo dos anos, métodos estatísticos apropriados para a medição dessa eficiência.

2. Conceitos de eficiência

Em termos de conceitos, é usual a literatura económica distinguir entre eficiência tecnológica, eficiência alocativa (também denominada eficiência na afectação de recursos) e eficiência económica.[2]

A principal noção de eficiência tratada no remanescente deste texto corresponde ao que em teoria económica se denomina eficiência tecnológica – a relação entre recursos usados e resultados obtidos. Do ponto de vista económico, existem ainda outros dois níveis de eficiência que é tradicional considerar: a eficiência alocativa e a eficiência económica.

A eficiência tecnológica avalia apenas se para os recursos usados seria possível, ou não, obter um resultado melhor. Não permite contudo distinguir entre diferentes alternativas que alcançando o mesmo resultado são todas tecnologicamente eficientes.

---

[2] A discussão que se segue baseia-se em Barros (2005), onde poderá ser visto um maior desenvolvimento dos conceitos apresentados.

Um exemplo simples ajuda a clarificar. Suponha-se que alcançar um determinado estado de saúde (com probabilidade conhecida) de um indivíduo pode ser consequência de diferentes tempos de internamento e de intensidade de terapêutica com medicamentos.

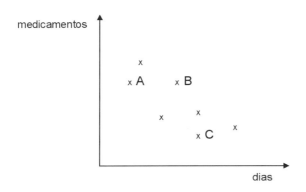

FIGURA 1. *Combinações produtivas*

A combinação A usa poucos dias e elevada intensidade de medicamentos. A combinação B usando a mesma intensidade de medicamentos usa também mais dias para obter o mesmo resultado. Logo, a combinação B não é eficiente. No entanto, a combinação C usa mais dias de internamento e menos medicamentos, mas não pode ser comparado directamente com o ponto A. Ambos são tecnologicamente eficientes no sentido em que reduzir ligeiramente qualquer um dos recursos usados (dias ou medicamentos) leva a que não se alcance o resultado pretendido.

Significa que é possível existir mais do que uma combinação de recursos que são tecnologicamente eficientes e que permitem alcançar um mesmo resultado. Para distinguir entre essas alternativas tecnologicamente eficientes torna-se necessário recorrer a um conceito de eficiência mais exigente – para além de ser tecnologicamente eficiente requer-se que tenha o menor custo de recursos usados. Tal significa que a escolha entre as combinações de recursos A e C é determinado pelo custo relativo de cada um dos recursos.

Numa unidade média em que o custo dos medicamentos seja particularmente baixo, a alternativa A será preferível, enquanto noutra unidade que tenha um custo relativamente baixa de dias de, internamento a opção C pode ser preferível. Também se pode dar o caso de um determinado momento do tempo, a combinação de recursos C ser preferível mas, que noutro período se houver um aumento considerável nos custos de internamento seja preferível a combinação de recursos A.

A eficiência alocativa consiste em realizar uma escolha entre as combinações de recursos tecnologicamente eficientes com base no menor custo de alcançar o resultado desejado.

O terceiro nível de eficiência, eficiência económica, consiste em escolher qual o resultado desejado, dado que se alcançou já a eficiência alocativa (que por sua vez exige que se tenham escolhido combinações de recursos tecnologicamente eficientes).

No contexto de cuidados de saúde, pode parecer estranho falar em "resultado desejado" dado que a reacção natural é dizer-se a "melhor saúde possível". Esta resposta é no entanto pouco útil. A prática médica, aliás, desmente essa visão simplista – a variação nas condições de alta de doentes da mesma especialidade quer entre instituições quer ao longo do tempo na mesma instituição demonstram que existe margem para diferentes decisões.

Para a determinação do resultado desejado no momento de saída do doente da unidade prestadora de cuidados médicos, o aspecto crucial é a relação entre o benefício e o custo de decisão. Por exemplo, na decisão de mais um dia no hospital em lugar de alta imediata, o decisor, ainda que implicitamente, compara o benefício de um dia adicional de permanência no hospital para o doente com o custo de lá o ter. Esse custo pode ser monetário, mas pode também ser o custo de não poder tratar outro doente com os recursos que estão a ser usados neste doente em causa. Do ponto de vista económico, o custo relevante é o denominado custo de oportunidade, o custo da melhor utilização alternativa dos recursos, que pode muito bem ser o tratamento de outra pessoa.

Devido à necessidade de quantificar benefícios em grande medida intangíveis e de identificar correctamente os custos de oportunidade de cada decisão, a determinação da eficiência económica não é fácil de realizar. Em particular, não deve ser confundida com a mera intenção de redução de custos. Na verdade, a teoria económica só procura a redução de custos no sentido de ter o mínimo custo de obter um certo resultado que seja considerado desejável.

Os procedimentos estatísticos de análise de eficiência, de um modo ou de outro, baseiam-se na informação disponível para determinar um padrão de eficiência implícito na amostra e depois confrontar cada unidade observada com esse padrão. É por isso uma análise de eficiência relativa à melhor prática na amostra, que poderá ela própria ficar aquém da melhor prática tecnicamente possível.

As duas grandes abordagens para esta análise de eficiência são a estimação de fronteiras estocásticas e a análise da envolvente dos dados (*data envelopment analysis*).[3]

No caso de serviços de saúde, nomeadamente hospitalares, há vários ajustamentos que se torna necessário realizar. Um dos principais ajustamentos é uma correcta definição do que é a produção de um serviço hospitalar.

3. Avaliação de eficiência

A avaliação do desempenho em cirurgia tem de ir além da mera verificação de ser seguida uma lista procedimentos ou decisões (mesmo que estes tenham sido incluídos após uma cuidada análise custo–benefício). Dificilmente as condições reais de funcionamento são idênticas, ou mimetizam, as situações hipotéticas que levaram à definição de linhas de orientação.

A análise de desempenho, conceptualmente, segue sempre o mesmo tipo de abordagem – verificar para os recursos usados quais foram os resultados obtidos.

Em particular, interessa saber definir a melhor prática contra a qual o desempenho possa ser aferido, o que "obriga" a um conhecimento do processo pelo qual os recursos usados são transformados em resultados (e que na linguagem técnica do economista se designa por função de produção). Assim, o primeiro passo para a avaliação de desempenho em cirurgia consiste em definir qual é a unidade de análise relevante: o médico, a equipa médica, o serviço ou o hospital.

O segundo passo, crucial, é uma correcta definição do que é "produzido" pela unidade de decisão determinada previamente.

Frequentemente, a tentação imediata das análises económicas (ou de desempenho de gestão) é definir essa produção pelo número de doentes

---

[3] Para uma introdução a estes métodos, o leitor interessado poderá consultar, por exemplo, Coelli et al. (2005).

tratados, pelo número de cirurgias realizadas, pelo número de consultas efectuadas, etc..., ou em versões mais sofisticadas usar medidas que combinem para além do aspecto quantitativo do número de doentes o aspecto da qualidade de vida depois do tratamento. Um exemplo desse tipo de medidas é o conceito de QALY – *quality adjusted life year*, que a cada ano de vida associa um ponderador destinado a reflectir a qualidade de vida (funcionalidade, dor, etc...).[4]

Contudo, esta última alternativa, apesar da sua crescente popularidade, é ainda uma aproximação ao que verdadeiramente interessa mensurar do ponto de vista de uma análise económica de eficiência.

Para se perceber porquê, torna-se fundamental uma descrição detalhada do processo através do qual recursos são consumidos e resultados obtidos.

De uma forma estilizada, o processo inicia-se quando um cidadão surge diante do prestador de cuidados médicos e apresenta uma condição clínica. Essa condição clínica interage com as características intrínsecas da pessoa, determinando uma certa evolução do seu estado de saúde.

Tecnicamente, na ausência de qualquer intervenção, existe um conjunto de possibilidades de estados de saúde futuros. O estado de saúde final do indivíduo depende, na ausência de qualquer intervenção, de factores fortuitos. Ou seja, existe uma distribuição de probabilidade sobre esse conjunto de estados de saúde futuros possíveis. O estado de saúde concreto que se venha a verificar é uma concretização dessa distribuição de probabilidade.

O prestador de cuidados médicos ao utilizar recursos (equipamento, medicamentos, tempo dos profissionais de saúde, etc.) procura induzir a realização de um estado de saúde mais favorável, que pode ou não vir a ocorrer.

Em termos técnicos, o prestador de cuidados médicos procura alterar a distribuição da probabilidade inicial sobre estados de saúde para uma outra função de distribuição que atribua maior massa de probabilidade aos resultados de saúde mais favoráveis do ponto de vista do indivíduo.

---

[4] A utilização deste conceito em análises de avaliação económica é cada vez mais frequente. Para um introdução ao conceito e suas aplicações, veja-se, por exemplo, Drummond et al. (1997).

É, no entanto, necessário ter em conta nessa caracterização as características pessoais de cada doente. A mesma quantidade e mix (variedade) de recursos usados podem produzir consequências muito diferentes consoante as características do doente.

Neste contexto, um melhor desempenho do ponto de vista económico consiste em para o mesmo problema clínico em indivíduos de características semelhantes e para a mesma utilização de recursos uma unidade de decisão conseguir alcançar, com maior probabilidade estados de saúde mais favoráveis.

A dificuldade prática está em conseguir obter, ou ultrapassar a necessidade de, condições idênticas iniciais e ter a possibilidade de medir os resultados obtidos. No entanto, através do uso de técnicas estatísticas apropriadas é possível fazer uma medição desse desempenho.

Antes de descrever sumariamente como tal pode ser feito, é importante frisar que a definição de "produção" apresentada tem vantagens conceptuais face à simples contabilização de casos tratados. Por exemplo, como tratar uma situação em que o doente não sobrevive? Em algumas visões, é mais um caso tratado, logo é "produção"; noutras visões, como é um resultado indesejado, a mortalidade dentro dos casos tratados entra como uma "produção" negativa. Contudo, a definição aqui proposta de produção, variação na função de distribuição de probabilidade sobre estados de saúde, trata a situação de morte como um dos resultados possíveis em probabilidade.

Podemos traçar esta abordagem ao trabalho pioneiro de Donabedian (1980). Donabedian conceptualiza três categorias de medidas de desempenho: as de estrutura associadas com a utilização de recursos para a prestação de cuidados médicos; as de processo, associadas com o processo de decisão clínica; e as de resultados, associadas com a avaliação da situação final.

A análise da eficiência que aqui se trata insere-se nesta última categoria. Pode aliás ser encarada como uma extensão da ideia de mortalidade como indicador de resultado.

A análise de eficiência proposta consiste em comparar a distribuição de probabilidades de sobrevivência de um conjunto de observações segundo duas "tecnologias" distintas. Cada "tecnologia" pode ser um hospital, um serviço ou mesmo um médico.

Admite-se que o estado de saúde inicial do doente quando surge perante o médico (o serviço, ou o hospital) pode ser descrito por índice de saúde latente. Para além de um estado de saúde de partida, antes de iniciar tratamento, o doente tem também implícita uma função distribuição de probabilidades sobre os estados de saúde possíveis.[5]

De um modo mais rigoroso, um hospital mais eficiente apresenta uma distribuição de probabilidades de sobrevivência mais favorável, em que o termo "mais favorável" tem um sentido preciso, o de dominância estocástica de primeira ordem.

Esta medida de eficiência não é distante de definições de qualidade de cuidados médicos usados em medicina. Operacionalmente está próxima, em termos estatísticos, das regressões com variáveis binárias que se encontram subjacentes a instrumentos como o APACHE.[6]

A utilização de indicadores como a taxa de mortalidade não é novo, sendo até frequente a sua padronização (tipicamente para factores demográficos). De certo modo, as técnicas estatísticas usadas realizam uma padronização para um conjunto de factores mais amplo.

4. Como concretizar a análise de eficiência?

O principal problema na análise de eficiência é que o estado de saúde inicial, o estado de saúde final e a distribuição de probabilidades, e sua alteração, são elementos dificilmente observáveis.

O tratamento fornecido pelo médico (serviço, ou hospital) induz um movimento na função distribuição de probabilidade sobre os estados de saúde final, fazendo com que exista uma maior probabilidade de ocorrência de estados de saúde favoráveis.

Em termos de eficiência, um hospital que para o mesmo estado de saúde inicial e para o mesmo volume de recursos usado induza uma

---

[5] "Quality of care is the degree to, which health services for individuals and populations increase the Like hood of decreed health outcomes and are consistent with current professional knowledge". O Institute of Medicine define qualidade dos cuidados prestados como o "grau pelo qual os serviços de saúde prestados a indivíduos e à população aumentam a probabilidade dos resultados de saúde desejados e são consistentes com o conhecimento profissional corrente" (tradução nossa). Field e Lohr (1992).

[6] APACHE – Acute Physiology and Chronic Health Evaluation. veja-se Lameshow et al. (1988) por exemplo.

Capítulo 10. ANÁLISE DE EFICIÊNCIA EM CIRURGIA | 269

maior alteração na função de distribuição o favor de melhores estados de saúde é dito ser mais eficiente. Assim, há que encontrar formas de tornar operacional esta noção de eficiência.

O primeiro passo está em obter um indicador de resultado, que em geral será uma partição dos estados de saúde possíveis. Se o índice de saúde latente for denominado H, a partição mais usual é saber se o indivíduo sobreviveu ou não – isto é, se o seu índice de saúde final é superior, ou não, a um valor crítico. Se esse valor crítico for zero, o indicador observado é codificado como

$$Y_i = 0 \text{ se } H > 0 \qquad\qquad (1)$$
$$Y_i = 1 \text{ se } H \leq 0$$

em que $Y_i = 1$ significa que o individuo não sobreviveu.

Sendo o estado de saúde determinado por diversos factores X_j,

$$H_i = f(X_{ji}, \beta_j), \qquad\qquad (2)$$

sendo β_j um conjunto de parâmetros caracterizadores da forma como os diversos factores afectam o índice de saúde.

É frequentemente usada a forma linear $H_i = \sum_j \beta_j X_{ji} + \varepsilon_i$ em que é um termo aleatório que agrega todos os outros factores não especificados de forma explícita (isto é, todos os factores que não foram incluídos nos termos X_j).

Se o termo ε seguir uma distribuição logística dá-se origem ao conhecido modelo de regressão Logit. Se o termo ε seguir uma distribuição normal tem-se o modelo de regressão probit.

Este modelo pode ser facilmente generalizado para outro tipo de partição do índice de saúde final. Por exemplo, suponha-se que à saída do doente (no final do tratamento, à saída do serviço ou à saída do hospital) é calculado um índice de capacidade funcional com 3 categorias. Este índice pode ser codificado como:

$$Y = 1 \text{ se } H \leq H_1$$
$$Y = 2 \text{ se } H_1 < H \leq H_2 \qquad\qquad (3)$$
$$Y = 3 \text{ se } H_2 \leq H$$

em que H_1 e H_2 são limites críticos implícitos na classificação (e como tal serão estimados ao longo do processo de análise).[7]

A fase seguinte é a determinação dos factores X_j. Nestes devem ser incluídos elementos caracterizadores do estado de saúde inicial do doente, elementos que descrevam a intensidade dos recursos usados no tratamento e as características individuais que possam condicionar os efeitos dos recursos usados.[8]

Da estimação destes modelos, isto é, da obtenção dos valores β_j para cada "tecnologia" (médico, serviço ou hospital), torna-se possível calcular a probabilidade de sobrevivência de cada doente, dadas as suas características e acções tomadas pelo decisor médico.

Com base nessa descrição dos efeitos de cada "tecnologia", realiza-se a sua comparação. Essa comparação é realizada verificando se a distribuição das probabilidades de sobrevivência uma "tecnologia" é melhor, mais favorável, que na(s) outra(s).

A comparação média dessas probabilidades de sobrevivência não é em si mesma suficiente, por dois motivos. Primeiro, uma vez que se um serviço trata um doente, por definição ele não é tratado no outro com o qual se está a realizar a comparação. As características da população servida por um e por outro serviço podem não ser idênticas e influenciar o resultado da comparação. Segundo, um mesmo valor médio pode esconder distribuições de probabilidades subjacentes bastante diferentes.

Por estes motivos, a comparação deve-se basear num conjunto comum de doentes, simulando-se a sua passagem por cada uma das "tecnologias", o que resolve o primeiro problema. O segundo problema é resolvido usando como noção de "distribuição favorável" o conceito da dominância estocástica de primeira ordem, que permite a aplicação de testes estatísticos apropriados.

Tecnicamente, uma variável aleatória, com função distribuição, domina estocasticamente uma outra variável aleatória, com função de distribuição se e só se:

---

[7] Na verdade, como o índice latente de saúde tem, para os efeitos que nos interessam, unidades arbitrárias é usual normalizar-se um dos limites para zero.

[8] Um exemplo de aplicação desta metodologia encontra-se em Barros (2003).

$$F(z) \leq G(z), \forall z \in Z \qquad (4)$$

sendo Z o domínio da variável aleatória.

Para testar que x domina estocasticamente (de primeira ordem) y, duas condições têm que estar preenchidas:

a) As duas distribuições são diferentes. Ou seja, os dados não rejeitam a hipótese nula:

$$H_0 : F(z) - G(z) = 0, \forall z \in Z \qquad (5)$$

No exemplo de Barros (2003), a função distribuição de probabilidade é tomada sobre a probabilidade de sobrevivência, caso em que $Z = [0,1]$

b) Os dados rejeitam:

$$H_0 : F(z) \, {}^{3/4} \, G(z), \forall z \in Z \qquad (6)$$

A hipótese nula em a) pode ser escrita como

$$H_0 : \sup_{z \in Z} |F(z) - G(z)| = 0 \qquad (7)$$

A estatística de teste é:

$$K_1 = \sqrt{\frac{nm}{n+m}} \, \sup_z |\hat{F}(z) - \hat{G}(z)| \qquad (8)$$

onde n e m são as dimensões das amostras das distribuições empíricas $\hat{F}$ e $\hat{G}$. A distribuição limite desta estatística de teste é:[9]

$$\lim_{n+m \to \infty} \Pr[K_1 > \varepsilon] = -2 \sum_{j=1}^{\infty} (-1)^j \exp(-2j^2 \varepsilon^2) \qquad (9)$$

Relativamente à parte (b), a hipótese nula é:

$$H_0 : \sup_z [F(z) - G(z)] \leq 0 \qquad (10)$$

---

[9] Kolmogorov (1933).

272 | RISCO CLÍNICO – COMPLEXIDADE E PERFORMANCE

e pode ser testada usando:[10]

$$K_2 = \sqrt{\frac{nm}{n+m}}\ \sup_z\left(\hat{F}(z) - \hat{G}(z)\right) \tag{11}$$

A distribuição limite desta estatística é:

$$\lim_{n+m\to\infty}\Pr[K_2 > \varepsilon] = \exp\left\{-2\,\varepsilon^2\right\} \tag{12}$$

Esta análise de eficiência encerra ainda uma hipótese de comportamento, que se poderá, ou não, revelar fundamental: os recursos usados para tratar cada doente são adequados, só diferindo nos efeitos em cada uma das "tecnologias".

Barros (2003) realiza uma aplicação desta metodologia aos hospitais de Almada e Amadora–Sintra, comparando o desempenho destes dois hospitais no GDH 14 – acidentes cérebro-vasculares. A utilização deste GDH é especialmente atractiva por envolver uma taxa de mortalidade, pela natureza do problema clínico subjacente, suficientemente elevada para realizar uma partição significativa do estado de saúde final.

A estimação do "processo produtivo" para um "produto" estocástico, como definido, nestes dois hospitais, revelou que (a) ambos os hospitais, ao utilizarem recursos, induzem distribuições de probabilidade de estado de saúde final mais favoráveis que a inicial; (b) o hospital de Amadora – Sintra origina, para este GDH, uma melhor distribuição de probabilidade de estados de saúde do que o hospital de Almada, para doentes com as mesmas características e para o período temporal abrangido nessa análise (1996 – 1999); e (c) o hospital de Amadora – Sintra apresentou uma evolução positiva da distribuição de probabilidade sobre estados de saúde finais, evidenciando, pelo menos nos primeiros anos de operação, uma curva de aprendizagem com melhoria de desempenho.

Note-se, por fim, que esta comparação de eficiência se baseia unicamente em resultados objectivos e recursos físicos utilizados. O diferencial de eficiência identificado deste modo é independente de outros

---

[10] Smirnov (1939).

aspectos, como os preços dos factores produtivos ou o nível de actividade global do hospital.

A abordagem proposta é adaptável à utilização de outras metodologias estatísticas, que procurem modelizar como recursos (cuidados médicos) aplicados a pessoas com uma determinada condição e características pessoais, resultam numa distribuição de probabilidade sobre estados de saúde mais favorável. Um exemplo dessa adaptação encontra-se em Barros e Xufre (2004), em que é usada a abordagem de redes neuronais para descrever esse processo, aplicada novamente aos dados de comparação entre o Hospital de Amadora – Sintra e o Hospital de Almada, tal como em Barros (2003). Os resultados obtidos são essencialmente similares.

Na medida em que a utilização dos recursos é também ela uma escolha está sujeita à existência de ineficiências. O próximo passo é então determinar o que constitui uma utilização eficiente de recursos com a qual se confronta a utilização observada. Há assim que modelizar igualmente o comportamento do decisor, há que encontrar, de um modo estatístico, as regularidades que correspondem a uma utilização ineficiente de recursos.

A explicitação das decisões de utilização de recursos em cada doente aumenta a complexidade do tratamento estatístico. No entanto, a abordagem base é essencialmente a mesma – comparar as distribuições das probabilidades de sobrevivência de cada uma das "tecnologias" para uma mesma amostra de observações.[11]

Uma forma mais simples, mas menos geral, de realizar a comparação entre as duas tecnologias consiste em considerar que os efeitos dos factores X_j são idênticos, diferindo as tecnologias apenas um factor de escala. Esta abordagem torna possível com uma única estimação, usando as observações estatísticas disponíveis, obter uma ordenação das tecnologias e revela-se especialmente útil quando se querem comparar simultaneamente várias unidades decisoras (médicos, serviços ou hospitais). Contudo, assenta em hipóteses relativamente fortes.

---

[11] Um exemplo de aplicação desta abordagem é Barros e Dismuke (2004).

5. Conclusão

A determinação da eficiência de um serviço médico pode ser feita de duas formas distintas: por comparação com um padrão definido previamente ou por comparação com as melhores práticas observadas num grupo. As duas alternativas não coincidem necessariamente, dado que o padrão obtido em condições ideais pode não ser facilmente alcançável na prática.

No caso de serviços de cirurgia, o padrão teórico de referência será dado, do ponto de vista económico, pelo que se chama avaliação económica de intervenções, que combina a melhor prática do ponto de vista clínico com uma valorização dos custos e benefícios da intervenção realizada. Tal permite definir linhas e orientação para a prática clínica e aferição da prática seguida em cada caso contra esse quadro de referência.

As necessidades de informação para a aplicação desta abordagem são, porém, elevadas.

Relativamente menos exigente é o confronto da situação de cada unidade de decisão (médico, serviço ou hospital) com a melhor prática observada. Nesta abordagem, deixa-se que os dados produzam, através da aplicação de técnicas estatísticas adequadas, a melhor prática observada, contra a qual são confrontados os resultados observados nas unidades de decisão consideradas.

Para a avaliação de desempenho de serviços de cirurgia, a abordagem através da definição da melhor prática observada na amostra obriga a uma definição cuidadosa do que constitui a produção do serviço, bem como do critério que permite aferir das diferenças de eficiência.

Sugere-se aqui que o conceito de produção adequado é o de "alteração da distribuição de probabilidade sobre os estados de saúde possíveis", obrigando a que sejam quantificados três aspectos: condição de saúde inicial, recursos utilizados e condição de saúde final de cada doente.

A necessidade de garantir comparabilidade por forma a isolar correctamente o efeito de eficiência tecnológica significa que apenas comparar taxas de mortalidade ou rácios como número de doentes tratados por médico poderão ser enganadores quanto à eficiência relativa das unidades de cuidados de saúde consideradas.

Através da definição de um quadro conceptual adequado às características da intervenção médica, nomeadamente reconhecendo-se explicitamente o risco inerente a essa intervenção, apresentou-se uma forma de análise estatística de avaliação de desempenho de unidades de saúde que permite isolar o que é de facto diferenças de eficiência.

A utilidade prática desta abordagem, e as eventuais vantagens da sua utilização face ao cálculo de indicadores mais simples, só será visível após a realização de um número mais amplo de estudos que procedam à sua aplicação.

BIBLIOGRAFIA

Barros, P.P., 2003, "Random output and hospital performance", *Health Care Management Science*, 6(4): 219-228.

Barros, P.P. e C. Dismuke, 2004, "Hospital production in a National Health Service: the physician's dilemma", mimeo, Universidade Nova de Lisboa e Universidade do Minho.

Barros, P.P. e P. Xufre, 2004, "Comparing hospitals: a neural network approach", mimeo, Universidade Nova de Lisboa.

Coelli, T., D. Rao, C. O'Donnell, G. Battese, 2005, *An introduction to efficiency and productivity analysis*, Springer, 2nd Edition.

Donabedian, A., 1980, *The definition of quality and approaches to its assessment*, vol. I, Health Administration Press, Chicago.

Drummond, M., B. O'Brien, G. Stoddart e G. Torrance, 1997, *Methods for the economic evaluation of health care programmes*, 2nd edition, Oxford University Press.

Field, M. e K. Lohr, Editores, 1992, *Guidelines for clinical practice: from development to use*, Washington DC, National Academy Press.

Kolmogorov, A.N., 1933, "Sulla determinazione empirica di une legge di distribuzione", *Giorn. Dell'Inst. Degli Att.*, 4: 83-91.

Lameshow, S., D. Teres, J, Avrunin e H. Pastides, "Predicting the of ICU patients", *Journal of the American Statistical Association*, 83: 348-356.

Smirnov, W.V., 1939, "On the estimation of the discrepancy between empirical curves of distribution of two independent samples", *Bulletin of Mathematics*, University of Moscow, 2(2): 3-14.

CAPÍTULO 11

GESTÃO DO BLOCO OPERATÓRIO

GESTÃO DO BLOCO OPERATÓRIO

MERCEDES BILBAO[1] E ISABEL FRAGATA[2]

Introdução

A qualidade, o dinamismo e o nível de resultados obtidos pelos serviços da área cirúrgica são vitais no processo de desenvolvimento e afirmação dum hospital. Se a natureza relativamente elástica da sua actividade depende, em grande medida, do funcionamento do Bloco Operatório, a optimização da actividade do Bloco Operatório depende, em muito, da boa ou má articulação com os serviços utilizadores.

Parece, então, evidente identificar a importância que os processos cirúrgicos adquirem hoje em dia num hospital e demonstrar a necessidade da gestão da actividade cirúrgica como objectivo estratégico de qualquer organização hospitalar.

Segundo Grau (Grau, 2003), os seguintes aspectos são determinantes para demonstrar a relevância e o peso da actividade cirúrgica nas organizações hospitalares espanholas:

- Mais de 60% dos processos hospitalares são cirúrgicos;
- Os processos cirúrgicos estão a adquirir uma importância cada vez maior no hospital, correspondendo entre 70% a 80% das admissões programadas;
- Representam menos de 5 dias de demora média de internamento;
- Em cada sala de operações são realizadas 3 a 4 intervenções cirúrgicas/dia;
- Menos de 10% das urgências atendidas são cirúrgicas;
- Mais de 40% das provas de diagnóstico são motivadas pelo processo cirúrgico;

---

[1] Hospital de Santa Marta. Correspondência para: Hospital de Santa Marta, Bloco Operatório do Serviço Cirurgia Cardiotorácica, Rua de Santa Marta, 1169-024 Lisboa.

[2] Hospital de Santa Marta. Correspondência para: Hospital de Santa Marta, Serviço de Anestesia, Rua de Santa Marta, 1169-024 Lisboa. isabelfragata@iol.pt

- 40-60% da actividade é cirurgia ambulatória major cujos índices de substituição atingem os 62,7% nos USA;
- 70% das consultas externas correspondem ao processo cirúrgico.

Toda esta actividade ultrapassa, em muito, a mera intervenção cirúrgica no Bloco Operatório.

Por outro lado, o Bloco Operatório é uma organização complexa e completa, com actividade altamente especializada. Representa um centro de custos com um uso intensivo de recursos humanos, materiais, tecnológicos, económicos e, sobretudo, de tempo. Ainda segundo Grau (Grau, 2003), num país próximo como Espanha, está calculado que um Bloco Operatório consome entre:

- 10-15% do orçamento dum hospital
- 58,4% do pessoal do hospital
- exige uma equipa humana importante, destinada à actividade cirúrgica *e com alto nível de especialização multiprofissional* que está distribuída, em média , da seguinte forma:
  - Enfermeiros – 46,8% + Enfermeiros especialistas-8,1% + Enfermeiro chefe – 1,8% = 56,7%
  - Anestesistas – 24,3%
  - Auxiliares de Acção Médica – 17,1%
  - outros – 1,8%
- cada Sala de Operações está operacional num mínimo de 9.600 hora ao ano (576.000 minutos)
- o **seu custo/minuto é = 7,51 €**

Considerando que o Bloco Operatório é uma área com baixo nível de permeabilidade, a sua actividade gera um grande impacto na instituição de saúde pelo volume importante de interacções com o resto do hospital.

No entanto, é um serviço onde a produção é facilmente mensurável e os recursos estão claramente adstritos.

Em conclusão, é uma exigência posicionar a gestão da actividade cirúrgica como objectivo estratégico da organização, ao mesmo tempo que se realiza uma gestão eficiente do Bloco Operatório.

Esta exigência implica a visão do Bloco Operatório ou Área Cirúrgica como uma Unidade de Gestão autónoma, que presta serviços aos utilizadores (os doentes e os Serviços assistenciais) sob o conceito de Bloco Operatório Central ou mais modernamente Bloco Operatório Integrado. Para trás ficou o conceito dos primeiros Blocos Operatórios que surgiram em pequenas salas próximas das enfermarias, em consequência da privacidade e isolamento necessários ao controlo da infecção.

1. BLOCO OPERATÓRIO – DEFINIÇÕES

Bloco Operatório
O Bloco Operatório é uma unidade orgânico – funcional, constituída por um conjunto integrado de meios físicos, técnicos e humanos, vocacionados para a prestação de tratamentos e cuidados anestésico/cirúrgicos.

Função
Realização de intervenções cirúrgicas programadas e de urgência, bem como exames e tratamentos invasivos que requeiram um elevado nível de cuidados de assepsia e/ou anestesia, ao doente adulto e pediátrico.

Missão
A missão é cuidar do doente, em contínua busca da excelência, desenvolvidos por uma equipa multidisciplinar, com o fim de restabelecer ou conservar a saúde ou o bem estar do indivíduo, antes, durante e após a cirurgia.

Bloco Operatório Integrado
O Bloco Operatório Integrado é um ambiente cirúrgico em que a cirurgia e a imagiologia estão presentes na mesma Unidade (Greene, 2005).

2. ESTRUTURA ORGANIZACIONAL DO BLOCO OPERATÓRIO

As organizações hospitalares que prestam cuidados de saúde aos doentes não podem desenvolver-se se existir uma visão isolada do Bloco Operatório. A experiência cirúrgica do doente é sempre complexa e transversal, cruzando muitas fronteiras dentro da própria organização.

Por isso, um projecto de melhoria do Bloco Operatório tem de ser visto num contexto mais lato da instituição, já que ele inclui a avaliação pré-operatória, o internamento ou admissão programada e de urgência, a gestão das camas e o planeamento da alta.

De facto, o Bloco Operatório está inserido num conjunto mais amplo de serviços que prestam cuidados de saúde aos doentes. A sua optimização, para lá de depender do seu contexto específico e da organização em que se insere, está intimamente relacionado com outros Serviços que respondem pela gestão pré-operatória, pelas admissões (electivas e urgentes), pela gestão de camas e planeamento de alta, entre outros.

Assim, um projecto de melhoria assistencial ao doente cirúrgico, pode estar representado por um diagrama onde se assinalam e evidenciam algumas conexões no percurso integrado do doente na instituição hospitalar.

O Bloco Operatório no Percurso Integrado do doente cirúrgico
Adaptado de NHS, 2002

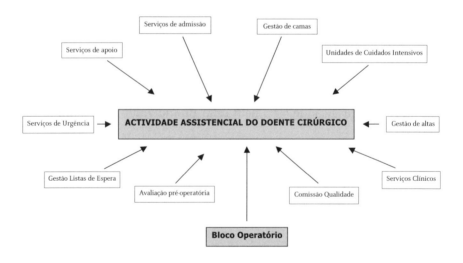

A melhoria operacional do Bloco Operatório poderá ser encarada sob diversos pontos de vista do quais se destacam, pela sua importância, os seguintes (TRG, 2004); (HFMA, 2002)

Melhoria da qualidade dos serviços cirúrgicos	– das oportunidades cirúrgicas em qualidade e em n.º – expansão do Bloco Operatório
Melhoria da política de gestão	– identificação das necessidades – reestruturação de mecanismos de gestão – desenvolvimento de sistemas de monitorização/medição
Melhoria da perfomance operacional do Bloco Operatório	– definição e medição de indicadores de perfomance – melhoria/optimização
Melhoria da gestão de materiais	– standardização do material – gestão do inventário – programas de gestão de stocks – gestão do equipamento obsoleto

A viabilidade do modelo de gestão do Bloco Operatório, torna necessária uma visão integrada de todo o sistema e a introdução de novas ferramentas de gestão na saúde que permitam a adaptação dos recursos às necessidades do cidadão.

A gestão da actividade cirúrgica deve definir-se como um objectivo estratégico para os gestores de serviços de saúde, que devem enfrentar o dilema entre a qualidade dos cuidados e a utilização apropriada dos recursos disponíveis e dar resposta aos diferentes desafios que esta dualidade *Qualidade – Eficiência* coloca.

Por outro lado, antes de se poder iniciar, manter ou melhorar a organização dum Bloco Operatório é fundamental que se lancem as bases dessa estrutura complexa, dinâmica e em constante mutação.

Podem-se considerar as seguintes bases de trabalho do gestor ou equipa gestora do Bloco Operatório:

2.1. *PLANEAMENTO E GESTÃO*

Segundo recomendação da Associação dos Enfermeiros de Sala de Operações Portugueses (AESOP, 2006), a organização e o funcionamento de um Bloco Operatório devem estar estabelecidos num **Programa Funcional**, coincidente com o plano estratégico da organização hospitalar, que permita planear e acompanhar o desempenho, bem como compreender o potencial de expansão futura necessária para dar resposta a um aumento de procura dos serviços cirúrgicos pelos cidadãos.

Programa Funcional

A definição de um Programa Funcional é indispensável na fase de planeamento e concepção dum Bloco Operatório. Deve estar disponível para ser utilizado nos projectos de planeamento e de construção, mas vai seguramente condicionar todo o processo cirúrgico e por conseguinte o seu desempenho.

Segundo o American Institute of Architects Academy (AIA, 2001), a organização e funcionamento de um Bloco Operatório está estabelecido num programa funcional que descreva:

- o objectivo do projecto,
- a sua utilização,
- o quadro de pessoal,
- as relações entre serviços,
- as necessidades e função de cada espaço.

Incluindo ainda:

- a lotação prevista,
- o número de profissionais, doentes e visitas,
- o tipo e número previsto de procedimentos,
- os modelos de circulação de pessoal, doentes e visitantes,
- a área cirúrgica
- as necessidades na área do controlo da infecção,
- os circuitos de equipamentos e materiais limpos e sujos.
- o equipamento fixo e móvel a utilizar,
- o número e tipo de Blocos Operatórios e salas de operações,
- as características e posição de:
  - Área de preparação anestésia
  - Recuperação pós-operatória (UCPA, UCI,...)
  - Serviço de Anestesia Unidade de Dor
  - Esterilização
- o tipo de agrupamento do Bloco Operatório,
  - único
  - por sectores
- o sistema de construção

Comissão de Gestão do Bloco Operatório

O National Health Service do Reino Unido (NHS, 2002), recomenda no seu Programa de Modernização dos Blocos Operatórios, que existam estruturas de suporte ao planeamento e gestão dos Blocos Operatórios, entre elas a **Comissão de Gestão do Bloco Operatório**.

A Comissão de Gestão do Bloco Operatório é constituída por representantes dos profissionais (Médicos, Enfermagem e Gestão Administrativa). As competências da Comissão, do seu Director, Adjunto e Coordenador e respectivo perfil dos seus membros deve abranger o conhecimento clínico e o empresarial e estarem definidas no Regulamento do Bloco Operatório (Náger, 2003).

Qualquer dos representantes dos três grupos profissionais – Enfermagem, Anestesiologia e Cirurgia – podem assumir o papel de Director desde que possua competências, saberes e características pessoais adquiridos no conhecimento profundo do ambiente cirúrgico, bem como formação credenciada de gestão em saúde. Em muitos Blocos Operatórios o papel do coordenador é assumido pelo enfermeiro chefe coordenador, noutros é partilhado pelo enfermeiro chefe ou gestor e pelo anestesiologista ou cirurgião (Gabel, 1999).

O número de membros depende da dimensão e estrutura do Bloco Operatório e tem como objectivos estratégicos e operacionais:

- Planear e gerir com eficiência o desempenho do Bloco Operatório
- Melhorar continuamente a organização do Bloco Operatório de forma a aumentar o seu valor acrescentado na resposta assistencial e na melhoria da eficiência global do Hospital.
- Partilhar informação e resolver problemas

E por funções a:

- Elaboração do plano estratégico, monitorização e gestão do desempenho do Bloco Operatório.
- Elaboração do Regulamento do Bloco Operatório.
- Nomeação, se aplicável, dos sub-grupos de apoio (ex. sub grupo dos utilizadores do Bloco Operatório), que dão mais atenção às normas e procedimentos sectoriais, gestão operacional, gestão de novos equipamentos, risco e segurança, controlo de infecção e qualidade. Estes sub-grupos são necessários sempre que existam Blocos Ope-

ratórios em mais do que um local ou em Bloco Operatório Centrais de grandes dimensões.

- Os sub-grupos elaboram planos de acção, relatórios de acompanhamento, procedimentos, etc. Podem ser permanentes ou de curta duração (ex: resolução dum problema ou processo em tempo determinado – *fast-track team*)
- Definição, monitorização e divulgação da informação dos indicadores de desempenho (de produção, de qualidade, de satisfação e envolvimento)
- Monitorização do desempenho do Bloco Operatório através dos indicadores de qualidade com *benchmarking*
- Implementação e acompanhamento das acções de melhoria.
- Elaboração do plano estratégico de afectação de recursos das diversas especialidades cirúrgicas, articulando com os seu planos de acção.
- Elaboração dos relatórios de actividade a serem apresentados à Administração.
- Autorização e monitorização da estratégia de formação e ensino.
- Desenvolvimento e manutenção das técnicas de comunicação, que incluam os conceitos de processo de comunicação, assertividade, processo de mudança, resolução de conflitos, colaboração enfermeiro – médico, poder e políticas.

Ainda segundo o National Health Service do Reino Unido (NHS, 2002), o planeamento e a gestão do desempenho do Bloco Operatório é eficiente quando:

- Existe uma Comissão de Gestão do Bloco Operatório com forte liderança e cooperação interdisciplinar.
- Está disponível informação sobre a actividade assistencial do Bloco Operatório e medidas correctivas tomadas para melhorar o desempenho.
- Existe uma comunicação clara e facilitada, bem como, coordenação entre gestores, cirurgiões, anestesistas, enfermeiros e os gestores dos serviços de internamento pré e pós-operatório.
- Existe coordenação transversal nos projectos de modernização nas várias áreas da prestação de cuidados cirúrgicos (ex: agendamento, avaliação e preparação pré-operatória, serviços de emergência, etc).

- A afectação da cirurgia programada e urgente responde as variações das necessidades dos doentes e do case-mix do SNS.
- A avaliação pré-operatória é realizada com a antecedência necessária para se identificarem os recursos necessários, limitando os cancelamentos.
- O agendamento operatório está disponível com a antecedência requerida para a disponibilização das camas.

Regulamento do Bloco Operatório

O **Regulamento do Bloco Operatório** estabelece os princípios de gestão e funcionamento e a estrutura organizativa do Bloco Operatório, bem como, as respectivas competências dos elementos que compõe a Comissão de Gestão do Bloco Operatório (Bloco Operatório de Cirurgia Cardiotorácica-HSMarta, 2006).

No Regulamento estão definidos, entre outros:

- A Filosofia do Bloco Operatório
- O âmbito do Bloco Operatório
- A estrutura organizacional do Bloco Operatório
- As competências do Director do Bloco Operatório
- As competências do Enfermeiro Chefe do Bloco Operatório
- A constituição da Comissão do Bloco Operatório e competências dos seus membros
- A constituição da equipe cirúrgica
- O sistema de afectação das Salas de Operações
- O planeamento da actividade do Bloco Operatório
- O sistema de programação das cirurgias
- O sistema de informação do Bloco Operatório

2.2. *DIAGNÓSTICO E ANÁLISE*

Existem inúmeros indicadores de desempenho do Bloco Operatório que permitem a monitorização da actividade e dos cancelamentos cirúrgicos, a identificação das áreas de melhoria e o rasteio do processo cirúrgico, de forma a assegurar que as intervenções tomadas atingem os resultados esperados.

288 | RISCO CLÍNICO – COMPLEXIDADE E PERFORMANCE

Importa, então, definir e/ou adaptar os indicadores chave que irão oferecer uma visão global do movimento assistencial do Bloco Operatório à gestão de topo da organização, bem como, uma visão específica focalizando as áreas ou especialidades com necessidade de intervenção no Bloco Operatório.

Algumas questões devem ser colocadas antes de se definirem e seleccionarem os indicadores chaves do desempenho:

- Pode a informação clínica contribuir para a melhoria dos resultados da actividade cirúrgica?
- Que informação existe?
- Que informação deve gerar o Bloco Operatório ?

Indicadores chave do desempenho

O NHS do Reino Unido recomenda a monitorização rigorosa do desempenho, diagnóstico e análise dos problemas antes de se tomarem medidas de melhoria.

Os indicadores chaves seleccionados para o Bloco Operatório incluem, entre outros, os **indicadores de diagnóstico** (cancelamentos cirúrgicos, resolução de cirurgias canceladas, questionário à satisfação do doente cirúrgico, movimento operatório programado e urgente); **indicadores de planeamento e execução** (agendamento e utilização da lista, medição e análise das taxas de utilização do Bloco Operatório); **indicadores do processo cirúrgico do doente** (etapas e análise do processo cirúrgico do doente, constrangimentos no percurso do doente).

Indicadores de diagnóstico

Cancelamentos cirúrgicos	Uma operação é cancelada quando o doente recebe a confirmação escrita da data da cirurgia e esta é posteriormente cancelada.	• Total de cirurgias canceladas e por especialidade • Cirurgias canceladas como % de todas as cirurgias programadas (total e por especialidade cirúrgica) • Nº de cirurgias canceladas/doente • Nº de cirurgias canceladas pelo hospital por causas não – clínicas • Nº de cirurgias canceladas pelo hospital por causas clínicas • Nº de cirurgias canceladas pelo doente no dia da cirurgia

		• Nº de cirurgias canceladas pelo hospital por causas não – clínicas, no dia da cirurgia • Nº de cirurgias canceladas pelo hospital por causas clínicas, no dia da cirurgia • Nº de cirurgias canceladas pelo hospital por causas não – clínicas, na hora da cirurgia • Nº de cirurgias canceladas pelo hospital por causas clínicas, na hora da cirurgia • As 10 causas mais frequentes dos cancelamentos • As 5 causas mais frequentes dos cancelamentos no dia da cirurgia
Resolução de cirurgias canceladas	Plano de garantia que uma cirurgia cancelada é realizada no prazo de **x** dias	• N.º de cirurgias realizadas após cancelamento no prazo de **x** dias • % de desvio do plano de garantia
Satisfação do doente cirúrgico	Questionário para colher informação sobre a visão do doente da sua experiência cirúrgica e sugestões de melhoria	• Forma como foi informado da indicação cirúrgica • Ida para o hospital • A cirurgia • Fase pós-operatória • Alta
Satisfação dos profissionais	Questionário para colher informação sobre a visão dos profissionais sobre o ambiente de trabalho e sugestões de melhoria	• Benefícios e serviços mais valorizados • Pontos de melhoria na satisfação no trabalho, moral e motivação • Pontos de melhoria no desempenho • Pontos de melhoria no espírito de equipa e estabilidade no posto • Pontos de melhoria no envolvimento para a mudança
Movimento operatório programado	Assegurar um eficiente circuito do doente cirúrgico, sem atrasos entre cirurgias	• Agendamento operatório • Tempos de estadia do doente • Utilização das Sala de Operações • Horas de início e de fim de cirurgia • Auditorias à documentação
Movimento operatório urgente	Cirurgias realizadas fora de horas (urgentes ou emergentes)	• Horas utilizadas em urgência, extra programa • N.º de cirurgias entre as 0h e as 8h da manhã

290 | RISCO CLÍNICO – COMPLEXIDADE E PERFORMANCE

Quanto aos **Indicadores de planeamento e execução**, a gestão do tempo é um elemento fundamental da gestão do processo cirúrgico.

- A duração média é um mau indicador, porque existe muita variabilidade em função da complexidade de cada tipo de intervenção e da equipa de profissionais
- Os tempos de inactividade do Bloco Operatório são, muitas vezes, superiores a 20% e representam um custo (económico e de oportunidade) inadmissível para um hospital.
- Conhecer os tempos reais de utilização do Bloco Operatório e as suas disfuncionalidades, é fundamental para gerir de forma eficiente as salas de operações e aumentar a sua rentabilidade.
- Tempo real = tempo cirúrgico + tempo não cirúrgico + tempo de inactividade.

O agendamento operatório é fundamental, no pressuposto duma correcta atribuição de horas, pois a utilização das horas de Bloco Operatório por Serviço ou Especialidade deve corresponder às horas atribuídas.

- Valores negativos representam um déficit de horas relativamente às horas atribuídas
- Valores positivos representam um excesso de horas atribuídas

Indicadores de planeamento e execução

Agendamento operatório	O tempo total de utilização do Bloco Operatório é o tempo total previsto no agendamento operatório	**Plano operatório:** • Tempo total de cirurgias programadas em % do tempo total disponível para cirurgias programadas **Movimento operatório:** • Nº de cirurgias realizadas em % do nº de cirurgias programadas
Utilização do Bloco Operatório	Medição da utilização em tempo do Bloco Operatório para as cirurgias programadas, urgentes, e emergentes/especialidade e no total	• Hora de chegada ao Bloco Operatório, à sala de operações, inicio de anestesia e de cirurgia • Hora de fim da anestesia, fim da cirurgia, saída da sala de operações • Tempo de turn-over

Capítulo 11. GESTÃO DO BLOCO OPERATÓRIO | 291

O processo cirúrgico do doente é utilizado para analisar a sua experiência cirúrgica, monitorizar atrasos e constrangimentos nas etapas chaves e introduzir melhorias.

Para o doente electivo, compreende o percurso desde a chegada ao hospital até à transferencia para a cama após a cirurgia. Para o doente urgente o percurso inicia-se desde o momento em que é requisitada a sala de operações para a cirurgia urgente.

Indicadores do processo cirúrgico do doente

Constrangimentos no percurso do doente	Qualquer momento em que o circuito do doente sofre obstrução, demora ou atraso	Obstrução, atraso, espera, alteração, duplicação de procedimentos e/ou ausência de recursos nas etapas de: • Avaliação pé-operatória • Dia da admissão • Percurso até ao Bloco Operatório • Cirurgia • Recuperação pós-anestésica

3. SISTEMAS DE INFORMAÇÃO

Os sistemas de informação podem ajudar a diminuir a incerteza, não eliminando a totalidade do risco cirúrgico e ajudam a dotar os profissionais de melhores e mais poderosas ferramentas que facilitem a tomada de decisão.

Os sistemas de informação permitem desenvolver uma gestão integral do processo cirúrgico:

• na gestão da hospitalização
• na interacção com os serviços centrais
• na gestão das sala de operações e Bloco Operatório
• na controlo financeiro
• na comunicação interna e externa

Existem aplicações que permitem:

• Gerir o processo cirúrgico de forma global e integrado através de informação *transparente em tempo real* (on line):
  ◦ gestão do doente e do processo
  ◦ gestão da intervenção cirúrgica

RISCO CLÍNICO – COMPLEXIDADE E PERFORMANCE

- ○ gestão dos profissionais
- ○ gestão das actividades
- ○ gestão dos recursos – tempo
- Planear de forma adequada e flexível os recursos cirúrgicos – salas de operações, tempo, equipamentos e profissionais
- Facilitar as relações cliente-fornecedor interno com o resto das unidades do Hospital mediante acessos e pedidos "on line" a partir de qualquer terminal.
- Gerir, equilibradamente, as actividades dos diferentes profissionais, realizando um seguimento das suas competências (funções, formação, produtividade, desenvolvimento profissional e práticas profissionais)

Segundo López (López, 2003), a solução é dispor de uma ferramenta informática que suporte na sua totalidade o processo cirúrgico: antes, durante e após e que permita uma avaliação e *Benchmarking* global da actividade cirúrgica hospitalar.

Características da ferramenta informática

Deve permitir a:

- Configuração de todos os elementos necessários: utilizadores e acessos, atribuição de horários, definição de acontecimentos, etc.
- Programas centrados nos doentes que gerem toda a informação criada na pré, intra e no pós-operatório.
  - ○ **Pré** – Planeamento das intervenção cirúrgicas e atribuição dos recursos e procedimentos necessários por doente
  - ○ **Intra** – Controlo das actividades no momento da sua execução. O utilizador visualiza os diagramas e introduz informação em tempo real
  - ○ **Pós** – Permite a realização de relatórios e a exploração posterior de informação
- Proporcionar o controlo global do processo e optimizar os recursos incrementando, ao mesmo tempo, a qualidade do trabalho realizado.

Vantagens da utilização de uma ferramenta informática:

A utilização do sistema automatizado cria melhorias importantes na gestão diária da actividade cirúrgica:

- Proporciona um ambiente de trabalho agradável aos profissionais, evitando confusões e diminuindo o trabalho administrativo necessário, o que permite uma maior dedicação aos doentes.
- Melhora a produtividade, ao reduzir os tempos de espera desnecessários por indisponibilidade de recursos ou por mau planeamento.
- Possibilita dispor da informação necessária no momento da intervenção cirúrgica e ajuda na tomada de decisões clínicas.
- Permite o controlo de todos os elementos implicados no processo e o replanear, em tempo real, das cirurgias, sem esquecer as múltiplas restrições existentes.
- Possibilita a elaboração de documentação clínica estruturada e a sua utilização posterior, eliminando redundâncias e permitindo o tratamento automatizado.

O sistema de informação permite solucionar a maior parte dos problemas detectados, racionalizando a utilização dos Blocos Operatórios e os recursos associados:

- A implementação da ferramenta informática exige à organização a standardização dos seus processos de trabalho, melhorando a qualidade e diminuindo o risco.
- A exploração da informação criada provoca um círculo de melhoria contínua que permite comprovar os resultados obtidos e planear cada vez melhor as intervenções cirúrgicas.
- A exploração real sobre a utilização dos Blocos Operatórios e dos recursos associados permite aos gestores tomar decisões de futuro com uma base sólida.

Em ambientes cirúrgicos onde se implementaram programas informáticos (López, 2003), conclui-se que há:

- aumento de 35% no n.º de intervenções cirúrgicas realizadas, 3 meses depois da implementação.
- aumento de 50% do n.º de doentes estudados em reuniões de equipa, 3 meses depois da implementação.

294 | RISCO CLÍNICO – COMPLEXIDADE E PERFORMANCE

- redução de 15% do tempo médio de admissão.
- aumento de 25% no n.º de intervenções cirúrgicas, 6 meses depois da implementação.
- redução de 30% na utilização de fármacos, 12 meses depois da implementação.
- Poupança de 60 minutos por médico e 30 minutos por enfermeiro por dia, 6 meses depois da implementação.
- Redução de 10% em equipamento e dispositivos médicos, bem como, em custo de inventário, 6 meses depois da implementação.

Conclusões:

- A actividade cirúrgica constitui uma proporção elevada da actividade e custo do Hospital, sendo fulcral a melhoria da informação para a avaliação.
- Existe uma notável disponibilidade de informação e metodologias para a avaliação cuja potencialidade está relacionada com a precisão e a recolha exaustiva de dados clínicos.
- Um factor crítico para dispor de dados de boa qualidade é colocar à disposição dos médicos e enfermeiros a informação e o conhecimento existente.
- Um programa informático eficiente oferece vantagens económicas, bem como, permite tornar as organizações mais competitivas, com menores demoras médias, menores consumos de recursos e maior satisfação por parte dos doentes. (Ames, 2004).

Futuro:

- A avaliação, tendo por base dados objectivos, é uma tendência imparável tanto para as autoridades e profissionais de saúde como para as populações.
- A informatização completa alarga o potencial de descrição e conhecimentos do processo de cuidados com utilidade para os clínicos.
- A melhoria das metodologias de medição e a existência de subsistemas de informação em rede vão fundamentar os avanços futuros nesta área (Casas, 2003).

4. NOVOS DESAFIOS

As tecnologias modernas levaram, nestes últimos anos, a um desenvolvimento das técnicas cirúrgicas e anestésicas que modificaram os procedimentos de diagnóstico, tratamento e prestação de cuidados ao doente cirúrgico, lançando novos desafios aos profissionais e às instituições.

Assim, o tratamento cirúrgico de muitas patologias que até há bem pouco tempo era realizado exclusivamente no Bloco Operatório pode, actualmente, ser realizado noutros locais da instituição hospitalar ou fora dela, criando assim novas condições técnicas, organizacionais e ambientais nos Departamentos Cirúrgicos (Gruendemann, 1995).

Este facto teve repercussões na Anestesiologia que viu a sua actividade passar igualmente as fronteiras do Bloco Operatório, com recurso a técnicas cada vez mais sofisticadas e exigentes, numa filosofia de segurança e qualidade.

Também os locais de diagnóstico e tratamento passaram a ser questionados à luz desta mudanças, bem como as qualificações dos profissionais e os meios técnicos disponíveis

Os sistemas de comunicação, por ultimo, têm sido a ferramenta fundamental ao integrarem toda esta vivência tão complexa e ajudarem a perspectivar o futuro com base na evidencia.

E vieram para ficar novos conceitos como os dos Blocos Operatórios Integrados e humanizados...

BIBLIOGRAFIA

AESOP, Associação dos Enfermeiros de Sala de Operações Portugueses. *Enfermagem Perioperatória*. Lisboa. 2006; 20-45

American Institute Of Architects Academy. Guidelines for design and construction of Hospitals and Health Care Facilities. Washington, D.C.: 2001, 176 p.

Ames L, RN, MS, CNOR. *Implementing a Perioperative Clinical Information System offers return on investment Surgical*. Services Management. Vol. 6, n.º 10, 2004.

Bloco Operatório de Cirurgia Cardiotorácica – *Regulamento do Bloco Operatório de Cirurgia Cardiotorácica do Hospital de Santa Marta,* 2006.

Casas M. *Sistemas de Informação para a gestão da actividade cirúrgica. In* Fórum "Hospital Cirúrgico", Lisboa 25 e 26 de Setembro de 2003

Gabel RA, et al. Operating Room Management. 1999; 79-84.

Grau J. *A importância do Bloco Operatório no conjunto do Hospital. In* Fórum "Hospital Cirúrgico", Lisboa, 2003.

Greene J. *Lines blurring between Or imaging.* Or Manager. Vol.21 N.º 3, 2005 – www.orma nager.com

Gruendemann B, Fernsebner B. *Comprehensive Perioperative Nursing. 1995.* Vol.1, 546 p., Boston

HFMA, Healthcare Financial Management Association. 2002. *Comprehensive Performance Management in the Operating Room* – www.hfma.org.

López FJ. *Necessidades e soluções na informatização do Blocos Operatórios. In:* Fórum "Hospital Cirúrgico", Lisboa, 2003.

Náger, JF. *A Área Cirúrgica da Clínica Universitária de Navarra como Unidade de Gestão Independente. In* Fórum "Hospital Cirúrgico", Lisboa, 2003.

NHS, Modernization Agency *Step Guide to Improving Operating Theatre Performance* 2002, 3-77

TRG, Healhcare, LLC. *Operating Room Performance Improvement.* 2004. *www.trghealthcare.com*

CAPÍTULO 12

A GESTÃO DA PERFORMANCE NUM DEPARTAMENTO CIRÚRGICO – CIRURGIA CARDÍACA

A GESTÃO DA PERFORMANCE NUM DEPARTAMENTO CIRÚRGICO – CIRURGIA CARDÍACA

JOSÉ FRAGATA

A gestão da performance num departamento cirúrgico deverá tomar em consideração os diferentes clientes interessados: a administração do hospital, os doentes cujo tratamento ou serviço prestado representará a produção e o pessoal do departamento que, constituindo um meio de produção, têm expectativas legítimas de treino, de carreira, de satisfação pessoal e de remuneração. Todos estes "steakholders", como se diz em terminologia de gestão, devem ser tomados em consideração por quem gere um departamento cirúrgico, como se sugere no diagrama anexo.

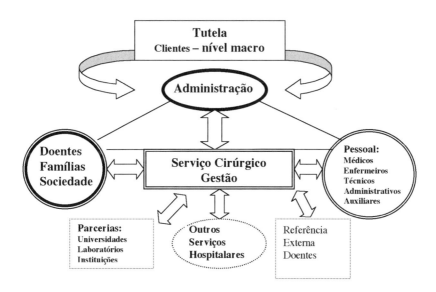

Sendo o triângulo fundamental constituído pela administração, pelos clientes do produto saúde (os doentes) e pelo *staff*, existirão outros relacionamentos que a gestão deverá também considerar. Os parceiros para o ensino e desenvolvimento – inovação, tais como, as universidades e os laboratórios, o relacionamento transversal com outros serviços, como por

300 | RISCO CLÍNICO – COMPLEXIDADE E PERFORMANCE

exemplo a anestesiologia ou a cardiologia e o relacionamento com as entidades que referem doentes – os serviços de referência externa.

Uma vez identificadas as partes intervenientes será fundamental que se reconheçam as áreas ou indicadores para este processo de gestão. A inspiração nos elementos de Qualidade definidos há muitos anos por Donabedian será aqui inevitável, ainda que os seus conceitos tenham, até hoje, evoluído e sofrido alguma dilatação.

Tradicionalmente, a Estrutura, o Processo e os Resultados permitiam definir um quadro de Qualidade em Saúde, mas no presente o Processo e Resultado têm fronteiras que se interpenetram e confundem mesmo, dado que o produto de um serviço cirúrgico será, em primeira linha, o nível dos seus resultados, sendo a mortalidade e a morbilidade os "outcomes" ou resultados mais usualmente identificados. No entanto, a morbilidade é em si mesma um elemento do "processo" de tratar, medindo a eficiência, sendo esta também um indicador económico conhecido em Saúde. As barreiras estanques entre Resultado, Processo e Estrutura não fazem hoje sentido e para a óptica económica, os ganhos gerados pela eficiência serão, em si mesmos, um resultado tomado a nível macro na política da Saúde. Ainda, e numa perspectiva de consumo, a satisfação dos clientes (ir ao encontro das expectativas) assume-se, cada vez mais, como valor a integrar na avaliação da Qualidade. Tendo feito estas reflexões será legítimo identificar como indicadores a analisar na gestão de um serviço cirúrgico os seguintes, que abordaremos, individualmente em detalhe.

Indicadores para a Gestão – Serviço Cirurgia

1. **Resultados Clínicos (indexados ao risco: "O/E")**
   - Mortalidade
   - Morbilidade

2. **Resultados Académicos**
   - Ensino Pré-Graduado
   - Ensino Pós-Graduado
   - Organização Eventos de Ensino
   - Reuniões Internas: Morbilidade & Mortalidade, monotemáticas...

3. **Inovação Cirúrgica**
   - Introdução de novas tecnologias
   - Uso tecnologias de "ponta": vídeo cirurgia, robots...
   - Investigação Básica

- Investigação Clínica
- Estudos multi-cêntricos
- Comunicações apresentadas
- Trabalhos Publicados
- Livros
- Graus de Mestrado e de Doutoramento concedidos a partir do serviço
- Ponderação: Nacional/Internacional e "per review": sim/não

4. **Resultados Eficiência (O/E)**
   - Produção (index risco) – Realizada/Programada
   - Tempo em UCI (O/E)
   - Número casos/sala BO (O/E)
   - Taxa cancelamentos cirúrgicos (< 24 h)
   - Taxa de re-operação (< 48 h)
   - Número doentes tratados / cama enfermaria (O/E)
   - Evolução números doentes tratados / médicos
   - Evolução números doentes tratados / enfermeiros
   - Custo total produção/doente (O/E)

5. **Performance Individual (médicos)**
   - Curvas CUSUM – mortal e morb. (índex risco) / cirurgião
   - Índice geral, ponderado, de desempenho

6. **Avaliação da Performance do Serviço**
   - Auditorias Internas regulares
   - Auditorias Externas – "per review"

7. **Grau de Satisfação (índices globais simples): queixas e inquéritos satisfação**
   - Doentes
   - Profissionais do serviço
   - Administração

8. **Segurança – Gestão Risco (relato voluntário & compulsivo)**
   - Número eventos adversos evitáveis
   - Número mortes não esperadas
   - Realização de acções envolvendo a segurança

9. **Relevância Exterior**
   - Referência exterior de doentes (nacional/estrangeiro)
   - Visitas ao serviço
   - Imprensa, TV
   - Organização eventos socio-profissionais

Estes indicadores não representam mais do que o conjunto de dados que permitem, a intervalos regulares ou no final do ano de exercício, "tirar o pulso" ao serviço. Poderão não ser exaustivos, mas possuem certamente uma definição inequívoca e são ainda simples de colher admi-

302 | RISCO CLÍNICO – COMPLEXIDADE E PERFORMANCE

nistrativamente, podendo portanto ser utilizados sem quebrar a rotina e sobretudo, sem ter de criar uma macro-estrutura independente para a sua avaliação. Idealmente, em sede de avaliação global da actividade de um serviço, estes indicadores terão uma pontuação ponderada, baseada no impacto de cada um deles, pontuação que permita afirmar que uma dada unidade terá performance superior ou inferior à de outra concorrente, uma vez tomadas em consideração as respectivas populações de doentes e o risco relativo que cada unidade assumirá no processo de tratar doentes.

Tradicionalmente, esta avaliação tem sido feita com base em indicadores simples de resultado como por exemplo a mortalidade com ou sem indexação ao risco dos doentes, mas deverá passar antes a ser feita tomando em conta todas as vertentes de produção do serviço, sempre indexadas ao risco ou, pelo menos, ao resultado esperado (O/E). Para tal será necessário definir as áreas de actividade (o que já fizemos), estabelecer a ponderação relativa de cada uma, registar os desempenhos e, actuar, correctamente, em conformidade. Para que o ciclo de auditoria se complete será necessário confirmar, por re-audição, o resultado das acções tomadas, aspectos que abordaremos de seguida. Só assim se poderão comparar serviços e prosseguir na senda da melhoria contínua da Qualidade.

Analisemos, agora, cada um dos parâmetros de performance acima indicados:

1. Resultados Clínicos (indexados ao risco: "O/E")

O produto essencial da nossa actividade enquanto médicos é o tratamento dos doentes. Este será conseguido com a mais baixa mortalidade, com o menor número possível de complicações, no menor tempo possível e com o melhor aproveitamento possível. O tratamento deverá ainda ir ao encontro das expectativas dos doentes, tomando sempre em conta o risco – complexidades relativas – sem o qual a análise comparativa de resultados não fará qualquer sentido.

A mortalidade e a morbilidade são pois dois indicadores fundamentais do resultado, sendo a morbilidade também um indicador de eficiência, dada a sua poderosa associação com os custos ("as complicações é que custam dinheiro!"). Assim sendo, estes índices serão os primeiros e um dos mais importantes indicadores da performance num serviço. Utilizaremos a mortalidade a 30 dias, ou para além desta data se não houve alta hospitalar, e, no que respeita à morbilidade, utilizaremos um dos scores estabelecidos. Alternativamente e de modo mais simples, poderemos registar o número de dias em cuidados intensivos, valor que parece correlacionar-se bem com a morbilidade cirúrgica. Todos estes índices serão referenciados a um score de risco, o euroScore, o Possum, etc...

2. Resultados Académicos

O ensino é uma competência cirúrgica fundamental, interessando, não só ao "cirurgião académico" como a qualquer cirurgião, em qualquer tipo de instituição. O que poderá variar será a forma mais ou menos estruturada desse ensino, o facto de ser pré ou pós graduado, a ligação mais ou menos estreita com a Universidade...

Atendendo ao facto do ensino e do treino de cirurgiões juniores ser uma atribuição cirúrgica tão fundamental como o tratamento de doentes, será lógico atribuir valorização diferenciadora da qualidade de um serviço à existência de ensino médico estruturado (por exemplo, no âmbito de um protocolo universitário).

A organização de reuniões de ensino, quer sejam internas, como as reuniões de mortalidade e morbilidade ou mesmo monotemáticas, quer sejam acções de formação organizadas pelo serviço, com maior abrangência e dirigidas a um público externo, serão pontuadas de acordo com o seu impacto respectivo.

Em termos gerais, as reuniões internacionais, os cursos regulares e os cursos de especialização apresentam maior impacto do que as reuniões internas de serviço. Este facto não retira a estas o interesse nem a importância que possuem internamente, enquanto vectores de ensino e "cimento" académico agregador no seio de uma equipa.

3. Inovação Cirúrgica

A investigação é também uma das competências cirúrgicas, que não deverá ser exclusiva do cirurgião académico. A participação em projectos de investigação é diferenciadora do serviço que a pratica e será pontuada em função da extensão/relevância do projecto. Hoje em dia a investigação básica num serviço cirúrgico é, geralmente, feita no contexto de protocolos com laboratórios dotados de *know-how* e metodologia própria, numa útil parceria entre pessoal clínico e agentes das ciências fundamentais. Este tipo de parceria é mais exigente, menos frequente e, talvez, mais diferenciadora do perfil académico de uma unidade cirúrgica. A investigação clínica poderá ser prospectiva, de âmbito local ou multicêntrico, nacional ou multinacional e nestes casos terá maior "peso" do que a simples revisão de séries cirúrgicas.

A participação em projectos é importante, enquanto esforço e envolvimento de recursos, mas a tradução objectiva do trabalho realizado será feita pela publicação de resultados.

Investigação implica sempre publicação e esta medirá, em todos os casos, a actividade do serviço nessa área. Comunicações, resumos publicados, artigos e livros são as formas utilizadas, mas o peso específico da publicação será dado pelo índice de impacto da revista e pelo número de citações do artigo. Revistas internacionais, publicações sujeitas e aceites com base em "per review", factores elevados de impacto e um número elevado de citações pontuarão um serviço favoravelmente e traduzirão o seu nível de investigação.

Num serviço cirúrgico (académico, mas não necessariamente universitário) o número de mestrados e de doutoramentos produzidos indiciará também a actividade de investigação e o "drive" académico existente.

A quantidade e o nível da investigação praticada sugere o ambiente intelectual de um serviço, mas será importante distinguir investigação cirúrgica de inovação cirúrgica. A inovação traduz a introdução clínica de novas técnicas ou métodos, sejam originais ou recém-introduzidas algures. Em termos gerais representam avanços tecnológicos de ponta, técnicas específicas, como a video-cirurgia, procedimentos minimamente invasivos, métodos inovadores de gestão clínica, etc...e impõem diferenciação de elementos do *staff* numa dada área, recurso a tecnologia específica e "back-up" institucional. A investigação genuína e a inovação cirúrgica andam, em regra de "braço dado", mas muitos serviços poderão ser inovadores sem uma ligação académica forte à actividade de investigação. Diremos que a inovação possui um maior impacto clínico imediato, que se traduzirá, também mais rapidamente em resultados médicos e, frequentemente em reputação externa.

A inovação para ter impacto real será verdadeiramente "disruptiva", ou seja entrará em rotura com os métodos até ai usados, não numa única etapa, mas na sua totalidade – correspondendo a uma linha totalmente nova de produção cirúrgica (por exemplo, decidir que a partir do dia tal toda a cirurgia de coronárias, não só alguma, será feita sem apoio de circulação extra-corporal – "off pump"), como sugeriu Christensen da (Universuidade de Harvard (Christensen, 2003).

4. Resultados – Eficiência

Trata-se de um conjunto de indicadores, dominantemente, do "processo" de tratar, que pretendem avaliar a eficiência e a boa gestão de recursos no serviço.

Para que não sejam indicadores abstractos será crucial que se refiram a valores "observados/esperados" (O/E). Podem ser muito diferentes entre si e cada serviço decidirá os seus, no entanto, deverão ser simples, de definição objectiva e representarem indicadores válidos de cada fase do processo de tratar. Estes indicadores administrativos, tão ao gosto dos gestores hospitalares, não dizem certamente tudo sobre o serviço, mas informam sobre a sua performance de métodos, sendo um "surrogate" de Qualidade.

O número de casos contractualizados ou previstos versus o número realizado é um indicador geral, muito lato, mas de fácil obtenção. Nada diz sobre o funcionamento sectorial de cada unidade mas identificará, imediatamente, quem produziu menos, num dado universo de unidades cirúrgicas. Já o tempo de internamento em Cuidados Intensivos espelha bem o grau de complicações ou, a morbilidade cirúrgica, no entanto será fundamental que se atenda ao perfil da população tratada, já que a complexidade, compreendida pela idade e pelo nível de co-morbilidades existentes condicionará o tempo de recuperação pós-operatória. Assim sendo será fundamental usar a relação O/E, sendo o tempo esperado ditado pelo "habitual" para aqueles casos na unidade, ou em outras unidades semelhantes, comparadas por "benchmarking".

O número de casos tratados por sala operatória em cada sessão cirúrgica diária (tempo definido de trabalho regular) depende da complexidade cirúrgica mas da performance, não só do cirurgião, como de toda a equipa – anestesistas, enfermeiros e técnicos. Poderá ser decomposto em tempo cirúrgico "pele a pele", tempo de anestesia (entrada na sala até á incisão na pele), tempo entre casos (medindo o tempo de "turn over"), etc... Estes indicadores são indicadores puros de bloco operatório, mas, por exemplo, a taxa de cancelamentos cirúrgicos dependerá, quase sempre, de factores que serão extrínsecos ao bloco – má preparação dos doentes, falta de sangue, má programação do movimento operatório, pobre distribuição de tarefas, défices de liderança e defeitos de organização...

Poderemos definir cancelamentos cirúrgicos indevidos aqueles que o bloco conhece menos de 24 horas antes do caso programado dever dar entrada no bloco, mas poderemos usar outros limites temporais de maior exigência.

Quando um doente tem de ser reoperado (sem se esperar), nas primeiras 48 horas após uma cirurgia, esse facto, que traduzirá uma deficiente performance, deverá ser anotado. Má hemostase, técnica inadequada ou acidentes pós-operatórios poderão ter sido a causa, mas o facto da reoperação em si, é um indicador de má performance e um indicador negativo de Qualidade.

Tal como o número de doentes tratados versus doentes previstos avalia a produção clínica bruta do serviço, a utilização de recursos humanos – médicos e enfermeiros – poderá ser feita pelo número de doentes tratados por cama, médico ou enfermeiro. Este indicador, que não deverá ser usado entre serviços distintos, dadas as diferenças próprias, mede contudo a *produtividade* (produção em função dos recursos) do serviço em análise e poderá, por exemplo, ser usado para afirmar que o serviço A trata mais doentes do que o B, com menor *staff* médico ou de enfermagem.

Isto por si só não será suficiente, faltará saber se as populações tratadas por A e por B são iguais em gravidade clínica ou diferentes entre si e qual é o nível de resultados produzidos em cada centro. Este é um bom exemplo da necessidade de introduzir índices conjuntos de avaliação, onde todas estas componentes possam ser ponderadas. Como se depreenderá, índices isolados, tais como taxas de ocupação ou tempos de utilização de instalações cirúrgicas, nada dirão sobre a eficiência real de uma unidade, dado que um serviço que tenha, por exemplo, uma taxa de ocupação de 100% mas trate uma população de baixo risco clínico com uma média de internamento de dez dias, terá muito pior performance que outro congénere, que trate igual número de doentes de uma população de alto risco, tenha 8 dias de internamento e apresente uma ocupação média de 78%.

Finalmente, o indicador económico "custo por doente" envolverá custos fixos e variáveis, sendo esta a componente que mais interessa, caso a caso. Será necessária uma boa contabilidade analítica para avaliar os custos de tratamento por doente, mas esse indicador é de enorme utilidade, mesmo pedagógica, para o pessoal envolvido e permitirá determinar os factores de maior peso ou oneração. Em geral, uma percentagem pequena das determinantes contribuirá para um agravamento significativo dos custos (princípio de Pareto), pelo que a análise criteriosa de custos permitirá reduções apreciáveis, sem perdas no número ou na qualidade dos serviços prestados, actuando sobre essas determinantes de maior peso. Este tema será, por certo, abordado em profundidade no capítulo sobre economia cirúrgica.

5. Performance Individual (médicos)

A performance cirúrgica individual pode ser correctamente apreciada pela inscrição das curvas de CUSUM (vide capítulo sobre métodos de avaliação da performance). Nestas curvas estuda-se a evolução da mortalidade ou morbilidade previstas, por indexação a um score de risco, para cada cirurgião ao longo do ano e também entre cirurgiões num serviço – sempre de modo indexado, sensível no tempo (caso a caso) e de modo a introduzir correcções atempadas, para os "outliers" que se afastem do intervalo de confiança estipulado (em geral 95%).

Estas curvas avaliam a performance cirúrgica (clínica) mas nada dizem sobre os aspectos restantes da competência cirúrgica – eficiência, investigação, ensino, atitudes para com o serviço, os colegas e os doentes e familiares, entre outras. Não parecerá assim justo, por abrangência inadequada, classificar um cirurgião só em função da sua produção cirúrgica ("outcomes"), interessando, igualmente pontuar a sua eficiência ("processo"), a participação na vertente "investigação – inovação" e ensino, bem como a sua atitude em geral no serviço. Se ponderarmos os diferentes aspectos da sua actividade diremos que um cirurgião cuja mortalidade se encontra dentro do intervalo de confiança definido para o risco dos doentes que trata, terá pontuação 1 (O/E = 1), se a mortalidade for duas vezes a prevista terá um score de 2, se a mortalidade for duas vezes inferior á prevista terá 0,5 pontos. O mesmo para a morbilidade, ainda que a morbilidade seja mais difícil de prever por índice.

308 | RISCO CLÍNICO – COMPLEXIDADE E PERFORMANCE

Se o tempo médio de cuidados intensivos for de 2 dias (indexados a risco global) e a média obtida por esse cirurgião for de 4 dias (indexados ao risco) a sua pontuação (O/E) será de 2 unidades, ou seja, quanto mais baixo o índice O/E melhor a performance. Poderemos agora atribuir pontuações a desempenhos noutras áreas, como o número de casos por sala em que esse cirurgião opera, o número de publicações anuais em revistas "per reviewed", a atitude que tem no serviço (classificação subjectiva do director ou de um colégio de directores), etc..., para chegarmos a um índice global, ponderado de performance individual.

Atingir um índice totalmente ajustado à complexidade, suficientemente abrangente, que seja objectivo, fiável e reprodutivo, não é fácil, até porque será difícil ponderar os pesos relativos de cada uma das vertentes da performance. A via semiquantitativa parece ser a solução, assim se usarmos a seguinte grelha de classificação de zero a dez poderemos pontuar a performance de um qualquer cirurgião:

- *Actividade cirúrgica* – (máximo 5 cinco pontos)
  - Mortalidade: se O/E < 1 . . . . 3 pontos
    O/E = 1 . . . . 2 pontos
    O/E ≥ 1.5 < 2 . . . . 1 ponto
    O/E > 2 . . . . 0 pontos
  - Morbilidade: se O/E < 1 . . . . 2 pontos
    (= tempo UCI)
    O/E > 1 < 2 . . . . 1 ponto
    O/E > 2 . . . . 0 pontos

- *Ensino & Investigação & Projectos* – (máximo 3 pontos)
  Muito Bom . . . . 3 pontos
  (mais do que uma actividade ou publicações internacionais)
  Bom . . . . 2 pontos
  (uma actividade com publicações nacionais)
  Suficiente . . . . 1 ponto
  (uma actividade, sem publicações)
  Insuficiente. . . . . 0 pontos
  (sem actividade relevante)

- *Atitude no Serviço* – (máximo 2 pontos)
  Muito Positiva . . . . 2 pontos
  Positiva . . . . 1 ponto
  Negativa . . . . 0 pontos

A pontuação máxima será de 10 pontos (cinco para "outcomes" clínicos), três para ensino, investigação, projectos e publicações e dois para classificar o parâmetro mais subjectivo, a "atitude em geral" (disponibilidade, trato, características pessoais, etc...).

Com base nesta pontuação ponderada, semiquantitativa mas suficientemente objectivada, será possível atribuir valores e classificar performances globais de cirurgiões diferentes num mesmo serviço, a intervalos de tempo definidos, por exemplo, de 6 em 6 meses. Esta pontuação não dispensa a obrigatória avaliação, caso a caso, da mortalidade e morbilidade por curva de tipo CUSUM, muito mais objectiva e sobretudo dirigida para as variações por causa especial (operador dependentes), avaliação que permitirá acompanhar desempenhos individuais, caso a caso, agindo em tempo útil, em caso de desvio significativo.

6. Avaliação da Performance num Serviço

A realização de auditorias a intervalos regulares permitirá e deverá avaliar a performance de um serviço cirúrgico. Como vimos atrás, as auditorias deverão incidir sobre matéria clínica (resultados), sobre matéria administrativa (processo) e sobre o grau de satisfação dos doentes. No entanto poderão desenhar-se auditorias sobre outras matérias, como a produção científica, a vertente económica, etc. O importante será que, a intervalos regulares (mês a mês, seis em seis meses...) o serviço realize auditorias, que avaliem a sua performance. Este método de avaliação, sobretudo se mantiver o anonimato dos agentes envolvidos, é particularmente útil, pois coloca ênfase na avaliação da performance (aprendizagem) e não no encontrar de "outliers" negativos ou "bad apples". Como se viu, sempre que se estabelecem marcas mínimas de performance e se apontam os que as infringem os limites ("bad apples"), desencadeiam-se ciclos de medo e todos se fecham sobre si mesmos, tornando-se difícil qualquer avaliação séria. Quando, alternativamente, a ênfase é posta na qualidade, nos níveis limite de boa performance e se procura identificar os melhores, dentro do grupo, a abertura para a análise surge e faculta toda uma aprendizagem – é o exemplo clássico do copo meio vazio ou meio cheio, com vantagem para este último...

As auditorias reportarão aspectos fundamentais do serviço mas deverão ter a tónica positiva na avaliação séria da boa performance.

310 | RISCO CLÍNICO – COMPLEXIDADE E PERFORMANCE

Num qualquer serviço cirúrgico existirá uma diferença fundamental quando, em sede de auditoria, se analisarem os resultados procurando identificar os piores do grupo, nesse período. Se, por outro lado se descreverem os resultados tendo como fasquia os melhores (menor mortalidade, menor tempo de UCI, etc...) referiremos também, mas de forma subreptícia os restantes, pelo seu afastamento em relação aos primeiros, mas não como os detentores óbvios de resultados inaceitáveis...

A estas auditorias internas e regulares, o serviço poderá acrescentar, por exemplo, numa base anual, auditorias por pares oriundos de serviços semelhantes, mas que nada têm a ver com o nosso. Estas auditorias, permitem um verdadeiro "benchmarking" de resultados e possuem a credibilidade de um "per review" externo, logo, supostamente independente. Desta "accountability" externa resultará uma maior reputação e credibilidade.

Finalmente, auditar só não chega, é fundamental que, numa abordagem de Sistema, se definam problemas, se tomem medidas e se re-audite para confirmar a mudança, traduzida numa melhoria tangível de qualidade – este é o chamado "ciclo de auditoria" que assim se fecha, facultando a correcção de desvios pela aplicação de medidas correctivas, de forma dirigida e atempada.

7. Grau de Satisfação

O grau de satisfação e o registo de queixas dos utentes permitirão avaliar se um serviço está a ir ao encontro das expectativas dos seus doentes e familiares. Esta será, sem dúvida, uma das áreas de maior dificuldade na avaliação, dada a sua inteira subjectividade. Precisamente, uma definição de Qualidade é a de um serviço que vai ao encontro das expectativas dos clientes. Ora as expectativas em Saúde são, geralmente, altas e confundem-se com os resultados do tratamento, agradabilidade de pessoal e instalações, prontidão no atendimento, etc... De um modo simples, será sempre fácil inquirir os doentes se o serviço prestado cumpriu ou não as expectativas que possuíam – "Sim ou Não" e em que grau. Outro modo poderá ser a clássica pergunta: "Recomendaria este serviço a um familiar directo seu?" – *certamente, talvez* ou *nunca*. Este tipo de inquérito deverá ser feito á saída, no momento da alta ou algum tempo depois, e nunca directamente pelo médico, para evitar pressões directas.

O registo de queixas é igualmente fundamental, já na perspectiva da identificação dos problemas concretos.

Tradicionalmente, os inquéritos de satisfação serão dirigidos aos doentes, mas é totalmente legítimo que se ouçam também os funcionários do serviço sobre as suas condições de trabalho, a sua agradabilidade geral no serviço, etc... Estes dados serão, ulteriormente, utilizados para correcção de atitudes e introdução de melhorias.

8. Segurança – Gestão Risco

A Segurança é um parâmetro integrante da dimensão "Qualidade". Idealmente, o serviço deveria ser uma organização fiável, com um número limitado de eventos adversos e uma enorme fiabilidade (previsibilidade de segurança). Para tal deverá possuir toda uma política de gestão de erros (Fragata, 2004), que passa pelo relato voluntário/compulsivo, mas anónimo de erros, incidentes, acidentes e "near miss", de modo a que, sem culpabilização individual, venham a ser apreciados numa óptica de "sistema". É importante que no registo de eventos se considerem os evitáveis ("erros" propriamente ditos) e os não evitáveis (dominantemente determinados pelo "acaso"). Os mecanismos de recuperação (que, por exemplo, determinarão um "near miss" e não um acidente formal), são também da maior importância e devem estar sempre presentes na análise de qualquer sequência de erro.

As potencialidades do estudo dos erros para a aprendizagem de segurança não poderá deixar de ser aqui reforçada, assim sendo, o serviço deverá dispor de sistemas de declaração de eventos (evitáveis & não evitáveis), idealmente voluntários e anónimos, enquanto registará compulsivamente os eventos negativos major, como por exemplo as mortes não esperadas. Igualmente e para o serviço será diferenciadora a sua preocupação com a segurança, patente na realização de acções prospectivas de segurança, como a elaboração de HFMEA's ("Health Failure Mode and Effect Analysis), treinos de segurança, implementação de protocolos de crise, etc...

9. Relevância Exterior

Todas as actividades que contribuam para a visibilidade exterior e reputação positiva do serviço, sejam a mera referência externa de doen-

312 | RISCO CLÍNICO – COMPLEXIDADE E PERFORMANCE

tes, em especial de longe, ou mesmo do estrangeiro, as visitas por colegas ou individualidades exteriores à organização, as participações em
programas de radio ou de TV, as reportagens e as notícias, representam,
no seu conjunto, eventos socio-profissionais que contribuem para a boa
reputação do serviço. Uma das mais mais valias indirectas desta será a
referência externa de novos casos e a procura por parte dos doentes e,
naturalmente, a influência socio-profissional. Sendo a reputação um elemento fundamental aos serviços, todas estas actividades, bem como as
que expandam a sua notariedade, serão pontuáveis numa classificação
de qualidade, que se pretenda abrangente.

Classificação de um serviço cirúrgico com vista a acreditação

Como pontuar um serviço cirúrgico? Como atribuir uma classificação
que lhe permita ser comparado com serviços congéneres em termos de
"volume", complexidade e de actividades (clínicas, experimentais, científi-
cas e de ensino). A título meramente ilustrativo fornecemos uma proposta
de pontuação de um serviço cardíaco pediátrico, proposta em cuja elaboração estivemos envolvidos no âmbito de um grupo europeu de trabalho
a que pertencemos. Esta proposta permitiria pontuar um serviço e ousava
mesmo definir uma pontuação mínima (500 pontos) abaixo da qual a acreditação da unidade não seria possível. São atribuídos pontos a cada ramo
de actividade, de acordo com a sua dificuldade, relevância e exigência, conforme se indica no quadro que se segue. A soma ditará a performance.

Exemplo de pontuação de um serviço cirúrgico

TIPOS DE ACTIVIDADE	PONTUAÇÃO
Actividade Clínica	
▪ Número casos/ano	• 1 ponto/operação
▪ Complexidade dos casos/Número casos	• 0,2 pts/gravidade (1 a 5)
▪ Referência doentes estrangeiros	• 1 ponto/doente
▪ Disponibilidade no centro cirúrgico de:	*NB – resultados auditados du-*
• Cardiologia pediátrica (invasiva ou não)	*plicam a pontuação*
• Todas as especialidades pediátricas	• 50 pontos
• Cirurgia de Card. Congénitas Adulto	• 50 pontos
• Assistência mecânica ventricular	• 50 pontos
• Transplantação cardíaca	• 50 pontos
• Transplantação pulmonar	• 50 pontos
	• 50 pontos

Actividade Experimental	
▪ Existência de laboratório – estudos *in vivo*	• 50 pontos
▪ Existência de laboratório – estudos *in vitro*	• 50 pontos
Actividade Científica	
▪ Publicação numa revista indexada (MedLine)	• 8 pontos cada
▪ Publicação numa revista não indexada (MedLine)	• 3 pontos cada
▪ Apresentação oral – reunião internacional	• 6 pontos cada
▪ Apresentação oral – reunião nacional	• 2 pontos cada
▪ Apresentação de poster – reunião internacional	• 4 pontos cada
▪ Apresentação de poster – reunião nacional	• 1 ponto cada
▪ Organização de reunião internacional	• 20 pontos cada
▪ Organização de reunião nacional	• 10 pontos cada
Ensino	
▪ Actividade com reconhecimento internacional	• 50 pontos cada
▪ Actividade com reconhecimento nacional	• 20 pontos cada

Indicadores de Qualidade para a Cirurgia Cardíaca – exemplos

Um método simples de avaliar indicadores de performance num serviço será o de identificar os "desvios" em relação a um curso operatório normal. Esta é também a dificuldade, que consiste em definir um pós-operatório normal, sobretudo numa especialidade como a cirurgia cardíaca onde a agressão cirúrgica cria uma "doença pós-operatória" muito própria – a síndrome pós circulação extra-corporal. Aberg (Aberg, 1997) preocupou-se em registar os desvios da norma em cirurgia cardíaca, envolvendo só o departamento de perfusão cardiovascular (Svenmarker, 1998) e, recentemente, também todo o serviço cirúrgico (Aberg, 2004). Estes desvios envolveram o curso pós-operatório – "outcomes de morta-lidade e de morbilidade ou complicações, bem como indicadores administrativos e económicos. A lista é extensa, mas valerá a pena, a título ilustrativo, rever alguns dos indicadores preconizados por este autor sueco.

314 | RISCO CLÍNICO – COMPLEXIDADE E PERFORMANCE

Desvios de pós-operatório "normal" – adaptado de Aberg 2004

Desvios Neurológicos	Função Respiratória
• Alterações de consciência • Confusão • Alterações de discurso • Alterações visuais • Parésia • Alterações do equilíbrio • Convulsões • Outras manifestações neurológicas graves	• Ventilação por mais de 16 horas • Re-entubação • Traqueostomia • Alterações da oxigenação • Outros tratamentos para oxigenação (ECMO) **Nefrologia** • Insuficiência renal
Coração e Circulação	**Tubo Digestivo**
• Insuficiência Cardíaca – inotrópicos • Insuficiência cardíaca – balão intra-aórtico • Arritmias	• Pancreatite • Alterações – função hepática • Alterações entéricas • Hemorragia pelo tubo digestivo
Complicações Cirúrgicas	**Infecções**
• Re-operação por hemorragia – com CEC • Re-operação por hemorragia – sem CEC • Re-operação por outras causas • Inserção de novos drenos • Toracocentese • Drenagens por mais de 48 horas • Hemorragia com alterações da coagulação	• Ferida operatória – tórax • Ferida operatória – outros locais • Infecções –pulmões • Infecções vias urinárias • Infecções – outros locais • Sepsis
Anestesia	
• Percepção durante a anestesia • Lesão de dentes, lesão por pressão, tromboflebite, epistaxis, dores não usuais, alterações circulatórias periféricas, úlceras de decúbito	
Mortalidade	
• Mortalidade: HOSPITALAR, a 30 dias, a 3 meses, a 1 ano	

Estes desvios poderiam condicionar "outcomes" diversos, assim classificados em "dano para o doente", causando danos transitórios, que se separaram entre os que persistiam por menos de 24 horas e danos permanentes ou mesmo morte. A classificação, que propusemos para a morbilidade em cirurgia cardíaca (Fragata, 2004) não é muito diferente desta, mas permite ainda pontuar a sua gravidade, em função do "outcome" e, naturalmente, do peso que acarreta para doentes e médicos.

Capítulo 12. A GESTÃO DA PERFORMANCE NUM DEPARTAMENTO CIRÚRGICO | 315

Além destes indicadores de ordem clínica, centrados em "outcomes, devem ser usados indicadores administrativos e feita a caracterização da população de doentes, bem como o seu risco. É o que faremos no quadro anexo, fornecendo indicadores, a título ilustrativo:

Indicadores Administrativos

Demografia – Risco	Indicadores Administrativos

• Idade média
• % doentes com mais 70 anos
• % doentes com mais 80 anos
• Sexo Feminino/Masculino
• Cirurgia Coronária/Outras Operações
• % de Reoperações
• Euroscore
  ◦ Standard
  ◦ Logístico
• Mortalidade hospitalar
• Mortalidade a 30 dias
• Mortalidade a 3 meses
• Mortalidade a 1 ano
• Mortalidade cirurgia coronária isolada
• Mortalidade por outras cirurgias
	• Estadia média total (dias)
	Dias na Enfermaria
	• Horas de "staff/operação
	• Tempo cirúrgico – "pele a pele"
	• Horas:
	  ◦ Horas enfermeira bloco/ hr operação
	  ◦ Horas enfermeira bloco/ hr anestesia
	• Dias Cuidados Intensivos (média & mediana)
	• Tempo ventilação (média & mediana)
	• % dts que deixam os CI pelas 24 hrs
	• Nº dts com estadia em CI >3 dias/100 dts
	• Horas enfermeira de CI por operação
	• Horas enfermeira de CI/hora estadia CI
	• Horas enfermeira piso por operação
	• Horas enfermeira piso por dt/dia/intº
	• Número operações/ano
	• Custo anual médio/operação
	• Custo médio operação/anest. & cirurg.
	• Custo médio operação/staff departamento
	• Custo médio por hora/staff departº

Estes indicadores são, sem dúvida, abrangentes, no entanto para que possam traduzir a "Qualidade" necessitam ser complementados por indicadores de satisfação (de doentes, médicos, de pessoal etc...) por indicadores que traduzam planeamento, recursos (existência e utilização), etc...

Mesmo assim, poderão inspirar a escolha de parâmetros sensíveis para a gestão departamental, escolha que não deverá contemplar demasiados índices, mas sim poucas variáveis, variáveis que sejam sensíveis e que traduzam cada uma das vertentes da Qualidade. A filosofia aqui apresentada para um serviço de cirurgia cardíaca poderá bem, por adaptação, inspirar métodos a aplicar a outras especialidades cirúrgicas, dado que os princípios gerais serão idênticos.

A cirurgia coronária está muito estereotipada como procedimento de "alto volume" e de grande visibilidade pública. A pressão para a divulgação de resultados gerou a necessidade de uma grande objectivação de indicadores de qualidade, referentes às três dimensões clássicas de Donabedian. Como exemplo, a *estrutura* dirá respeito às instalações e à dotação em pessoal (ratios), o *processo* dirá respeito, por exemplo, ao uso de mamária interna para a descendente anterior e os *resultados* à mortalidade e à ocorrência de eventos adversos. O National Quality Forum (NQF), instituição americana, privada e sem fins lucrativos, definiu por consenso indicadores de qualidade para cirurgia coronária, indicadores que pudessem traduzir o "standard of care" nessa área, indicadores que poderão, com facilidade ser encontrados no site da organização.

Um trabalho recente por Guru (Guru, 2005), procurou definir indicadores úteis de qualidade para a cirurgia coronária, baseados em 149 parâmetros potenciais a que se aplicou o método de Delphi. Estes parâmetros, que incluíram 54 variáveis de resultado (mais 20 que são tradutoras indirectas de resultados), 72 variáveis de processo e três variáveis de estrutura, seriam ponderados para se chegar a um consenso de 18 variáveis (14 de resultados, 3 de processo e 1 de estrutura), que se acharam importantes para traduzir "qualidade" na cirurgia coronária (apesar de não ajustadas ao risco!) e que podem ser facilmente acedidos on line (www.qualitycabg.org). e que se indicam abaixo:

Indicadores de Qualidade na Cirurgia Coronária
(adaptado de Guru 2005)

"Resultados":
- Mortalidade a 30 dias
- Mortalidade hospitalar
- AVC pós cirurgia
- Enfarte do miocárdio pós-operatório (por ECG)
- Infecção profunda do esterno
- Diálise pós-operatória
- Re-abertura do esterno
- Re-admissão em UCI

- Tempo de ventilação
- Tempo de estadia na UCI
- Total de unidades de sangue transfundidas
- Total de unidades de derivados hemáticos transfundidos
- Reoperação sob CEC ao fim de um ano
- Revascularização (médica ou cirúrgica) ao fim de um ano

"Processo"
- Tempo espera por uma cirurgia
- Realização da operação dentro do tempo recomendado de espera
- Uso de artéria mamária interna para a descendente anterior

"Estrutura"
- Volume de casos na instituição

O consenso da NQF inclui ainda indicadores menos provados, tais como: o "timing" da administração de profilaxia antibiótica (< 1ª hora), administração de beta bloqueantes antes da cirurgia e prescrição de antiagregantes plaquetários (pelas 24 horas de pós-operatório) e de estatinas e IECA's no momento da alta hospitalar, entre outros, perfazendo um total de 21 exigências – (www.qualityforum.org) O cumprimento destes indicadores da NQF favoreceria mesmo uma característica diferenciadora, que permitiria a remuneração baseada em "boas práticas", ou seja na Qualidade. Neste momento no Senado americano, aguardam decisão para publicação duas leis que pretendem regular o pagamento dos médicos baseado em performance e para o qual a correcta definição de indicadores é realmente crucial (Rich, 2006). É muito provável que estes parâmetros de qualidade venham a ser divulgados ao grande público, colocando de novo na agenda a discussão que existiu quando os dados da mortalidade por cirurgião surgiram há mais de dez anos publicadios em jornal diário. Esta "accountability" parecerá exagerada, sendo certo que este nível de informação deveria manter-se no âmbito médico hospitalar, no entanto a alternativa parece ser, para nós e mais uma vez, a de trocarmos o "medo do desconhecido" pelo controle do conhecido".

318 | RISCO CLÍNICO – COMPLEXIDADE E PERFORMANCE

BIBLIOGRAFIA

Aberg T, Svenmarker S, Hohner P, Hentschel J. *Routine registration of deviations from the norm in cardiac surgery: a potent clinical research tool and quality assurance measure.* Eur J Cardiothorac Surg 1997;11:10-16

Aberg T, Hentschel J. *Improved total quality by monitoring of a cardiothoracic unit. Medical, administrative and economic data followed for 9 years.* Int Cardiovasc Thorac Surg 2004;3:33-40

Christensen CM, Raynor ME. *The innovator's Solution – Creating and sustaining successful growth.* Harvard Business Scholl Press, 2003

Fragata J, Martins L. *O Erro em Medicina.* Almedina, 2004

Guru V, Anderson GM, Fremes SE, et al. *The identification and development of Canadian coronary artery bypass graft surgery quality indicators.* J Thorac Cardiovasc Surg 2005;130:1257

Rich JB. *Quality indicators, performance measures, and accountability: The right thing, at the right time, for the right reason.* J Thorac Cardiovasc Surg 2006;131:4-8

Svenmarker S, Häggmark S, Jansson E, et al. *Quality assurance in clinical perfusion.* Eur J Cardiothorac Surg 1998;14:409-414

CAPÍTULO 13

PUBLICITAÇÃO DE RESULTADOS CIRÚRGICOS – "ACCOUNTABILITY"

PUBLICITAÇÃO DE RESULTADOS CIRÚRGICOS – "ACCOUNTABILITY"

JOSÉ FRAGATA

Tradicionalmente os médicos respondiam perante a sua própria consciência e nada mais. Os tempos mudaram e os resultados clínicos, sobretudo os que ficam aquém das expectativas são de imediato publicitados e, quase sempre, com epítetos de erro ou de negligência sub-adjacente. Mesmo na ausência de erros ou acidentes em Saúde os nossos resultados tendem hoje a ser tornados públicos, numa perspectiva de análise de performance, que indicará aos pagadores de cuidados e aos gestores da Saúde as melhores práticas e, também aos próprios doentes os locais mais seguros para serem tratados. O doente, feito agora consumidor de Saúde, poderá assim escolher de entre os Serviços disponíveis, os melhores, mas para que escolha deverá necessariamente ter acesso à informação e esta terá que ser objectiva e bem veiculada.

Para esta nova atitude que trará, esperamos, mais transparência ao que fazemos, contribuíram em primeiro lugar a ocorrência de erros e acidentes graves nos cuidados de Saúde e, logo assim, a necessidade sentida por todos de mais segurança. Secundariamente, quando o tema da Qualidade em Saúde entrou na agenda, tornou-se crítico estabelecer índices de Qualidade e o tema da Performance com os seus indicadores passou a ser equacionado. Se se dava conhecimento dos erros, com mais razão de ser, passaram a revelar-se também os resultados de modo a fundamentar escolhas. Toda esta nova cultura emerge dos EUA e depois também do Reino Unido, não espantam assim as terminologias anglo-saxónicas de difícil tradução como a "disclosure" (revelação) dos erros e a "accountability" (revelação responsável de resultados), designações que entraram definitivamente no léxico da administração da Saúde e que nos permitiremos usar como tal.

Este movimento de revelação pública de resultados iniciou-se nos EUA e, mais uma vez, em torno da cirurgia cardíaca de revascularização miocárdica – cirurgia coronária. Com efeito, desde 1992 o estado da Penisilvânia e pouco depois o estado de Nova Iorque, publicam os resultados por hospital e cirurgião, que os doentes poderiam esperar em cada cen-

322 | RISCO CLÍNICO – COMPLEXIDADE E PERFORMANCE

tro cirúrgico destes estados. Houve o cuidado de indexar estes resultados ao risco, ajustando-os assim ao perfil dos doentes para tornar os resultados mais exactos (Harrisburg, 1995 e Hannan, 1990). No Reino Unido, sobretudo após o caso de Bristol, envolvendo mais uma vez, os maus resultados com a cirurgia cardíaca pediátrica e o Kennedy Inquiry" que se lhe seguiu (Dyer, 2001), foi exercida enorme pressão sobre os colégios profissionais (General Medical Council e Royal College of Surgeons) para que revelassem e controlassem os resultados. Tal tem sido feito mediante revelação inter-pares e reporte para esses colégios profissionais, de dados sobre a mortalidade na cirurgia cardíaca de adultos e infantil, sendo estes números confrontados com os números do registo independente da mortalidade geral no país. Num passado muito recente, em Março de 2005, foram pela primeira vez publicados na imprensa (jornal Guardian) os resultados por cirurgião, respeitando à cirurgia coronária no Reino Unido. Esta análise não terá aqui sido tão perfeita como a que se vem fazendo no outro lado do Atlântico, contudo está-nos bem mais próxima...

Será agora útil analisar as consequências desta atitude de total "disclosure" de resultados e para fazê-lo teremos que reflectir sobre a realidade americana, onde a prática tem agora mais de dez anos de utilização em diversos estados. Algumas perguntas devem ser feitas:

– Quais os efeitos da revelação de resultados sobre as práticas profissionais? Será que promove a melhoria de resultados ou conduz, antes a uma cirurgia defensiva por parte dos cirurgiões, que tenderiam a recusar doentes graves?
– Quais os efeitos da revelação de resultados sobre a escolha dos doentes? Será um auxiliar importante, lançará mais confusão, promoverá confiança nos serviços ou será antes prejudicial?
– Que impacto teve, finalmente, sobre o nível de litigância médico-legal ?

• Efeitos da revelação de resultados cirúrgicos sobre os profissionais e as suas práticas

Parece indiscutível que a introdução da análise e publicitação de resultados conduziu a uma melhoria nítida dos mesmos. A mortalidade e a morbilidade da cirurgia coronária no estado de Nova Iorque reduziram-se muito significativamente, ao longo deste período, talvez por uma

Capítulo 13. PUBLICITAÇÃO DE RESULTADOS CIRÚRGICOS – "ACCOUNTABILITY" | 323

maior exigência de segurança e de qualidade que este inevitável "bench-marking" ditou. Parece assim que a pressão colocada sobre hospitais e profissionais, para que revelassem os resultados da sua prática, conduziu a uma melhoria desses resultados. Mais discutíveis são as implicações que poderá ter tido sobre o perfil dos doentes tratados, ou seja, até que ponto o receio de maus resultados não poderá afectar a aceitação de doentes mais graves para cirurgia, temendo neste grupo resultados piores. Esta atitude seria só natural por parte dos profissionais que não desejariam ver o seu nome associado a uma moralidade mais elevada e bem acima da média. Dir-se-á que se os resultados forem correctamente ajustados ao risco clínico essas diferenças serão niveladas, mas mesmo assim, a tendência natural será para aceitar os melhores casos. Isto é particularmente verdade para as práticas cirúrgicas de menor volume, porque será mais difícil diluir os casos menos favoráveis num grupo pequeno de doentes e logo assim a mortalidade global sairá prejudicada. Se não tivermos de dar conta desses resultados seremos bem mais isentos na aceitação de casos. Curiosamente nos EUA, esta atitude de evitar os casos mais difíceis não se terá verificado, tendo a gravidade dos doentes operados vindo mesmo a aumentar segundo o perfil de risco da STS. Do ponto de vista dos profissionais, a revelação de resultados só poderá trazer vantagens desde que os resultados sejam correctamente ajustados ao perfil de risco de doentes e ainda que os indicadores apresentados sejam relevantes. Aqui reside o aspecto mais importante, é que a relação entre, por exemplo, o indicador "mortalidade" e a Qualidade dos serviços é muito ténue (Nallamothu, 2001). A Qualidade envolverá aspectos que Donabedian considerou como de *estrutura* (hospital, dotação de pessoal, organização), *processo* (por exemplo o uso de mamária interna na cirurgia coronária) e de *resultado* (mortalidade, etc..). Estes no seu conjunto são difíceis de reportar como um indicador global de Qualidade. O recurso ao "outcome" mortalidade acaba por ser o mais simples, não necessariamente o mais adequado. Falta-nos assim um indicador correcto de Qualidade em Saúde que traduza todas as fases do processo e, sobretudo envolva todas as partes: prestadores, médicos que referem, pagadores e, naturalmente, doentes.

Quando se inquiriram cardiologistas e cirurgiões sobre o impacto destas avaliações e publicações de resultados clínicos, as respostas indicaram que só 10% dos inquiridos considerariam a mortalidade como um indicador válido de qualidade (Hannan, 1997), acrescentando que outros indicadores adicionais deveriam ser incluídos. Os cardiologistas referiram mesmo que a mortalidade não condicionava significativamente a escolha da sua referência cirúrgica, sendo certo que são os cardiologistas ou médicos de referência quem mais determina a escolha dos doentes para um dado cirurgião. O National Quality Fórum (NQF) americano é uma instituição privada, não lucrativa, de promoção de Qualidade, que tem tentado responder a estas preocupações definindo por consenso indicadores de qualidade para a cirurgia cardíaca (www.qualityforum.org). A estes indicadores aludimos em detalhe, no local próprio, mas para já importará notar que se trata de definir parâmetros adequados para uma mais correcta e precisa definição de Qualidade em Cirurgia Cardíaca.

· **Qual o impacto da "disclosure" de resultados sobre os doentes e as sua escolhas ?**

Nesta área os resultados são ainda mais confusos. As escolhas dos doentes são condicionadas em grande medida pelo cardiologista que refere o doente, que será sempre ouvido. É muito difícil para qualquer doente fazer escolhas racionais, numa perspectiva pura de consumidor e baseadas em indicadores de saúde que não conhece verdadeiramente e que achará mesmo confusos. Por outro lado, não parece correcto considerar o doente como único consumidor, também os hospitais e os pagadores de serviços públicos ou privados, são consumidores logo, também escolherão. Tomemos por exemplo o bloco operatório num hospital privado, os clientes são em primeira linha os doentes, mas não menos os médicos que para lá referem e lá operam os seu doentes e ainda os sistemas de Saúde que ai pagam esses tratamentos. Perceberemos que estas escolhas e a definição de cliente não é propriamente simples... Ora, os índices de Qualidade deverão tomar em conta todos estas partes envolvidas dado que as escolhas são a múltiplos níveis. Por definir está ainda se o nível de performance condiciona ou não as escolhas, por quem quer que estas sejam feitas. Os doentes não escolhem de forma inteiramente racional e baseada em evidência, a sua escolha quando existe, baseia-se na reputação, no impacto mediático do cirurgião ou hospital, na relação de confiança pessoal, no facto de ter ou não tratado já pessoas suas conhecidas, na agradabilidade e na confiança induzida e tão frequentemente na recomendação do seu médico de referência. Assim sendo, o impacto

Capítulo 13. PUBLICITAÇÃO DE RESULTADOS CIRÚRGICOS – "ACCOUNTABILITY" | 325

da revelação pública de resultados é pouco relevante, a não ser a ocorrência de desastres de má prática em grande escala, pela afectação negativa do valor mais fundamental, a reputação. Nos EUA, a divulgação de resultados não afectou significativamente a distribuição de doentes por cirurgiões ou por hospitais e a introdução de um "guia de consumo" para cirurgia cardíaca, como o que nos finais dos anos noventa foi feita pelo estado de Penisilvânia, não pareceu trazer vantagens directas para os doentes como facilitador de escolhas certas (Schneider, 1996) dado que, estas escolhas são ditadas por factores complexos que escapam, felizmente, à pura lógica dos consumos.

- **Que impacto terá a revelação de resultados cirúrgicos tido sobre o nível de conflitualidade médico-legal ?**

As queixas por má pratica médica assentam no pressuposto que o agente de Saúde tinha um dever de prestar cuidados ao ofendido e que terá quebrado esse dever, não prestando os cuidados esperados (*legis artis*) e que por esse motivo, terá infligido danos ao ofendido. Esta quebra do dever de tratar pode ser devida a erro ou a negligência (Fragata, 2004), mas pressupõe que se conheça sempre qual o nível de "cuidados esperados" ou qual a conduta médica razoável nesse caso (Studdert, 2004). Até que ponto a revelação de resultados contribui para o ambiente de conflitualidade médico-legal é presentemente desconhecido. No entanto, o clima de abertura que promove modernamente a segurança do Sistema de Saúde, pela "disclosure" sistemática que tende a revelar erros, reportar acidentes e publicar resultados, numa perspectiva anónima e com ênfase no sistema, no quadro de uma progressiva desculpabilização individual parece estar em conflito com a dinâmica de litigância entre prestadores e doentes. A via do litígio médico-legal colide assim com a tendencial abertura assente na revelação sincera de eventos em Saúde. Nos EUA não se percebeu que o nível de conflito tivesse aumentado como consequência da revelação de resultados, sendo que esta revelação é fundamental para o clima desejado de abertura e confiança no sistema da Saúde.

Quando no ano 2000, o IOM (Institute of Medicine) inscreveu a "accountability" nas suas recomendações, na tentativa de reduzir os erros no Sistema de Saúde americano em 50%, durante um período de cinco anos (Sharpe, 2004), visava com essa designação promover a declaração de todos os eventos negativos ocorridos no Sistema de Saúde e promover a segurança em todo o sistema. A designação "accountability" tinha então uma conotação de declaração obrigatória de eventos negativos que deveriam ser reportados a um Centro de Segurança de Doentes para análise e ulterior actuação. Não seriam assim os doentes ou familiares a serem informados de um qualquer evento, mas uma agência oficial profissionalizada. Claro está que, em caso de morte ou evento muito grave, seria iniciada uma investigação para apuramento de responsabilidades a diferentes níveis, incluindo naturalmente o nível individual. A "accountability" dizia assim mais respeito a organizações hospitalares do que a médicos enquanto indivíduos. Esta atitude ("accountability") é bem distinta da de "disclosure" de todos os eventos, pelos médicos e pessoal de Saúde, aos doentes e seus familiares, esta sim, promotora de confiança e clima de desejável abertura e partilha de responsabilidades no âmbito do "contracto" de tratar. A prática de "disclosure" por parte de médicos e hospitais, em relação a doentes e famílias, sobre a ocorrência de todo e qualquer evento não esperado em Saúde, viria a ser recomendada ulteriormente pela JCAHO como parte da boa prática médica e hospitalar. O IOM recomendaria ainda, e em sobreposição ao sistema de relato obrigatório de eventos, o encorajamento do relato voluntário, especialmente em torno de "near miss". Este relato seria despenalizado e mantido no circuito de organizações de segurança, de modo a não poder ser utilizado como matéria para procedimento legal. Este sigilo que faria com que os doentes não tivessem conhecimento dos eventos que ocorreram consigo próprios tem sido questionado do ponto de vista ético, por colidir com o direito ao saber e com a recomendação de "disclosure" (Gilbert, 2004).

Associada a esta imposição de relato obrigatório de eventos adversos está a identificação de "outliers" (aqueles que actuam fora do limite previsto) e, necessariamente a de culpabilização pessoal. Todos sabemos que as modernas políticas de gestão do erro se baseiam no reportar voluntário de eventos negativos e numa cultura de aprendizagem com os erros, de modo a evoluir para maior fiabilidade e segurança de sistemas (Leape, 2002). Quando se procura alguém "accountable" (responsável) por algo de mau inicia-se, o que Scherkenbach chamava de ciclo do medo, que leva a que primeiro se negue a evidência ou informação, transferindo a culpa para outrem "matar o mensageiro", depois se filtrem os dados ou usem estatísticas a nosso favor e finalmente se perpetue um

Capítulo 13. PUBLICITAÇÃO DE RESULTADOS CIRÚRGICOS – "ACCOUNTABILITY" | 327

ciclo de medo e de fuga que nunca mais termina (Patient Safety – IOM publication 2004). Isso é o que sucede sempre que a "accountability" se encara numa perspectiva de encontrar compulsivamente responsáveis "outliers", ou seja, escolhe as "maçãs podres".

Um novo entendimento ou dimensão desta "accountability" é a que se move para além das culpas para entrar na aprendizagem com os erros, ao serviço de políticas mais seguras. Por exemplo, veja-se a diferença entre a identificação dos dez piores hospitais ("outliers") ou o listar dos dez melhores hospitais; é a alegoria do "copo meio cheio ou meio vazio". O significado será o mesmo mas o impacto é totalmente diferente: os dez piores hospitais ou cirurgiões não desejaram ser mencionados, os dez melhores terão nisso orgulho, enquanto daremos aos menos bons a possibilidade de acederem à lista dos dez mais. Esta nova perspectiva centra a apresentação de resultados na aprendizagem com os erros e na correcção do sistema, mais do que no encontrar culpados por acções individuais causadoras de acidentes. Esta é a nova dimensão da "accountability" que serve a segurança.

Trata-se de olhar para trás, encontrando culpados, punindo indivíduos, responsabilizando retrospectivamente os causadores de um mau resultado (conceito clássico de "accountability") ou trata-se antes de olhar para a frente considerando os erros como ocorrências num sistema, aprendendo com os indicadores de erro ("near –miss") e desculpabilizando. Neste caso, a responsabilização também existe, mas não é retrospectiva voltada para um mau "outcome", tem antes uma dimensão de responsabilidade prospectiva, centrada no "processo" que nos leve, por correcção do sistema, a não errarmos de novo. A litigância médico-legal assenta na forma de "accountability" que toma o erro e o mau resultado, como objecto para aplicação de uma pena que compense linearmente as partes lesadas. Para a justiça, o erro não é um meio de aprendizagem, é o encontrar de uma responsabilidade retrospectiva. O que nós devemos lutar é por um sistema de "accountability" que promova a responsabilização prospectiva quer de indivíduos, de organizações e mesmo de doentes, no sentido de uma aprendizagem para uma maior segurança. Sabemos que os acidentes são provocados por alinhamentos menos seguros de actos individuais no contexto de condições latentes, estas baseadas numa má organização (Reason, 2000). Sabemos de Hipócrates que a nossa obrigação médica é de "primum non nocere" logo, parecerá que a única maneira de actuar é a de aprender com os erros, redesenhando os nossos sistemas. Esta será a única forma de co-responsabilização que nos tornará mais seguros; a responsabilização prospectiva que nos tornará verdadeiramente "accountable" para com os nossos doentes e a Sociedade.

Se esta nova atitude de responsabilização prospectiva promove a segurança e deve por isso ser adoptada, o que fazer então com a necessidade de reparação de danos? Certamente que a reparação de danos baseada no encontrar de culpados será a forma menos satisfatória por não combater as falhas que minam a segurança, ao impedir a abordagem sistemática dos erros, transformando-os em culpas de alguém. Alternativamente, os doentes podem ser compensados sem que exista necessariamente uma identificação de culpa ou o encontrar de um culpado e esta forma de compensação será compatível com a responsabilização prospectiva que se pretende e que permite a prevenção dos erros (Studdert, 2004). Estas formas de compensação utilizam, por exemplo, seguradoras e permitem retirar toda a carga negativa no relacionamento entre doentes e famílias lesadas e médicos e restantes prestadores de Saúde. Um evento adverso é estudado em si mesmo, não é fundamental saber se é culpa de alguém, antes como ocorreu para poder ser evitado, enquanto que a compensação devida é paga, como por exemplo em função do salário da pessoa lesada, da idade, das suas necessidades, etc. Este sistema foi usado para indemnizar as vítimas dos ataques no onze de Setembro em Nova Iorque.

Finalmente, existe a possibilidade de mediação para solução de disputas em que houve danos provocados por cuidados de Saúde (Sage, 2004). Os doentes lesados pretendem, a maior parte das vezes uma explicação, um pedido de desculpas, uma garantia de que o que se passou com eles não sucederá com outros. Raramente querem uma compensação monetária e os médicos querem ter o direito à sua boa reputação. Ora, a "mediação" pode satisfazer estes interesses sem utilizar o palco dos tribunais, utilizando simplesmente a mediação entre as partes. Esta forma de abordagem de acidentes em Saúde permite "disclosure" completa do sucedido sem receio de atribuição de culpas, permite o pedido de desculpas e ressarcimento moral enquanto cria uma atmosfera de franqueza, honestidade e salutar construção de Segurança.

Assim se entenderá porque é que a revelação de resultados clínicos e esta nova "accountability" não contribui para um maior nível de litígio médico-legal, antes contribui para mais confiança e ulteriormente con-

Capítulo 13. PUBLICITAÇÃO DE RESULTADOS CIRÚRGICOS – "ACCOUNTABILITY" | 329

tribuirá, para uma maior segurança. O IOM recomenda que os near-miss e os acidentes causando danos menores sejam alvo de reporte voluntário, sem penalização, mas só podendo ser revelados no contexto das organizações de segurança dos doentes, e para fins de estudo dessa segurança, não podendo ser revelados aos doentes ou à Sociedade. Esta atitude, que se entende bem para "defesa" dos envolvidos, colide com o direito dos doentes a saber tudo e com obrigação, que é nossa de "disclosure" total em caso de acidente, ou talvez mesmo só em caso de "near miss" (Wu, 2004).

Mais uma vez a informação total, mas certamente adequada é fundamental e não parece implicar maior nível de conflitualidade. Mais uma vez, a compensação não baseada em culpa, praticada já nos países do norte da Europa, parece ser a formula que melhor compatibiliza a necessidade de compensação por dano com a responsabilização prospectiva (nova "accountability") que serve a promoção da segurança. O que nós, profissionais da Saúde, teremos que pugnar é pela revelação de dados que sejam correctos e traduzam realidades clínicas objectivas, e essa é ainda a grande dificuldade. É impensável falar de resultados que não estejam correctamente ajustados por risco, é fundamental encontrar indicadores de processo e de resultado que traduzam verdadeiros parâmetros de Qualidade. A definição destes parâmetros tem vindo a ser tentada mas não é simples e deverá sempre envolver todos os sectores ou partes interessadas. Se a informação for correcta não existirá qualquer problema com a sua total revelação. Esta permitirá granjear confiança, aumentar a transparência criar a atmosfera que permita a aprendizagem de segurança. A comparação entre práticas, tornada assim séria e objectiva, permite um "benchmaking" correcto e introduz a competição aberta por melhores resultados. Os doentes serão os grandes beneficiados neste clima de abertura. Contrariamente, a divulgação de dados imprecisos, como ocorreu inicialmente no Reino Unido a propósito da cirurgia coronária, a colocação tónica nos "outliers" e a culpabilização excessiva induzirão ciclos de medo, promoverão a fuga à verdade e farão com que nos afastemos, cada vez mais, da Segurança.

A responsabilização prospectiva, que compete a todos, só poderá desenvolver-se e implementar-se quando a informação correcta for disponível e viajar sem restrições. Esta diz respeito a erros, a "near miss", a incidentes ou acidentes graves em Saúde – no domínio dos eventos nefastos – como o diz respeito à avaliação da performance ou à objectivação de Qualidade. Se esta informação irá permitir aos doentes ou aos pagadores fazerem as suas escolhas ou facultará aos profissionais a desejável comparação entre práticas, para que melhorem resultados, não sabemos nem será talvez importante. Importante é aceitar que a verdade, bem divulgada, dos nossos resultados é hoje uma mais valia indissociável do progresso das nossas práticas cirúrgicas.

BIBLIOGRAFIA

Dyer C. *Bristol Inquiry.* BMJ 2001;323:181-2

Fragata J, Martins L. *Erro em Medicina.* Almedina, 2004

Gilbert SM. *Writing/ Righting Wrong.* Accountability – patient safety and policy reform. 2004. Georgetown University Press, Washington DC

Hannan EL, Kilburh H Jr, O'Donnel JF, et al. *Adult open heart surgery in New York State: an analysis of risk factors and hospital mortality rates.* JAMA 1990;264:2768-74

Hannan EL, Stone CC, Biddle TL, et al. *Public release of cardiac surgery outcomes data in New York. What do New York state cardiologists think of it?* Am Heart J 1997;134(1):55-61

Harrisburg: Pennsylvania Health Care Cost Containment Council 1995. *Coronary artery bypass graft surgery: a technical report.* Vol IV 1993 Data.

Leape LL. *Patient safety: reporting of adverse events.* N Eng J Med 2002;347:1633

Nallamothu BK, Saint S, Ramsey SD, et al. *The role of hospital volume in coronary artery bypass grafting. Is more always better?* J Am Coll Cardiol 2001;38(7):1923-1930

Reason JT. *Human Error – Models and management.* BMJ 2000;320:768-770

Sage WM. *Reputation, malpractice liability and medical error.* Accountability – patient safety and policy reform, pag. 159. 2004. Georgetown University Press, Washington DC

Schneider EC, Epstein AM. *Influence of cardiac surgery performance reports on referral practices and access to care.* N Eng J Med 1996;335:251-6

Sharpe VA. *Accountability – patient safety and policy reform.* 2004 Georgetown University Press, Washington DC

Studdert DM, Mello MM, Brennan TA. *Medical malpractice.* N Eng J Med 2004;350(3):283-292

Wu AW. *Is there an obligation to disclose near-misses in medical care.* Accountability – patient safety and policy reform, pag. 135. 2004 Georgetown University Press, Washington DC

CAPÍTULO 14

A ACREDITAÇÃO EM SAÚDE

A ACREDITAÇÃO EM SAÚDE

MARGARIDA FRANÇA[1]

> *"A Acreditação constitui o melhor instrumento de motivação para a garantia da qualidade nos hospitais que um sistema de saúde pode introduzir".*
>
> in, *Qualidade em Saúde*, Nº 0, Junho de 2000

Na actualidade estuda-se e discute-se o papel da acreditação das organizações de saúde nos modernos sistemas de saúde. Numa década em que a segurança do doente é considerada como peça basilar da qualidade em saúde qual, então, o papel desta metodologia originária de uma iniciativa do Colégio Americano de Cirurgiões que remonta ao inicio do século passado.

A International Society for Quality in Health Care (ISQua), entidade independente responsável pelo único programa internacional para a avaliação destes sistemas ou programas, define acreditação como:

 i) processo formal de assegurar a prestação de cuidados de saúde seguros e de elevado nível de qualidade;
 ii) baseado em padrões e métodos criados e desenvolvidos para os serviços de saúde por profissionais da saúde;
 iii) com recurso às competências de *pares* externos organizados em equipas de auditores.

A actividade de prestação de cuidados de saúde tornou-se extraordinariamente complexa e mesmo, ao nível local, dependente de sistemas de grande complexidade técnica e funcional. Em simultâneo, a responsabilidade ou conceito de *accountability* extravasou em muito a visão histórica centrada nas profissões e alargou-se às organizações prestadoras de cuidados de saúde. Passou, de uma forma mais genérica, a enten-

---

[1] Instituto de Qualidade em Saúde. Correspondência para: Instituto de Qualidade em Saúde, Rua Faria Guimarães, 718-2.º Piso, 4200-289 Porto. mfranca@iqs.pt

der-se que um modelo de avaliação do desempenho e melhoria centrado exclusivamente numa visão profissional, peca pela ausência de factores determinantes, como as características organizacionais e o papel da informação (Kazandjian, 2003).

Neste quadro de desenvolvimento e referência, a metodologia da acreditação, entendida como sistema de avaliação e melhoria da qualidade, foi capaz de acompanhar o desenvolvimento dos sistemas de saúde e de evoluir para uma abordagem moderna que tem demonstrado uma grande capacidade de adaptação a necessidades e circunstâncias sociais, económicas e políticas diversas. Neste exercício de adaptação para resposta a novos requisitos e solicitações, a acreditação tem assumido formatos diferentes sem, contudo, perder as suas características principais. Desta realidade é exemplo o papel de referência na área da gestão do risco e segurança do doente que têm representado os principais organismos acreditadores, através da revisão e desenvolvimento de novos padrões e programas, assim como, através da sua integração com outras ferramentas, como é o caso dos indicadores clínicos.

Actualmente as grandes áreas da segurança do doente (*patient safety*) e direitos dos doentes entendem-se como constituintes centrais destes programas, das quais resultam secções de requisitos de cumprimento obrigatório para a obtenção da acreditação.

Numa abordagem extrema, podemos considerar dois modelos de sistemas de acreditação. O regulador, no qual o Estado assume directamente a responsabilidade da fixação dos padrões e da sua avaliação, sendo que neste caso a certificação constitui condição do exercício da actividade e do potencial financiamento público. No segundo modelo, o verdadeiro modelo de acreditação ou de auto-regulação, os padrões são definidos e monitorizados por uma entidade independente, sendo que a participação assume carácter voluntário.

Génese e Características Principais da Acreditação

Em resultado da evolução referida, os sistemas ou programas de acreditação transformaram-se numa tecnologia complexa composta por um conjunto de actividades que interagem na gestão de processos e procedimentos, na sua documentação e na mudança organizacional, com uma especial atenção na relação *processo-resultados* dos serviços de saúde.

Os programas de acreditação prevêem diferentes níveis que se debatem entre dois pólos – mínimo *versus* máximo. Teoricamente e em termos profissionais, padrões mínimos representam níveis não aceitáveis de prática corrente. Esta diferença consubstancia, aliás, a diferença entre licenciamento e acreditação. Contudo os requisitos ou parâmetros devem reflectir níveis de prática alcançáveis no contexto dos recursos disponíveis, sob pena de se transformarem em meras falácias. Neste contexto, a acreditação nos países desenvolvidos tem focalizado a sua intervenção na melhoria da segurança, efectividade clínica, responsabilidade pública, informação aos consumidores, desenvolvimento profissional e melhoria do desempenho. Por sua vez, nos países em desenvolvimento a sua acção concentra-se na criação de condições para a prestação dos cuidados e no estabelecimento de recursos básicos, criação de meios de informação e melhoria do acesso aos cuidados (Shaw, 2003).

As raízes da acreditação, entendida como metodologia de avaliação face a padrões explícitos de boa prática, remontam a 1910, com a formulação das razões de base para a constituição de um colégio de cirurgiões, por parte de dois médicos, Dr. Edward Martin e Dr. Ernest Codman, na sequência da aplicação da teoria de organização hospitalar desenvolvida por este último profissional, segundo a qual um hospital deveria fazer o seguimento dos seus doentes pelo tempo necessário à determinação da efectividade ou não do tratamento (*end-result system of hospital organization*). Foi no desenvolvimento deste conceito, que nasceu a ideia de criação de um colégio nacional de médicos cirurgiões, nomeadamente, «Um Colégio Americano seria uma coisa positiva se puder funcionar como o instrumento para a introdução da teoria do resultado final; isto é, proceder à sua estandardização na base do serviço ao doente concreto, demonstrável através de registos disponíveis» (Roberts, Coale e Redman, 1987).

O interesse de Edward Martin na melhoria das condições hospitalares era partilhada não só pelos seus pares, como por administradores hospitalares, dos Estados Unidos e Canadá, dada a humilde condição de albergue dos hospitais na época. Os avanços no campo da higiene hospitalar, o desenvolvimento das teorias organizacionais da era da revolução industrial e a necessidade de criação de regras para o exercício da prática clínica estiveram na base da criação deste colégio ou associação, pioneira na estandardização hospitalar.

RISCO CLÍNICO – COMPLEXIDADE E PERFORMANCE

Em 20 de Dezembro de 1917, após realização em Chicago de uma conferência subordinada a esta grande temática, o Colégio de Cirurgiões estabeleceu formalmente o Programa de Estandardização Hospitalar, tendo publicado em Março de 1918 o documento «Padrão em Eficiência». Os resultados da sua primeira aplicação prática, embora compreensíveis no contexto do ambiente hospitalar da época, foram considerados graves e perigosos, dado que dos 692 hospitais de 100 ou mais camas auditados, apenas 89 demonstraram cumprimento face aos padrões. Esta situação apelou, para a necessidade de existência de um programa de avaliação das unidades hospitalares de âmbito nacional e, em simultâneo, despoletou um movimento de apoio geral a uma iniciativa dessa natureza.

Em consequência a criação em Dezembro de 1919, de um programa composto por cinco normas, a que no seu conjunto o Colégio de Cirurgiões apelidou de Padrões Mínimos para a prática clínica. Este programa, que se continha numa única página, representou a primeira proposta de critérios e requisitos para a acreditação de um hospital e a primeira formulação oficial de parâmetros de qualidade com forma pública.

Os padrões definidos destinavam-se a contribuir para a criação de um ambiente adequado à prática médica, sendo que os três primeiros se referiam directamente à organização do grupo profissional médico, razão pela qual se disseminou a ideia de que os sistemas de acreditação surgiram como forma e meio de protecção dos profissionais, nomeadamente dos médicos.

Razões ligadas ao próprio crescimento do programa, assim como, à necessidade de obtenção de apoios noutras áreas profissionais e grupos de pressão, levaram à constituição da Joint Comission on Accreditation of Hospitals, como organização independente e autónoma. No ano de 1966, a Joint Comission procede a uma revisão completa dos padrões, no sentido de os mesmos representarem um nível óptimo alcançável como evolução lógica do nível mínimo essencial à prestação dos cuidados, que tinha servido de base de partida ao programa. Esta decisão redefine a posição da Joint Comission no mercado de saúde americano, estabelecendo os alicerces da organização moderna e do seu actual papel, que embora não totalmente monopolista à semelhança do que acontece no Canadá e Austrália, tornou-se excepcionalmente preponderante, no que respeita à acreditação de organizações e programas de saúde.

Capítulo 14. A ACREDITAÇÃO EM SAÚDE | 337

A acreditação tem mantido um conjunto de características diferenciadoras comuns ao longo do tempo, de entre elas o referencial da avaliação e melhoria ser constituído por padrões e critérios explícitos da boa prática, desenvolvidos por profissionais de saúde para serviços de saúde e o recurso a pares externos para a realização das auditorias de conformidade ou cumprimento. Assim, em conclusão, os programas de acreditação possuem dois elementos chave, nomeadamente os manuais de acreditação e os auditores, ambos alvo de desenvolvimentos e aplicações diversas no conjunto dos programas existentes na actualidade.

Contudo, na actualidade, pouco estudos foram realizados para avaliação do papel da acreditação e da sua influência ou impacte nos sistemas de saúde, ou mesmo da comparabilidade e consistência entre programas.

Este facto não limitou, contudo, o crescimento das iniciativas desta natureza, com objectivos e natureza diferentes, sendo, que na actualidade, a Europa concentra as iniciativas da última década com um conjunto de trinta e três programas em fases de desenvolvimento distinto, sendo que destes, vinte e um totalmente estabelecidos e em funcionamento, de entre os quais o Programa Nacional de Acreditação de Hospitais dirigido pelo Instituto da Qualidade em Saúde. De referir que até ao ano de 1991, ao nível internacional, tinham surgido apenas oito novos programas no período de quarenta anos (Shaw, 2004).

Esta evolução, particularmente no contexto dos países de pequena dimensão e população, levanta novas questões e desafios aos princípios históricos da acreditação, nomeadamente a independência dos programas face ao poder político e administrativo e respectivos meios de financiamento.

De facto, no âmbito dos programa pioneiros, respectivamente da Joint Commission dos Estados Unidos da América, do Canadá, Austrália e Reino Unido, sempre se enquadrou a acreditação como uma actividade independente e autónoma dos Governos ou da gestão dos sistemas de saúde, em si mesma requisito da própria existência e razão de ser dos programas.

Assim, temos que os programas independentes com financiamento próprio não publicam habitualmente resultados que ultrapassem mais do que a informação positiva de obtenção da acreditação e respectiva duração do certificado, enquanto os sistemas de financiamento público tendem a publicitar conclusões dos processos de acreditação e dos relatórios das auditorias. Igualmente, enquanto os primeiros são tradicionalmente de adesão voluntária, os segundos assumem natureza obrigatória através de dispositivo legal ou requisito contratual. A responsabilidade

338 | RISCO CLÍNICO – COMPLEXIDADE E PERFORMANCE

pelo pagamento dos processos emerge também como questão relevante, bem como, a sustentabilidade dos sistemas; a ligação com o legislador e entidade reguladora, quando existente; a definição das áreas prioritárias de desenvolvimento de padrões e programas e a inclusão, ou não, do sector privado nos mesmos.

Na primeira situação temos como referência a pioneira, Joint Commission on Accreditation of Healthcare Organizations, pese embora a critica decorrente da parceria com o Governo Federal para efeito de participação das unidades de saúde no Medicare e Medicaid, ou seja, o reconhecimento da acreditação daquela entidade como condição para contratualização de serviços à população englobada nos programas referidos; do Canadian Council on Health Services Accreditation; do Australian Council on Healthcare Standards e, do actual, The Health Quality Service, do Reino Unido, os quais têm constituído o suporte científico e técnico de desenvolvimento da generalidade das iniciativas mais recentes.

A Experiência Portuguesa de Acreditação de Hospitais

No ano de 1999, no âmbito da Reforma SNS 21, foi iniciado um projecto nacional de acreditação de hospitais no âmbito das atribuições do Instituto da Qualidade em Saúde (IQS), através da celebração de um protocolo com o King's Fund Health Quality Service, fundação centenária, independente e sem fins lucrativos, a que veio a suceder o The Health Quality Service (HQS).

As razões de opção pela metodologia do King's Fund foram genericamente culturais e de identidade com o Serviço Nacional de Saúde Inglês; a tradição centenária na saúde do próprio King's Fund; o facto de se tratar de uma abordagem organizacional, global e de desenvolvimento hospitalar com uma filosofia base de adesão voluntária e recurso à revisão externa por equipas de pares. A acrescer a filosofia de melhoria contínua de todo o programa e a conexão com o Modelo da European Foundation for Quality Management (EFQM), assim como, o facto de o King's Fund ser detentor no seu país de origem, do reconhecimento como entidade certificadora pelas Normas ISO.

A metodologia de base desdobra-se num conjunto de passos principais, que consubstanciam em si mesmos etapas correctivas e de melhoria continua:

- Introdução aos padrões, os quais se desdobram em critérios de diferentes níveis de dificuldade e orientações de aplicação prática. Esta fase é complementada com formação específica na metodologia e na interpretação dos padrões e critérios;
- Auto-avaliação e desenvolvimento organizacional, que deverá envolver os profissionais da globalidade da organização de forma vertical, ao nível dos serviços ou unidades, e horizontal, através de grupos de trabalho temáticos ou comissões;
- Auditoria por pares, a realizar por uma equipa pluridisciplinar de profissionais com formação na metodologia e técnicas de auditoria. Este exercício de revisão é coordenado conjuntamente pelo HQS e IQS e desdobra-se essencialmente nas actividades de revisão preparatória de documentação, entrevista, visitas de observação, revisão do processo clínico e outros registos.
- Relatório final e decisão de acreditação, sendo que o estatudo de acreditado tem uma validade de três anos a contar da data da auditoria.

Apesar de um ciclo do processo de acreditação ter uma validade temporal limitada, tal como em outros sistemas de gestão da qualidade, nomeadamente os sistemas ISO, o programa assenta na filosofia da melhoria continua, através de uma acção indutora de uma sequência continuada de actividades e ciclos de melhoria exemplificada na imagem seguinte.

Ciclo Metodológico da Acreditação

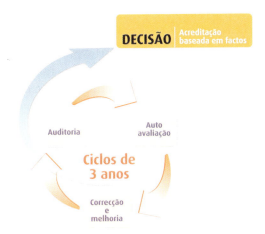

340 | RISCO CLÍNICO – COMPLEXIDADE E PERFORMANCE

O Programa Nacional de Acreditação de Hospitais decorrente da parceria referida envolveu, até 31 de Dezembro de 2005, vinte e três unidades hospitalares, do continente e regiões autónomas. O conjunto dos participantes possui características heterogéneas no que respeita à dimensão e tipo de hospitais, nomeadamente com a inclusão de hospitais distritais de nível um a hospitais universitários, hospitais gerais de agudos e hospitais especializados. A base de selecção partiu de uma adesão voluntária, sendo que aspectos relativos à avaliação da metodologia foram determinantes para a sua participação no Programa, nomeadamente na prossecução de objectivos de avaliação do impacte em hospitais de pequena dimensão e de obstáculos na sua aplicação em hospitais de grande dimensão e/ou complexidade, assim como, especificidades nos hospitais especializados. No ano de 2003, a Unidade Local de Saúde de Matosinhos iniciou a acreditação dos centros de saúde nela integrados, pelo referencial do The Health Quality Service, no âmbito de uma experiência piloto ao nível nacional e na sequência da obtenção da Acreditação Total por parte do Hospital de Pedro Hispano.

Cumpre ainda referir aqueles que se consideram os elementos chave deste processo, nomeadamente os Auditores e o referencial de acreditação – Manual de padrões e critérios de boa prática e prática excelente.

Em suma, a experiência portuguesa da acreditação dos hospitais, pioneira no âmbito dos países do sul da Europa, de iniciativa pública e carácter nacional, veio possibilitar a introdução nos hospitais do Serviço Nacional de Saúde de uma cultura da qualidade e promover o desenvolvimento organizacional, sendo que a área de maior impacte resultou directamente da aplicação no terreno da secção do Manual relativa à gestão do risco. Tendo sido iniciado este desafio pela aplicação das áreas originárias do "Manual de Acreditação de Hospitais 2000", a intervenção foi-se desenvolvendo no sentido do alargamento à prática clínica da filosofia da prevenção e análise dos riscos, numa abordagem não culpabilizante baseada no estudo e redesenho dos processos chave da prestação dos cuidados.

A secção dedicada à Gestão do Risco do Manual do ano de 2000, incluía requisitos genéricos e cinco subsecções, nomeadamente, Saúde, Segurança e Higiene do Trabalho; Segurança Contra Incêndio; Controlo da Infecção; Tratamento de Resíduos e Segurança de Pessoas e Bens.

Em Agosto de 2003, foi introduzido um novo Manual (Manual Internacional de Acreditação de Hospitais 2003), que introduz o conceito da governação clínica e alarga o leque de requisitos e a filosofia da gestão do risco às áreas clínicas, de que é exemplo a Norma 9 – Ressuscitação/Reanimação. O conjunto das normas deste manual assume como princípios basilares a actuação preventiva e a melhoria continua, através da inclusão de novos requisitos para áreas como o trabalho em equipa, a formação e o desenvolvimento profissional, a prática clínica aceite ou baseada em evidência científica, a gestão interna da informação e sistemas electrónicos, a informação e participação dos doentes no plano de cuidados.

Esta inclusão nos processos de acreditação de exigências relativas à segurança do doente e gestão do risco clínico vai, de igual modo, ao encontro das mais recentes recomendações internacionais, nomeadamente da Declaração de Luxemburgo da Comissão Europeia, que especificamente recomenda às Autoridades Nacionais dos Estados membros a introdução de rotinas de gestão do risco, por exemplo, através do desenvolvimento de *guidelines* e indicadores no quadro e como componente de um sistema de avaliação da qualidade na saúde (CE, 2005).

A evidência científica disponível e a discussão pública alargada, levam-nos a considerar que as intervenções na área de gestão do risco, clínico e não clínico, devem ser enquadradas em abordagens sistémicas, que garantam a sua efectividade e sustentabilidade no quadro actual de mutação permanente dos sistemas de saúde e que os programas de acreditação têm demonstrado ser um bom meio para a sua integração nas organizações de saúde.

A International Society for Quality in Health Care (ISQua)

Esta sociedade internacional disponibiliza actualmente um programa de acreditação de organismos acreditadores e de avaliação dos padrões, o Programa ALPHA, nomeadamente o ALPHA Principles for Healthcare Standards e o ALPHA International Standards for Healthcare Accreditors, com o objectivo de fornecer padrões e linhas orientadoras para o desenvolvimento, avaliação e melhoria destas iniciativas.

O grande objectivo deste Programa é o reconhecimento por parte de entidade supranacional independente e, em simultâneo, detentora das mais elevadas competências na área, da credibilidade e qualidade dos sistemas de acreditação. Pretende-se, pois, através de um processo transpa-

342 | RISCO CLÍNICO – COMPLEXIDADE E PERFORMANCE

rente e de adesão voluntária, dar resposta técnica à proliferação de programas e padrões da qualidade e controlar a qualidade dos mesmos.

Em simultâneo, esta sociedade internacional disponibiliza um *Toolkit* de recomendações e orientações para a concepção de programas de avaliação externa dos cuidados de saúde e sistemas de melhoria que apresenta, igualmente, uma súmula do estado da arte da acreditação ao nível internacional.

BIBLIOGRAFIA

AMERICAN College of Surgeons. «The Minimum Standard of the American College of Surgeon's Hospital Standardization Program», *Bulletin of the American College of Surgeons*, Vol. 8, N.º 4, 1924.

COMISSÃO Europeia. DG Health and Consumer Protection – Declaração de Luxemburgo – Patient Safety – Making It Happen, Luxemburgo, 5 Abril 2005, 2.

DIÁRIO da República. *Portaria nº 288 /99, de 27 de Abril – Cria, no âmbito do Ministério da Saúde, o Instituto da Qualidade em Saúde (IQS)*, N.º 98, I Série-B, 1999, 2258--2261.

DONABEDIAN, Avedis. «Quality Assessment and Assurance: Unity of Purpose, Diversity of Means», *Inquiry*, Vol. 25, Nº 1, 1988, 173-192.

FRANÇA, Margarida, Anabela Boavista e Luís M.C. Ribeiro. «A experiência portuguesa de acreditação de hospitais», Qualidade em Saúde, Nº 0, Junho 2000, 28-32.

FRANÇA, Margarida. «Acreditação de hospitais – a experiência portuguesa», *mícron. Revista Técnica de Anatomia Patológica.* Nº 12, Ano 8, Junho 2005, 7-12.

HEIDEMANN, E.G. *The Contemporany Use of Standards in Health Care*, World Health Organization, 1993, 67.

INSTITUTO da Qualidade em Saúde. *Manual de Acreditação de Hospitais 2000.* Porto, 1999.

INSTITUTO da Qualidade em Saúde. *Manual Internacional de Acreditação de Hospitais 2003.* Porto, 2004.

ISQUA. *ALPHA – Agenda for Leadership in Programs for Healthcare Accreditation.* The International Society for Quality in Health Care Inc., Victoria, Australia, Maio 2000, 18.

ISQUA. *Toolkit For Accreditation Programs.* The International Society for Quality in Health Care Inc., Victoria, Australia, 2004, 67.

KAZANDJIAN, Vahé A. *Accountability Through Measurement. A Global Healthcare Imperative.* American Society for Quality. ASQ Quality Press. Milwaukee, Wisconsin, 2003, 353.

KING'S Fund. *King's Fund Organisational Audit Accreditation – Rules and Guidance for Organisations,* Edição de Autor, Londres, 30 Julho 1997, 10.

MINISTÉRIO da Saúde, *A Reforma da Saúde*, SNS 21, Edição de Autor, Lisboa, Dezembro 1998, 4.

ROBERTS, James S., Jack G. Coale e Robert R. Rodman. «A History of the Joint Comission on Accreditation of Hospitals», *JAMA*, Vol. 258, N.º 7, 21 Agosto 1987, 936-940.

SCRIVENS, E. *Accreditation and the regulation of quality in health services*, in Saltman, Richard B., Busse, Reinhard e Mossialos, Elias, Regulating entrepreneurial behaviour in European health care systems, Buckingham, Open University Press, 2002, 91-105.

SHAW, Charles. «Accreditation in the UK», *Hospital*, Vol. 4, N.º 4/2002, 57-59.

SHAW, Charles D. «Editorial. Evaluating accreditation», *International Journal for Quality in Health Care*, Vol. 15, N.º 6, 2003, 455-456.

SHAW, Charles. «Accreditation in European Health Care», Brighton, Setembro 2004, 47.

THE HEALTH Quality Service. *The Health Quality Service Accreditation & Certification to ISO 9001:2000. Rules and Guidance*. Edição de Autor, Fevereiro 2004, Londres, 10.

LISTA DE AUTORES

Margarida França
Mestre em Gestão e Economia da Saúde
Técnica Superior de Segurança e Higiene do Trabalho.
Directora do Instituto da Qualidade em Saúde (IQS)

Ana Sofia Ferreira
Licenciatura em Economia (ISEG/UTL).
Mestrado em Economia e Política Social (Universidade de York, RU).
Curso de Especialização em Administração Hospitalar (ENSP/UNL).
Gestora Hospitalar (Hospital de Santa Marta, EPE), exercendo funções de Adjunta do Ministro da Saúde.

Pedro Pita Barros,
Doutor em Economia
Professor Catedrático da Universidade Nova de Lisboa,
Research Fellow do Centre for Economic Policy Research (Londres).

Rui Seabra Santos
Comandante de Linha Aérea da TAP-Portugal
"Quality Manager" da TAP-Portugal
Formador de "Crew Resource Management" da TAP-Portugal
Formador em Cursos de Gestão na TAP-Portugal
Formador na Pós-Graduação em "Operações de Transporte Aéreo" do ISEC.

José Fragata
Chefe de Serviço de Cirurgia Cardiotorácica do Hospital de Santa Marta
Director Cirurgia, Centro do Coração dos Hospitais CUF
Co-Director do Mestrado Saúde no Indeg/ISCTE
Professor Associado e Regente da Cadeira de Cirurgia Cardio-Torácica na Faculdade de Medicina de Lisboa

Isabel Fragata
Chefe de Serviço de Anestesiologia
Directora do Serviço de Anestesiologia do Hospital de Santa Marta

Mercedes Bilbao
Enfermeira Chefe do Bloco Operatório de Cirurgia Cardiotorácica do Hospital de Santa Marta
Membro fundador e da Direcção da AESOP (Associação dos Enfermeiros de Sala de Operações Portugueses)

Samer Nashef
Cirurgião Chefe – Cirurgia Cardíaca no Papworths Hospital Cambridge, UK
Chairman, Medical Executive Director do ECTSIA (European Cardiovascular and Thoracic Surgery Institute of Accreditation)

AGRADECIMENTOS

Agradece-se à Srª Drª Filipa Pereira a revisão do texto e o apoio com a bibliografia.